Practice of Heart Failure
Diagnosis and Management

实用心力衰竭诊疗

主　编　孙宝贵
名誉主编　霍　勇　杨杰孚

上海科学技术出版社

图书在版编目（CIP）数据

实用心力衰竭诊疗 / 孙宝贵主编；霍勇，杨杰孚名
誉主编. -- 上海 : 上海科学技术出版社，2022.8
ISBN 978-7-5478-5751-9

Ⅰ. ①实… Ⅱ. ①孙… ②霍… ③杨… Ⅲ. ①心力衰
竭－诊疗 Ⅳ. ①R541.6

中国版本图书馆CIP数据核字(2022)第128345号

实用心力衰竭诊疗

主　　编　孙宝贵

名誉主编　霍　勇　杨杰孚

上海世纪出版(集团)有限公司
上 海 科 学 技 术 出 版 社　出版、发行
(上海市闵行区号景路 159 弄 A 座 9F－10F)
邮政编码 201101　　www.sstp.cn
上海新华印刷有限公司印刷
开本 787×1092　1/16　印张 15
字数 300 千字
2022 年 8 月第 1 版　2022 年 8 月第 1 次印刷
ISBN 978－7－5478－5751－9/R·2524
定价：118.00 元

内容提要

　　本书对心力衰竭从基础到临床做了全面的论述，着重介绍了心力衰竭的临床诊断与治疗。书中除对心力衰竭的基础治疗做必要的阐述外，还增加了非药物治疗的内容，如介入治疗、外科手术、植入电器械。心力衰竭是一种复杂的综合性病症，对其进行科学的系统管理很重要，故本书特增加了有关心力衰竭的预防、康复、护理、临终关怀和院外管理等内容。

　　本书具有专业性、实用性和可读性的特点，适于临床内科医生，特别是心血管科医生以及实习医生、规培医师、研究生阅读。

编委会名单

主　　编　孙宝贵

名誉主编　霍　勇　杨杰孚

副 主 编　王改非　张雅君

编　　者　（以姓氏拼音为序）

　　　　　　段秀丽　葛小蔚　黄迎春　李辉辉　李亚维

　　　　　　吕洋波　孟庆智　瞿　静　孙宝贵　苏　倩

　　　　　　童　颖　王改非　徐东进　肖亦敏　张雅君

学术秘书　李亚洲　张倩囡　何　雯　李文俊

主　　审　肖明第

序 一

心血管流行病的演变从来都不是孤立发生的,而是与经济转变、社会结构变化、工业化程度及人口变化密切相关,符合 Omran 等建立的流行病迁徙模型:在瘟疫和饥荒阶段,心血管疾病导致的死亡率不足 10%,而当代世界处于退行性疾病和人为疾病阶段,心血管疾病死亡率占所有疾病死亡率的百分比已超过 40%。我国心血管疾病的死亡率已经超过了肿瘤,居各类疾病之首。其中,心力衰竭的发病率、病死率和致残率均居高不下,对患者本人、患者家庭乃至整个社会造成的危害和负担不可小觑。

众所周知,心力衰竭是一种常见病、多发病,发达国家的患病率为1.5%~2.0%,≥70 岁人群患病率≥10%。虽然近年来对于心力衰竭的认识不断深入,新药物和新方法不断涌现,使心力衰竭可防可治,但是心力衰竭的防治不仅是诊断和治疗,更是需要向基础研究、预防、康复等多维度、多学科科学管理的模式转换,让社会、医院、个人多方参与,形成对心力衰竭的整体防治和综合管理。根据现代心力衰竭的发展趋势,为助力广大心血管医师及相关学科医师加深对心力衰竭的认识并提升防治水平,编写紧跟学科发展的、高质量的心力衰竭相关图书,成为当务之急。

上海远大心胸医院孙宝贵教授组织医院多位经验丰富的资深医护人员,以严谨的治学态度和精益求精的钻研精神,联袂打造了《实用心力衰竭诊疗》这部著作。本书秉承"系统、全面、纳新、统一"的原则,面向临床、突出实用,在参考国内外最新临床指南、相关专著及论文等大量文献的基础上,结合编者们多年的临床工作经验,认真撰写、反复修改,力争为攻克心力衰竭顽疾出实书、做实事。

该书内容涵盖了心力衰竭从病因、诱因、发病机制到分类分期、诊断治疗、康复护理、临终关怀和院外管理等各个方面,以常见心力衰竭为主要对象,以诊断和治疗为研究重点,系统而全面地阐述了心力衰竭领域内的有关问题。对提高内科医生、儿科医生和心脏内、外科医生对心力衰竭的认识,提高在临床上的诊断和治疗水平,将会起到积极作用,对已通过国家心衰中心认证的和即将申报的心衰中心单位也会有一定的帮助。

　　《实用心力衰竭诊疗》是一本集理论与临床于一体的专业力作,是对心血管病学的一大奉献。捧阅书稿,便被他们渊博的学识、严谨的态度所感动,更被书中精彩的论述、实用的内容所折服。故乐为作序,向广大医务工作者推荐,祈愿早日攻克心力衰竭顽疾,福泽于民。

世界华人心血管医师协会会长

亚洲心脏学会主席

北京大学第一医院心内科教授

2022 年 3 月

序　二

　　心力衰竭作为临床常见病、多发病，是 21 世纪最重要的心血管疾病之一。数据显示，目前我国 25 岁以上人群心力衰竭患病率为 1.1％，患者总数超过 1 200 万，并有逐年增加的趋势。心力衰竭可独立发生，也可伴随其他疾病，轻者影响生活质量，重者可致残或死亡，其再住院率高达 24.5％，5 年病死率高达 50％。因此，心力衰竭的防治具有不可低估的意义，已经成为"心血管病的最后主战场"。

　　近年来，随着神经内分泌拮抗剂、各种植入心脏器械的应用，以及介入治疗的不断干预，心力衰竭的防治取得了里程碑式的进展。尤其是我国自 2017 年创建心衰中心以来，在心脏病和其他学科专家的共同努力下，心力衰竭在规范化、精准化诊疗和科学化、系统化管理等方面取得了令人瞩目的成就，使更多的心力衰竭患者得到最恰当的治疗，最大限度降低了心力衰竭再住院率和病死率。为此，构建心力衰竭管理的结构平台、打造多学科心力衰竭管理队伍、完善科学实用的心力衰竭管理流程、增强医疗质量的持续性改进及培养更多从事心力衰竭专业人才，十分必要。

　　《中国心力衰竭诊断和治疗指南》为我国心力衰竭诊疗的标准化和规范化奠定了基础。但因心力衰竭诊疗的复杂性，导致指南与临床还存在着一些差距，心力衰竭诊治和管理仍然存在"诊疗欠标准、管理欠规范"等诸多问题。对基层医院的医务工作人员而言，提供更多有针对性的、具体而有效的临床指导显得尤为迫切。

　　在这个背景下，上海远大心胸医院心衰中心在孙宝贵、王改非、张雅君教授组织下编写了《实用心力衰竭诊疗》一书。该书内容涵盖了心力衰竭的各个方面，如射血分数降低的心力衰竭、射血分数保留的心力衰竭和射血分数中间值的心力衰竭、急性心力衰竭、右心衰竭、顽固性心力衰竭等。既重点突出了心力衰竭的诊断和治疗，又没有忽略心力衰竭的预防、预后、康复、护理、临终关怀、院外管理等。全书内容充实，结构完整，层次分明，具有专业性、指导性、实用性和可读性，是心内科、心外科、老年病科及心力衰竭相关学科医师的工作指南，亦可作为相关专业规范化培训和基层医生继教学习之参考。

  《实用心力衰竭诊疗》的编者在繁忙的工作之余著书立说,将理论知识和实践经验凝练总结,诉诸笔端。捧读此书,字里行间跳跃着作者的勤勉和睿智,故受宝贵教授之邀,乐为其作序。愿此书能缩小我国心力衰竭诊疗从指南到实践的差距,真正将指南向临床路径转化、落实到临床实践,为心力衰竭患者筑起一道心脏健康防线。

北京医院心脏中心主任

中国心衰中心联盟主席

2022 年 3 月

前　言

心力衰竭是一种由心血管疾病和非心血管疾病引起的常见临床综合征，由于患病率高并有逐渐增加的趋势，受到了医学界和全社会的普遍关注。尽管随着心力衰竭研究的不断深入，该病的诊断和治疗均取得了令人瞩目的进步，但是其病死率和并发症发生率仍然居高不下。因此，我们编写了《实用心力衰竭诊疗》一书，供医学界广大同仁参考。

《实用心力衰竭诊疗》以常见心力衰竭为主要章节，以诊断和治疗为重点加以详细论述，其他内容尽量简洁，限定篇幅，真正体现详略得当和实用性强的特点，并且力求概念清晰、定义准确、结构严谨、层次分明。所以，此书可适用于内科，尤其是心血管科医生、实习医生、基层医生阅读。

近年来，对心力衰竭的研究从基础到临床，都取得了里程碑式的进步，了解和学习这些进展对临床医生很重要。医生应不断提高对心力衰竭的诊断和治疗的认识和理解，掌握新理论、新观点、新技术，以及包括血管紧张素受体-脑啡肽酶抑制剂、钠-葡萄糖协同转运蛋白2抑制剂和肺动脉压力监测等在内的新药物和新方法。此外，心力衰竭是一种复杂综合征，需要应用多种诊断、评估和治疗方法，才能改善预后，故为了保证全书的完整性和系统性，分别在相关章节介绍了心力衰竭的介入治疗、外科手术、植入电器械、康复与护理、临终关怀和院外管理等内容。

作为国家心衰中心认证单位，上海远大心胸医院与全国众多医院建立了心血管联盟，通过推动心衰中心的建设，致力于把心力衰竭诊疗提升到系统化、标准化的水平。为了更好地推动心力衰竭患者的规范化诊疗，医院组织心力衰竭临床专家编写本书，相信本书对已经通过国家心衰中心认证的心衰中心和即将申报的各心衰中心单位会有一定的帮助。

本书全体作者均为从事心力衰竭临床工作的一线医生，他们在繁忙的日常工作之余,不辞辛苦,为本书撰稿做出了巨大努力和贡献,我们谨为他们的奉献精神和辛勤付出致以真诚的谢意。由于编者能力和经验有限,书中的缺点和不足在所难免,期盼广大读者不吝赐教和指正。

孙宝贵

2022 年 3 月

目　　录

第一章

心力衰竭概述

心力衰竭(heart failure，HF)是多种原因导致心脏结构和(或)功能的异常改变，使心室收缩和(或)舒张功能发生障碍，即使在足够静脉回流的条件下，心每搏输出量满足不了机体代谢的需要或有赖于充盈压升高来代偿的病理生理状态，在临床上表现为体循环缺血、肺循环淤血和(或)体循环淤血的一组复杂临床综合征。

心力衰竭是多种疾病引起的一组常见的临床综合征，原发性心肌损害和血流动力学异常是引起心力衰竭最主要的病因，是多种心血管疾病的最终结局。除心血管疾病外，非心血管疾病也可导致心力衰竭，识别这些病因是心力衰竭诊断的重要部分，以便于早期预防、早期诊断和早期采取特异性病因治疗。心力衰竭是慢性、自发进展性疾病，一旦发生就不会停止，随时间推移患者会出现心悸、运动能力减弱、疲乏、呼吸困难、水肿和腔膜积液等表现。心力衰竭患者由于疾病进展，丧失劳动能力，生活质量下降，反复住院，造成巨大的家庭和社会负担。心力衰竭病死率居高不下，与恶性肿瘤相近，患者预期寿命明显缩短。近年来，尽管随着治疗理念和技术的演进，心力衰竭的病死率有所下降，但是基于冠心病、高血压等心血管疾病病死率逐年下降，这部分存活患者多数会出现心力衰竭，故出现了心力衰竭的患病率和总死亡数不断攀升的现状。总而言之，心力衰竭已经成为当前心血管领域的热点问题和亟待解决的难题。

一、心力衰竭的流行病学

众所周知，心力衰竭是一种常见病、多发病，发达国家的心力衰竭患病率为 $1.5\%\sim2.0\%$，$\geqslant70$ 岁人群患病率$\geqslant10\%$。不同的统计方法心力衰竭的发生情况略有不同：据国外统计，有症状心力衰竭在人群中的患病率为 $1.3\%\sim1.8\%$，65 岁可达 $6\%\sim10\%$；如果按照超声心动图 EF$<35\%$ 或 40% 计算，人群的患病率可达 3% 或以上；据估计无症状性心力衰竭，发生率也很高，应引起足够的重视。心力衰竭仍然是不断上升的流行病，估测全球有超过 3 770 万患者。

1. 国家和地区的差异　美国心脏协会(American Heart Association，AHA)和美国心脏病学会(American College of Cardiology，ACC)在 2011 年发布关于心力衰竭的统计

结果,美国心力衰竭患者近570万人,每年新增87万,75岁人患病率达到10%,大约80%的心力衰竭住院患者年龄超过65岁。著名的Framingham研究显示心力衰竭的患病率随年龄增加而升高,在50~59岁人群和80~89岁人群中,患病率明显不同,男性的患病率分别为0.8%和6.6%,女性患病率分别为0.8%和7.9%。欧洲心脏学会对欧洲51个国家的10亿人群的流行病学研究发现有1500万例心力衰竭患者,还有数量相似的无症状心功能不全的患者;英国有60万心力衰竭患者。

我国心力衰竭的患病率略低于西方国家。2003年的流行病学调查显示,我国35~74岁成人心力衰竭患病率为0.9%:男性0.7%,女性1.0%;北方1.4%,南方0.5%;城市1.1%,农村0.8%。当时估算有585万心力衰竭患者,近年来心力衰竭患者人数逐年增加,估计目前患病总数已超过800万。

2. 年龄、种族和性别的影响　普遍认为,普通人群心力衰竭的患病率为1.5%~2%,但是不同的年龄段的患病率并非均一,随着年龄增长而增加,年龄70~80岁人群发病率≥10%,凸显了年龄因素对心力衰竭的影响。我国的研究也显示,在35~44岁、45~54岁、55~64岁和65~74岁年龄组,心力衰竭患病率分别是0.4%、1.0%、1.3%和1.3%,证实了心力衰竭患病率随年龄增加而增加。

除年龄因素外,心力衰竭的患病率存在种族和性别的差异。前面提到的美国570万心力衰竭患者中,黑种人尤其是女性黑种人患病率和病死率更高,而白种人和男性患病率略低,显示了种族和性别的差异。在亚洲,心力衰竭的发病率在不同的国家、不同的民族和不同的性别中不尽相同,与日本的研究相似,我国的流行病研究发现,心力衰竭患病率女性高于男性,为1.0%对0.7%。

3. 发病趋势　当今世界,人口预期寿命增加,疾病谱也发生了明显改变。营养不良、传染性疾病减少,而营养过剩和退行性疾病占据了疾病谱的主体地位,比如冠心病、高血压、糖尿病、肥胖等慢性病的患病率呈上升趋势。这与下列因素有关:① 在人类营养不良和传染病肆虐阶段,人类的疾病谱与现在不同,营养过剩或退行性疾病少,心力衰竭患病率必然很低。② 人口特征的演变,老年人口构成比增加,社会老龄化,导致慢性病和心力衰竭患病率增加。③ 医疗水平的提高使心脏疾病患者生存期延长,导致心力衰竭患病率呈持续升高趋势。

无论是国内还是国外流行病资料,均显示心力衰竭患病率在逐年增加。Minnesota研究发现,1990—1993年心力衰竭患病率与1986年比,增加了1倍多;澳大利亚的Kelly比较了1950年和1993年心力衰竭的患病情况,发现所有年龄段患病的比率均明显增加。我国尽管风湿性心脏病下降,由于高血压、糖尿病和冠心病的增加,心力衰竭的患病率也在不断增加,队列研究的结果也予以证实。

4. 病因的演变　近些年来,西方国家心力衰竭的主要病因一直是高血压和冠心病,而我们国家近年来心力衰竭的主要病因发生了显著变化。我国的一项回顾调查,对42家医院的10 714例心力衰竭患者病因分析,发现冠心病引起的心力衰竭从1980年的36.8%

上升至 2000 年的 45.6%,居各种病因首位;高血压引起的心力衰竭由 1980 年的 8.0%上升至 12.9%;而风湿性瓣膜病引起的心力衰竭则由 34.4%下降至 18.6%。上海地区心力衰竭协作组对心力衰竭病因的调查也有类似的结果,冠心病引起的心力衰竭由 1980 年的 31.1%升至 2000 年的 55.7%,变化更显著。

二、心力衰竭的危害和负担

引起疾病致死、致残率的变化最主要是流行病的变迁。流行病的变迁从来都不是孤立发生的,而是与经济转变、社会结构变化以及人口变化密切相关。根据 Omran 等建立的流行病迁徙模型,在瘟疫和饥荒阶段,心血管疾病导致的死亡率不足 10%,而在目前世界处于退行性疾病和人为疾病阶段,以及迟发退行性疾病阶段,心血管疾病死亡已经超过 35%。其中,心力衰竭的发病、致死和致残率均很高,造成的危害和负担不可低估。

1. 住院率和经济负担　心力衰竭患者劳动能力丧失和生活质量下降,以及反复住院和高额的医药费,给家庭和社会带来了沉重的医疗负担。在美国用于心力衰竭治疗的费用高达 90 亿美元,70%花费在住院治疗上(其中,住院床位费就是我国的几十倍),是所有肿瘤的 2 倍。我国心力衰竭的治疗费用每位患者每年超过万元,远高于其他慢性病的费用。预计全球有>3 000 万心力衰竭患者,治疗费用不可低估,无疑增加了巨大的社会负担。因此,心力衰竭不单单是一个医疗顽疾,也是全球的社会难题。

2. 病死率　尽管心力衰竭的发病机制、治疗理念和治疗方法在进步,心力衰竭的预后有所改善,但是病死率仍然居高不下,故世界著名心脏病学家哈佛大学教授 Braunwald 称之为 21 世纪两个未攻克的堡垒之一。

多数研究证实,心力衰竭 5 年的病死率>50%,与恶性肿瘤相似,特殊的心力衰竭可能存活率更低,高血压引起的心力衰竭预后不佳,5 年存活率男性 24%,女性 31%。近期来源于意大利的研究表明,伴有完全性左束支传导阻滞的心力衰竭患者,1 年病死率近 50%,心电图 QRS 波群越宽,预后越差。日本心力衰竭的研究显示 1 年和 3 年的病死率分别为 11.3%和 29.2%。美国心力衰竭的预后可能更差,70 岁以下和 70 岁以上心力衰竭患者 1 年病死率分别为 13.7%和 22%。欧洲心力衰竭 4 年生存率仅仅 50%。

我国对 10 714 例住院心力衰竭患者的调查显示,1980 年、1990 年、2000 年心力衰竭患者住院期间病死率分别为 15.4%、12.3%和 6.2%,主要死亡原因依次为左心衰竭(59%)、心律失常(13%)和心脏性猝死(13%)。China - HF 研究显示,住院心力衰竭患者的病死率为 4.1%。

3. 心源性猝死　心力衰竭(左心室收缩功能障碍)增加了心源性猝死(sudden cardiac death,SCD)的危险,心力衰竭患者 SCD 是普通人群的 6~9 倍,Framinghanm 研究也得出相同的结论,与非慢性心力衰竭患者相比,无论是男性还是女性,心力衰竭明显增加了患者的总病死率,也增加了 SCD 的发生率。

来自荷兰的一项院外心脏骤停(sudden cardiac arrest,SCA)研究,从 1997 年到 2000

年收集了 492 例心脏骤停患者,发现冠心病和心肌梗死发生最多(70%和72%),心力衰竭的比例也达到了 26%,这些心力衰竭患者心功能分级多较差和左心室射血分数(left ventricular ejection,LVEF)降低,从心力衰竭的第一次发作到 SCA 的时间间期为(4.3±6.3)年。从而验证了泵功能差增加了 SCA 的风险的假设,此研究还将 LVEF 分成 4 级:0~30%、31%~40%、41%~50%、>50%,分析它与心脏骤停的关系。结果发现,随着 LVEF 的减低,心脏骤停的发生率增加,LVEF 0~30%极显著增加(与 LVEF>50%组相比,增加 6 倍多)。说明了左室收缩功能减低和血流动力学障碍的后果伴随的是心脏骤停的机会增大,尤其严重的血流动力学障碍者更是 SCD 高危人群,应予关注,及早干预,以防止死亡,特别是猝死的发生。

EVADEF 研究就证实了 LVEF 减低增加了病死率。该研究于 2001 年到 2003 年,在法国 22 个中心入选 1 030 例慢性心力衰竭患者、植入式心脏复律除颤器(implantable cardioverter defibrillator,ICD)患者,NYHA 心功能 Ⅱ 级。平均随访(22±6)个月,发现 SCD 发生率 1.2%/2 年,心力衰竭进展病死率 5.4%(48%,QRS 波时限≥120 ms),LVEF 减低是死亡的独立预测因子(HR 2.7,$P=0.000\,8$)。根据上述几项研究,需要强调,这有助于我们选择治疗方向和方法,也是为什么这些患者需要心脏再同步化治疗(cardiac resynchronous therapy,CRT)和植入 ICD 的关键所在。

(孙宝贵)

参考文献

[1] Ziaeian, Fonarow GC. Epidemiology and aetiology of heart failure[J]. Nat Rev Cardiol, 2016, 13: 368 - 378.

[2] Roger VL. Epidemiology of heart failure: A contemporary perspective[J]. Circ Res, 2021, 128: 1421 - 1434.

[3] Groenewegen A, Rutten FH, Mosterd A, et al. Epidemiology of heart failure[J]. Eur J Heart Fail, 2020, 22: 1342 - 1356.

[4] Zhang Y, Zhang J, Butler J, et al. Contemporary epidemiology, management, and outcomes of patients hospitalized for heart failure in China: Results from the China heart failure (China-HF) registry[J]. J Card Fail, 2017, 23: 868 - 875.

[5] Savarese G, Lund LH. Global public health burden of heart failure[J]. Card Fail Rev, 2017, 3: 7 - 11.

[6] GBD 2017 Causes of Death Collaborators. Global, regional, and national age-sex-specific mortality for 282 causes of death in 195 countries and territories, 1980 - 2017: A systematic analysis for the Global Burden of Disease Study 2017[J]. Lancet, 2018, 392: 1736 - 1788.

[7] Goonesekera S, Rudnicka-Noulin D, Isherwood A. The burden of heart failure in North America and Western Europe[J]. Future Cardiol, 2021, 17: 637 - 646.

[8] Zhang D, Tu H, Wadman MC, et al. Substrates and potential therapeutics of ventricular arrhythmias in heart failure[J]. Eur J Pharmacol, 2018, 833: 349 - 356.

[9] Imberti JF, Tosetti A, Mei DA, et al. Remote monitoring and telemedicine in heart failure: Implementation and benefits[J]. Curr Cardiol Rep, 2021, 23: 55.

[10] Correa A, Rochlani Y, Aronow WS. Current pharmacotherapeutic strategies for cardiac arrhythmias in heart failure[J]. Expert Opin Pharmacother, 2020, 21: 339 - 352.

第 二 章

引起心力衰竭的相关疾病和诱发因素

心力衰竭是常见的心血管系统疾病,是心脏病的终末阶段。几乎所有的心脏病均可发展为心力衰竭,除心血管疾病外,非心血管疾病也可导致心力衰竭,应给予足够的重视。此外,一些危险因素可以引起和诱发心力衰竭,亦不可小觑。识别这些疾病和因素对于我们理解和认识心力衰竭的发病机制以及病理生理状态很重要,是心力衰竭诊断的重要部分,也是尽早采取特异性或针对性治疗的基础。

第一节　引起心力衰竭的相关疾病和危险因素

认识和熟悉引起心力衰竭的相关疾病,有利于从本质上认识心力衰竭发生和发展的主要原因和发病机制,对于促进心力衰竭基础研究至关重要,对心力衰竭防治更具有临床实际意义:首先,可提升医务工作者对不同原因的心力衰竭处理的能力,实施心力衰竭的有效预防、诊断、治疗和康复;其次,可加深心力衰竭患者对这些疾病的重视与治疗,有效控制心力衰竭的进展;最后,可加深全社会对引起心力衰竭病因的认识,强化心力衰竭预防和康复重要性的重视程度,有利于心力衰竭防治的系统管理。

一、冠心病

1. 冠心病心力衰竭的发生率　在西方国家,冠心病是引起心力衰竭的最主要疾病,占引起心力衰竭疾病的60%~75%,Framingham 研究也显示冠心病使心力衰竭危险增加 4 倍,尤其是心肌梗死,5~6 年 20%发生心力衰竭。高血压、糖尿病和左心室肥厚分别增加心力衰竭的风险 3 倍、8 倍和 13 倍。日本的一项研究对 8 座城市 15 所医院的 3 169 名心力衰竭患者的病因调查中,发现冠心病占首位(33.5%),其次是瓣膜病(28.1%),再次为心肌病(20.8%),随后为高血压(11.5%)。中华医学会心血管分会对我国 42 家医院的病历回顾性病因分析结果显示,心力衰竭的病因依次是冠心病、心脏瓣膜病和高血压,还发现从 1980 年到 2000 年,冠心病从 36.8%增加至 45.6%,高血压从 8.0%升至 12.9%,瓣膜病从 34.4% 降至 18.6%。

2. 心肌缺血引起的心力衰竭　无症状心肌缺血和心绞痛引起心力衰竭的主要原因是心肌缺血引起心肌坏死和纤维化,继而出现心室重构,表现为心室扩张、心室壁增厚和球形改变。心室重构是心力衰竭的病理生理基础,其发生与细胞肥大、凋亡,成纤维细胞增生,细胞外基质成分改变和量的变化,以及神经体液激活有关。

3. 心肌梗死后心力衰竭　心肌梗死后的心力衰竭机制略有不同:① 因为梗死的心肌有中心的坏死区、中间的损伤区和周边的缺血区,三区对心力衰竭的影响不同,分别为坏死纤维化的瘢痕形成、心肌细胞结构的损伤、细胞凋亡、间质纤维化和心肌细胞收缩功能减低。② 除此之外梗死的心脏形成室壁瘤、室间隔穿孔、乳头肌功能不全和二尖瓣的关闭不全等机械并发症。③ 心肌梗死后多种心律失常也是心力衰竭发生的基础。④ 神经激素的激活也明显是心力衰竭的主要发病原因。

二、高血压

1. 高血压引起心力衰竭的发生情况　我国 2012—2015 年高血压调查,≥18 岁人群高血压患病率达 23.2%,全国约有 2.45 亿高血压人群,而且高血压的控制率又较低,虽然有 40.7% 患者服药治疗,但控制率只有 15.3%,所以引起的心力衰竭占比可想而知。我国上海地区心力衰竭的调查发现,高血压导致的心力衰竭占 36%。血压越高心力衰竭的风险越大,伴左心室肥厚者发生心力衰竭的危险性更高。有统计研究,高血压发生心力衰竭的风险比血压正常者高 10~20 倍。Framingham 研究显示,1972 年高达 75% 的高血压患者发生心力衰竭,而 1996 年高血压患者仅有 15.7% 引起心力衰竭,这可能与发病率减低和控制率增加有关。

2. 后负荷增加　高血压引起心脏的后负荷增加,导致左心室肥厚。用超声方法观察心室厚度发现,高血压患者 30 岁有 5% 室壁肥厚,且随年龄而增长,70 岁有 50% 心室肥厚,此外心室肥厚程度与高血压程度正相关,血压越高肥厚越明显。高血压早期出现心室向心性肥厚,室壁增厚和心室重量增加,而心腔扩张不明显;随之出现离心性肥厚,室壁厚度正常和心室重量增加,心室腔亦可扩张。

3. 舒张功能受损　高血压引起室壁增厚,心肌细胞肥大,也有细胞凋亡,引起心室弛张(主动舒张功能)和顺应性降低,心室充盈受限,舒张期不能有效容受回流的血液,而此时收缩功能受损不明显,发展为射血分数保留的心力衰竭或舒张性心力衰竭。

4. 心肌间质改变　伴随着心室壁的肥厚,心肌的间质也发生了明显改变。在压力负荷的刺激下,心肌间质通过一系列促增生因子(如金属蛋白酶、成纤维细胞生长因子等)的作用,胶原含量增加,间质纤维化,直接影响舒张功能。当胶原含量从正常(3%~5%)增加至 8%~10%,就会使心肌僵硬度增加,出现舒张功能障碍,如果胶原增加至 29%,包绕了收缩蛋白,就能导致收缩功能减弱。

三、心脏瓣膜病

瓣膜病可由感染(如风湿、感染性心内膜炎)、先天因素、心肌缺血、退行性病变和瓣环扩张(心脏扩大)引起,当其发展到一定程度,就可导致心功能不全和心力衰竭。

1. 二尖瓣狭窄　二尖瓣狭窄多是风湿性心脏病的后遗表现,它引起心力衰竭主要是左心室充盈减少,前负荷不足引起排血量下降,血液潴留在心房,引起心房压力增高和扩张,肺静脉压力增高和肺淤血或水肿,继之肺动脉压力增高和肺源性心脏病。二尖瓣狭窄患者一旦出现症状,瓣口面积缩减到 1/3～1/2,症状明显者 10 年存活率<40%,心功能 Ⅳ级的患者 5 年存活率<19%。

2. 主动脉瓣狭窄　主动脉瓣狭窄可引起心室的后负荷增加,早期出现心室肥厚,左心室舒张功能障碍,表现为舒张性心力衰竭。随后导致收缩功能受损,心腔扩大,引起收缩功能减低性心力衰竭。主动脉瓣狭窄早期无症状,平均 2 年。患者一旦出现症状,发展迅速,50%的患者可在 5 年、3 年和 2 年内死亡。

3. 瓣膜关闭不全　瓣膜关闭不全无论是主动脉关闭不全,还是二尖瓣关闭不全,舒张期左心室会接收过多的血液,造成前负荷过重的局面,引起心脏扩大和心力衰竭。

(1) 二尖瓣关闭不全:见于先天性者,多为二尖瓣脱垂综合征,瓣膜不厚;急性脱垂多由心肌缺血引起乳头肌断裂和腱索断裂,常见者为瓣膜自身病变。左心室收缩期将部分血液反流到左心房,左心房接收左心室和肺静脉双重血液,舒张期一同注入左心室,左心室舒张末期容积增大,前负荷过重,久之引起心力衰竭。心腔内分流也可导致心力衰竭。

(2) 主动脉瓣关闭不全:主动脉瓣关闭不全是左心室舒张末期容受左心房和主动脉瓣反流血液,容积增大和心腔扩张,这种前负荷过重引起的心力衰竭 3 年的病死率高达 70%。

4. 三尖瓣病　三尖瓣病以反流多见,三尖瓣狭窄罕见,引起的心力衰竭主要是右心衰竭,以体循环淤血为主要表现。

四、心肌病

由于细胞死亡、能量代谢异常、细胞外基质改变、炎症反应、氧化应激、神经激素激活和离子转运障碍等,引起心力衰竭。

1. 扩张型心肌病　扩张型心肌病是引起心力衰竭的主要心肌疾病之一,仅次于缺血性心肌病。扩张型心肌病原因不清楚,30%有遗传倾向,也可能是心肌炎的演变结果,有人认为肠道病毒感染是此病的主要原因。扩张型心肌病的主要病变为心肌细胞减少和心肌间质纤维化,心脏的收缩功能减低,引起心室扩张和充血性心力衰竭。

2. 肥厚型心肌病　肥厚型心肌病是引起舒张功能衰竭的主要原因之一,心肌细胞的肥大、大小不一和排列紊乱,以及心肌纤维化,导致了心肌硬度增加、弛张功能和顺应性减低及心脏的舒张功能损伤,是左心室舒张末压增加和心室充盈减少的病理学基础。如果有流出道梗阻,还会明显增加后负荷,加速心力衰竭的发生速度。表现为左心房和肺静脉压增高、肺淤血。部分患者晚期会出现心室扩张,引起收缩功能障碍,出现收缩性心力衰竭的临床表现。

3. 限制型心肌病　限制型心肌病我国少见,属限制性心脏疾病,引起的心力衰竭早期为舒张功能减低性心力衰竭,晚期表现为右心室心力衰竭。

五、心包疾病和心内膜疾病

1. 心包疾病　急性病变为急性心包炎伴积液或单纯较慢发生的心包积液,引起心脏的舒张受限,舒张期心室回流障碍,血液瘀滞在肺循环或体循环,而且前负荷不足,心脏排血量减少。急性心包积液则可以引起肺水肿和休克。缩窄性心包炎,心脏舒张受限,影响心脏回流,而且心包的脏层和壁层粘连,限制了心脏的有效收缩和舒张,此时出现的心力衰竭特征表现为淤血,临床上以体循环淤血为主。

2. 心内膜疾病　慢性心内膜病临床少见,多见于嗜酸性粒细胞增多症,心内膜纤维化,表现为限制性心力衰竭的特征。急性心内膜病变以感染性心内膜炎为主,尤其伴主动脉瓣和二尖瓣毁损的患者,可出现急性心力衰竭的表现和(或)休克,需要外科紧急处理。

六、先天性心脏病

先天性心脏病往往引起血流动力学障碍,增加前负荷和(或)后负荷,如果不矫治,多数会出现心力衰竭。前负荷增加的先天性心脏病包括:以反流为主要血流动力学异常者(二尖瓣脱垂、主动脉关闭不全、肺动脉关闭不全等),以及引起分流的先天性心脏病(房间隔缺损、室间隔缺损、动脉导管未闭、动静脉瘘、肺静脉畸形引流等)。后负荷者有瓣膜狭窄、流出道狭窄、大动脉缩窄和前后负荷均增加的动脉导管未闭、法洛氏四联症等。

七、糖尿病

1. 糖尿病流行病学　据统计,糖尿病在我国患病率高达 11.6%,我国约有 1.14 亿糖尿病患者,位居世界第一。截至 2013 年中国糖尿病患者知晓率及治疗率只有 1/3,而控制率不足 50%,仍处于较低的水平。最近的一项以人群为基础的,以了解糖尿病患病率及其危险因素为目的的横断面研究,于 2015—2017 年在中国大陆 31 个省份抽样调查了 75 880 名年龄在 18 岁及以上的成年人,采用美国糖尿病协会诊断标准,根据这项调查估算,2017 年中国大陆的糖尿病患者总数约为 1.298 亿(男性 7 040 万,女性 5 940 万),患病率为 11.2%。

2. 糖尿病引起心力衰竭　Framingham 研究发现,与非糖尿病患者比较,糖尿病患者心力衰竭明显增加,男女分别增加 4 倍和 8 倍。WHO 公布的美国 20 年随访结果,糖尿病患者心力衰竭的发生率比非糖尿病者明显升高,男性 17.4‰对 8.5‰,女性 17.0‰对 3.6‰。研究显示 HbA1c 升高 1%,心力衰竭增加 15 倍。CONSENSUS、SOLVED、VaLHeFT、MERIT - HF、RESOLVED 等研究发现,心力衰竭患者中 22%～35%患有糖尿病。

3. 糖尿病心力衰竭的发病机制　糖尿病引起的心力衰竭不是单一因素,是多方位的。① 心肌的供能主要是糖代谢产生 ATP,糖尿病患者心肌糖利用能力下降,引起心肌能量代谢异常。② 糖尿病患者可发生糖尿病性心肌病,也是心力衰竭的主要原因之一。③ 糖尿病患者有 50% 合并冠心病,而冠心病患者 50% 合并糖尿病,二者的共存增加了心力衰竭的机会,而且糖尿病合并冠心病的心力衰竭患者预后更差,是死亡的独立预测因子。④ 胰岛素抵抗和自主神经损伤也可引起和加重心力衰竭。⑤ 由于糖尿病影响心肌分子、细胞和间质改变,导致心脏重构,造成心脏大小、几何图像和心功能等改变。

八、心律失常

心律失常是一种多发病、常见病,心律失常引起的心力衰竭近年也得到了广泛的认可和重视,并采用针对性治疗,取得了不错的效果。

1. 过缓性心律失常　病程较长的病态窦房结综合征(严重窦性心动过缓和窦房阻滞或窦性停搏)、心房颤动或扑动伴心室率过缓,如果心率为 40 次/分以下,很容易出现心力衰竭。心力衰竭的发生主要与容量负荷过重有关,临床可见室壁增厚、心腔扩张和心功能减退。纠正心动过缓是治疗的关键所在,起搏治疗是一种合理的治疗选择,可防止心力衰竭的发生。

2. 过速型心律失常　心动过速介导的心力衰竭很常见,心力衰竭的动物模型建立方法之一就是心脏快速起搏,2 周后就可出现心力衰竭。几乎所有的心动过速均可以引起心力衰竭,常见的有不适当窦性心动过速、房性心动过速、心房扑动、室上性心动过速、室性心动过速和频发的室性早搏。心动过速时,心脏做功增加和耗氧量增加、心肌细胞和心肌间质重构、钙离子运转和兴奋-收缩偶联异常、心肌缺血和氧化应激等,均参与心力衰竭的过程。临床表现为舒张期变短,心室充盈不足,导致心排血量下降,左心房压力和左心室舒张末期压力上升,继之左室腔扩大,射血分数下降。控制心率很重要,先采取药物治疗,无效者可临时电复律,经导管消融根除心律失常的应用越来越多,效果也比较满意。

3. 传导障碍　传导阻滞引起的心动过缓可以导致心力衰竭,传导阻滞更重要的是造成心脏的机械不同步,比如房室传导阻滞时的心房与心室的不同步。束支阻滞和室内阻滞时,尤其是完全性左束支传导阻滞(CLBBB),心室间和心室内不同步,均可以引起心力衰竭,而且这种心力衰竭预后不良。心脏再同步化治疗(CRT)对这部分患者来说是药物治疗外的很好的治疗手段,CARE - HF 等研究证实,CRT 可改善射血分数,改善心力衰竭症状,提高生活质量,缩小心室容积;CRT 可明显降低心力衰竭病死率。

4. 心房颤动　心房颤动引起的心力衰竭发病机制较复杂,包括:① 心室率控制不满意,长期过快心率≥100 次/min。② 心脏节律不规则,舒张期长短不一,心室充盈受影响。③ 心房丧失机械功能,减少辅助射血功能 15%~20%。④ 由于电传导问题,房室和心室不同步。⑤ 冠状动脉灌注不足。心房颤动合并心力衰竭,病死率增加。

九、肺部疾病和肺动脉高压

肺部疾病,比如慢性阻塞性肺疾病会损伤肺毛细血管网和肺小动脉,可引起肺动脉高压;肺部疾病会引起缺氧和肺小动脉痉挛,反复发生也会引起肺动脉高压;肺动脉狭窄、反复小的肺栓塞和肺血栓继发肺动脉高压以及原发性肺动脉高压等,均可造成右心室后负荷增加,导致右心衰竭。大面积肺栓塞会引起突发肺动脉高压,引起急性右心衰竭。

十、肾脏疾病和肾动脉疾病

急性肾损伤导致急性肾功能衰竭,常诱发急性心力衰竭;慢性肾功能不全患者,50%发生心力衰竭,其原因可能是容量过负荷,以及内环境紊乱和有毒代谢产物蓄积。另外肾性高血压和肾性贫血也参与了心力衰竭的发生和发展;肾血管疾病,比如肾动脉狭窄、肾动脉发育不良和肾大动脉炎症均可引起顽固高血压,出现压力负荷过重所致心力衰竭;尤其是晚期有 1/3 患者出现心肾综合征,此时患者病死率明显增加。

十一、内分泌和代谢疾病

1. 甲状腺功能亢进　甲状腺功能亢进是一种常见内分泌疾病,如果长期发病,会引起多种并发症,其中之一为心力衰竭。发生心力衰竭的可能原因有:① 心率增快,心排血量增加,心肌耗氧量增加。② 甲状腺激素对心肌的直接毒性作用,引起甲状腺功能亢进性心肌病和心力衰竭。③ 心排血量增加,外周血管扩张,引起血流量增加和高动力循环状态。④ 心律失常,早搏和心房颤动致心力衰竭。

2. 甲状腺功能减退　甲状腺功能减退在老年人群常见,发生率高达 2%～7%。甲状腺功能减退时 T_3 水平下降,引起心肌组织间质黏蛋白沉积和心肌环化酶减少,使心肌组织黏液水肿,代谢减低,肌原纤维变性、坏死,心脏收缩力减弱,血流动力学障碍。表现为心率变慢、心脏扩大、心包积液,严重者出现左心衰竭和肺水肿。心力衰竭患者也常合并甲状腺功能减退,补充甲状腺激素的效果还不确定。

3. 其他　甲状旁腺亢进症、肢端肥大症、库欣综合征等也可引起心力衰竭。

十二、结缔组织疾病

结缔组织疾病,多数为系统性,常常累及心肌,导致继发性心肌病,由于原发病严重,常掩盖心力衰竭表现。

十三、衰老与心力衰竭

心力衰竭是老年人常见病,流行病学结果显示,心力衰竭患病率为 1%～2.5%,在 50～89 年龄段逐渐增加,年龄每上升 10 岁,心力衰竭发生率增加 1 倍,≥80 岁心力衰竭患病率为 10%。而且心力衰竭是老年人死亡的主要原因之一。

　　老年人心力衰竭的原因是综合性的、复杂的,并且凸显了衰老的原因,尤其是心血管的老化。老年人心脏和血管的老化表现为即使没有器质性改变也会出现功能障碍,比如冠状动脉储备功能减退、心脏功能弱化,是心力衰竭形成的基础;老年人会出现增龄性心肌细胞肥大、凋亡和纤维化,导致心肌僵硬程度增加和顺应性下降,引起舒张性心力衰竭,约占50%;老年人常患有多种心血管疾病,容易引起心力衰竭。心脏的起搏和传导系统更容易老化,出现多种心律失常,形成心力衰竭的基础。

　　老年人对诱发因素耐受力减低,较轻的负荷就可触发心力衰竭发作,比如体力负荷、精神负荷和输入几十毫升液体。感染毫无疑问是诱因之首,但是老年人感染可能无症状,需要医生密切观察才能发现。

十四、酗酒与心力衰竭

　　酗酒可引起酒精中毒性心脏疾病和心力衰竭。与酒精的心脏毒性、干扰能量代谢和营养缺乏等多种机制有关。临床表现为心脏普遍增大、重量增加,类似扩张型心肌病。

十五、肥胖与心力衰竭

　　1. 肥胖的发生情况　据《中国居民营养与慢性病状况报告(2020 年)》显示,中国成年居民超重肥胖率超过 50%,城乡各年龄组居民超重肥胖率继续上升,18 岁及以上居民超重率和肥胖率分别为 34.3% 和 16.4%。

　　2. 肥胖引起心力衰竭的危险　美国国立心脑血研究所 2015 年的观察研究发现,社区内 11% 的男性和 14% 的女性的心力衰竭是由单纯肥胖引起的,身体质量指数(BMI)每增加 1,男性心力衰竭增加 5%,女性增加 7%,BMI 是心力衰竭的独立危险因素。

　　3. 肥胖引起心力衰竭的原因　肥胖患者容易发生左心室肥厚,多为偏心性的且与血压无关,可能与心脏负荷过重有关,随之左心室充盈压增加,左心室舒张末期容积和每搏量增加,肥胖越明显,左室受损越显著。肥胖是一种代谢病,可以引起心肌的代谢异常,既可影响心肌细胞,又可干扰心肌间质。肥胖还常常伴有高血压、糖尿病、冠心病和睡眠呼吸暂停综合征等,也增加了心力衰竭发生的机会。

十六、贫血与心力衰竭

　　贫血引起的高动力循环状态是心力衰竭形成的基础,1937 年我国心脏病鼻祖董承琅就发现血红蛋白低于 70 g/L,容易引起心力衰竭的一系列过程,最后出现高排出量型心力衰竭。心力衰竭亦可伴随贫血,影响预后,是死亡的独立预测因子,RENAISSANCE 的研究提供了足够的证据。

十七、睡眠呼吸障碍与心力衰竭

　　睡眠呼吸障碍可以引起心力衰竭,而心力衰竭患者也常合并睡眠呼吸障碍,比如睡眠呼吸暂停综合征,既可以发生猝死,也可引起心力衰竭。因睡眠呼吸障碍有多种表现形式,产生心力衰竭的机制也各不相同,主要与用力呼吸造成的心脏损伤和呼吸停止引起的缺氧有关。

综上所述,各种心脏病或非心脏病,经过直接损害心肌和干扰心肌代谢,影响心肌的工作细胞功能,导致心脏整体的收缩和舒张功能下降,或增加心脏容量和压力负荷,致使心脏超负荷,引起心功能障碍和心力衰竭(表2-1)。

表2-1 各种疾病引起心功能障碍的路径和机制

心肌舒缩功能障碍		心脏负荷过重	
心肌损害	心肌代谢异常	容量负荷过重	压力负荷过重
心肌梗死	维生素 B_1 缺乏	瓣膜关闭不全	高血压
心肌炎	缺血	动静脉瘘	主动脉缩窄、主动脉瓣狭窄
心肌病	缺氧	室间隔缺损	肺动脉高压
中毒性心肌病	某些代谢性疾病	严重贫血	肺动脉瓣狭窄
心肌纤维化	糖尿病	甲状腺功能亢进	左室流出道梗阻

第二节　心力衰竭的诱发因素

一、感染

感染是心力衰竭最常见的诱发因素,有诱因的心力衰竭发作,50%为感染引起,在感染中占比最大的是肺感染,占50%以上。感染诱发心力衰竭的可能原因有:① 发热激活交感神经,血管收缩,压力负荷增加。② 心率增快,心肌耗氧量增加,而且舒张期变短,供血、供氧减少。③ 病原微生物或其毒性因子对心肌的损伤。④ 肺感染导致肺泡积液、支气管痉挛,通气换气能力下降,血液氧合不足。有些感染无症状,尤其是老年人,应及时发现和处理。对反复感染的患者,应注重预防。

二、心动过速

心动过速是心力衰竭的常见诱因,可能是由于:① 心动过速可引起心肌耗氧增加,心肌能量ATP相对不足,诱导心力衰竭发作。② 心动过速时,心脏舒张期变短且充盈不足,触发了心力衰竭发作的扳机。例如,心力衰竭患者出现频发的室性早搏或室性心动过速,丧失了房室同步性和心室不同步性,可诱发患者心功能恶化,出现心力衰竭的症状和体征;心力衰竭患者出现心房颤动或室上性心动过速,由于心动过速,舒张期变短,舒张期回流障碍和充盈量减少,导致每搏量减少和肺淤血,加之心房功能丧失和心室不规则舒缩,导致急性心力衰竭发作。

三、心肌缺血

心肌缺血是心力衰竭常见的病因。如果心力衰竭(缺血性或非缺血性病因引起)患者病情稳定,在心肌缺血时可以诱发心力衰竭,比如心绞痛发作或无症状心肌缺血触发的心力衰竭发作。

四、血压升高

高血压是又一个具有病因和诱因双重身份的角色(见本章第一节)。心力衰竭患者,如果血压急剧升高和剧烈波动,增加了心脏的后负荷,可诱导患者出现症状,引起心力衰竭的发作,在急性左心衰竭中伴随的血压升高,有部分就是先有血压突然升高,引起心功能急剧恶化,出现了肺淤血和水肿。故心力衰竭患者应严格平稳管控血压。

五、体力负荷

心力衰竭患者不适当的过度运动和体力活动,增加了心脏负担,可以诱发心力衰竭。所以,心力衰竭患者运动应在医务人员指导下实施,避免因运动而诱发或加重心力衰竭。

六、精神负荷

精神或心理负担可以增加心脏负荷,引起心力衰竭的发作。心力衰竭患者应注意精神或心理健康,减轻心理压力和精神负荷,以一种愉快健康的心态面对心力衰竭这种顽疾,积极预防、合理治疗。

七、离子紊乱和酸碱平衡失调

有液体潴留的心力衰竭患者,利尿是常用方法,应用不当可引起离子紊乱,影响心电生理、干扰心肌代谢、抑制心肌收缩和舒张功能、扰乱血流动力学和诱导心力衰竭发作,患者和医生都要重视。预防患者体内出现离子紊乱、酸碱平衡失调和内环境恶化,既可避免心力衰竭的出现和恶化,也可带给机体正能量,战胜心力衰竭。

八、失血和贫血

失血导致血容量不足,心脏充盈不足,前负荷减低,触发心力衰竭、低血压,甚至休克。贫血使心率加快和心肌耗氧增加,以及高动力循环状态,导致心力衰竭。研究发现心力衰竭患者很多出现贫血和缺铁,补铁和矫正贫血后,心力衰竭明显好转。

九、摄水和摄盐过多

心力衰竭患者由于血流动力学异常,水和钠离子不能有效地从肾脏排出,造成水钠潴留的情况很常见。如果患者自身不严格控盐和限水,输液过多过快,加上潴留的水和钠,很容易引发心力衰竭,出现肺淤血和水肿、呼吸困难和低垂位可凹陷水肿,尤其是老年人更明显。

十、药物影响

影响心脏功能的药物不合理应用(比如钙拮抗剂)、使用心脏毒性肿瘤药物、洋地黄过量、β受体阻滞剂增量过快或突然撤离等,均可引起心功能急剧恶化,诱发心力衰竭。

十一、妊娠和分娩

女性怀孕期体液可增加30%,妊娠期体液负荷过重、分娩时心脏的压力负荷过重均为造成心力衰竭发病的条件。此外有部分患者发生了围生期心肌病和妊娠高血压,导致出现心力衰竭。

十二、创伤和手术

创伤和手术也可诱发心力衰竭。一般来讲,创伤不可控制,但手术可控,做好术前准备,包括心理准备,可减少心力衰竭的发生。

十三、内分泌失调、急性肾功能不全等急症对心脏的影响

嗜铬细胞瘤引起儿茶酚胺突然释放、糖尿病急症、甲状腺激素突然变化、急性肾衰等均可引起心力衰竭的急性发作,或慢性心力衰竭病情恶化,成为心力衰竭的诱发因素。

十四、环境因素和气候变化

环境改变或气候改变,以及自然灾害,比如地震,也容易导致心力衰竭的发作。

(孙宝贵)

参考文献

[1] Roger VL. Epidemiology of heart failure: A contemporary perspective[J]. Circ Res, 2021, 128: 1421 - 1434.

[2] Ziaeian, Fonarow GC. Epidemiology and aetiology of heart failure[J]. Nat Rev Cardiol, 2016, 13: 368 - 378.

[3] Nair N. Epidemiology and pathogenesis of heart failure with preserved ejection fraction[J]. Rev Cardiovasc Med, 2020, 21: 531 - 540.

[4] Da Silva JS, Gonçalves RGJ, Vasques JF, et al. Mesenchymal stem cell therapy in diabetic cardiomyopathy[J]. Cells, 2021, 1: 240.

[5] 中华医学会心血管病学分会心力衰竭学组,中国医师协会心力衰竭专业委员会,中华心血管病杂志编辑委员会.中国心力衰竭诊断和治疗指南2018[J].中华心血管病杂志,2018,46: 750 - 789.

[6] Wang Z, Chen Z, Zhang L, et al. Status of hypertension in China Results from hypertension survey, 2012 - 2015[J].Circulation, 2018, 137: 2344 - 2356.

[7] Li Y, Teng D, Shi X, et al. Prevalence of diabetes recorded in mainland China using 2018 diagnostic criteria from

the American Diabetes Association: National cross sectional study[J]. BMJ，2020：369

[8] Arrigo M. Precipitating factors and 90-day outcome of acute heart failure: A report from the intercontinental GREAT registry[J]. Eur. J. Heart Fail，2017，19：201 - 208.

[9] Arrigo M，Jessup M，Mullens W，et al. Acute heart failure[J]. Nat Rev Dis Primers，2020，6：16.

[10] Ponikowski P. 2016 ESC guidelines for the diagnosis and treatment of acute and chronic heart failure[J]. Eur. Heart J，2016，37：2129 - 2200.

第三章

心力衰竭的发病机制和病理生理

第一节　心力衰竭的病因

造成心力衰竭的基本原因很多,原发性心肌损害和异常是引起心力衰竭最主要的病因。除心血管疾病外,非心血管疾病也可导致心力衰竭,下面就几种常见基本原因加以论述。

一、心肌细胞损伤和(或)减少

心肌缺血和缺氧是心肌细胞损伤的主要原因;心肌炎症反应也是常见引起心肌细胞损伤和减少的原因;心肌纤维组织增生,也可引起心肌细胞的减少;心肌代谢异常或中毒性改变均可造成心肌细胞损伤和减少(表3-1)。

表3-1　心力衰竭的病因

病因分类	具体病因或疾病
心肌病变	
缺血性心脏病	心肌梗死(心肌瘢痕、心肌顿抑或冬眠)、冠状动脉病变、冠状动脉微循环异常、内皮功能障碍
心脏毒性损伤	
心脏毒性药物	抗肿瘤药物(如蒽环类、曲妥珠单抗)、抗抑郁药、抗心律失常药、非甾体抗炎药、麻醉药
药物滥用	酒精、可卡因、苯丙胺、合成代谢类固醇等
重金属中毒	铜、铁、铅、钴等
放射性心肌损伤	
免疫及炎症介导的心肌损伤	
感染性疾病	细菌、病毒、真菌、寄生虫(美洲锥虫病)、螺旋体、立克次体
自身免疫性疾病	巨细胞性心肌炎、自身免疫病(如系统性红斑狼疮)、嗜酸性粒细胞性心肌炎(Churg - Strauss综合征)

病 因 分 类	具体病因或疾病
心肌浸润性病变	
非恶性肿瘤相关	系统性浸润性疾病(心肌淀粉样变、结节病)、贮积性疾病(血色病、糖原贮积病)
恶性肿瘤相关	肿瘤转移或浸润
内分泌代谢性疾病	
激素相关	糖尿病、甲状腺疾病、甲状旁腺疾病、肢端肥大症、生长激素缺乏、皮质醇增多症、醛固醇增多症、肾上腺皮质功能减退症、代谢综合征、嗜铬细胞瘤、妊娠及围生期相关疾病
营养相关	肥胖,缺乏维生素 B_1、L-肉毒碱、硒、铁、磷、钙,营养不良
遗传学异常	遗传因素相关的肥厚型心肌病、扩张型心肌病及限制型心肌病、致心律失常性右心室心肌病、左心室致密化不全、核纤层蛋白病、肌营养不良症
应激	应激性心肌病
心脏负荷异常	
高血压	原发性高血压、继发性高血压
瓣膜和心脏结构的异常	二尖瓣、三尖瓣、主动脉瓣、肺动脉瓣狭窄或关闭不全,先天性心脏病(先天性心内或心外分流)
心包及心内膜疾病	缩窄性心包炎、心包积液、嗜酸性粒细胞增多症、心内膜纤维化
高心排血量状态	动静脉瘘、慢性贫血、甲状腺功能亢进症
容量负荷过度	肾功能衰竭、输液过多过快
肺部疾病	肺源性心脏病、肺血管疾病
心律失常	
心动过速	房性心动过速、房室结折返性心动过速、房室折返性心动过速、心房颤动、室性节律失常
心动过缓	窦房结功能异常、传导系统异常

1. 心肌缺血　冠心病是引起心肌缺血和缺氧的主要疾病,其中:① 心肌梗死存活者,由于心肌细胞的坏死和损伤,可演变为心力衰竭。② 心绞痛反复发作,造成心肌细胞的缺血和缺氧引起心肌细胞的不断损伤和凋亡。③ 无症状心肌缺血,尤其是多支血管病变者,心肌广泛供血不足、缺氧,出现心肌细胞坏死和凋亡,以至于心肌组织被纤维组织替代,形成了心力衰竭的发病基础。

2. 心肌炎症反应　心肌的炎症可直接损伤心肌细胞,造成心肌收缩蛋白减少,收缩力减弱,以及心肌间质渗出和纤维化,造成舒张功能下降。临床最常见的是病毒性心肌炎,除直接引起心力衰竭,还可演变为心肌病心力衰竭。其次是结缔组织疾病引起者,风湿热和白喉引起的已经少见。

3. 心肌纤维化　扩张型心肌病主要表现为心肌进行性纤维化,限制型心肌病、肥厚型心肌病和结缔组织疾病继发的心肌病均可有心肌组织纤维增生和心肌细胞损伤。

4. *心肌代谢异常* 先天性心脏病代谢异常有法布里病、糖原贮积病、血色素沉积病等，以及继发性的维生素 B_1 缺乏、糖尿病和淀粉样变等。原发性的往往有遗传倾向和基因异常，详尽了解继发者的病史有助于早期诊断和病因治疗。

5. *中毒性改变* 可直接造成心肌细胞损伤，可卡因、柔红霉素、阿霉素和铅中毒等，均可造成心肌细胞的损伤，导致心脏的收缩和舒张功能障碍及血流动力学异常，出现心力衰竭。有长期服用药物的病史有助于正确诊断和精准治疗。

二、压力负荷增加

压力负荷也称后负荷，是心脏收缩后遇到的负荷，压力负荷增加是指心脏收缩后的阻力增加。压力负荷过重主要见于高血压、主动脉缩窄、主动脉瓣狭窄、流出道梗阻。右心室压力负荷过重见于肺动脉高压、肺动脉血栓和栓塞、肺动脉瓣狭窄或闭锁等。压力符合增加长期作用可致心肌细胞肥大、心室壁肥厚，早期出现舒张功能障碍，后期才出现收缩功能异常。

三、容量负荷增加

又称前负荷增加，是指心脏舒张期所承受的容量过重，主要见于瓣膜病、分流性先天性心脏病、动静脉瘘和瓦氏窦瘤破裂等。前负荷增加可导致心腔扩大，继之肥厚，影响心肌的收缩和舒张，是心力衰竭不可忽略的病因。

四、高动力循环状态

甲状腺功能亢进、严重贫血、维生素 B_1 缺乏和动静脉瘘患者，由于循环血量增加，心排血量增加，心脏的前负荷明显增加，可引起心脏损害和心力衰竭，有其他基础心脏病者更易发生。

五、容量负荷不足

前负荷不足，不能有效充盈心室，心排血量下降，出现前向血流减少，以及肺循环和体循环淤血，见于二尖瓣狭窄、缩窄性心包炎、限制性心肌病、心包压塞等。

六、舒张功能障碍

心脏的收缩功能正常而舒张功能明显减低，心脏舒张期不能有效容受回流血液，引起肺循环和（或）体循环淤血，并出现相应的心力衰竭的临床表现。这类心力衰竭占比 30%～50%，常见于高血压、瓣膜狭窄、肥厚性心肌病、心肌淀粉样变、心脏老化、糖尿病、冠心病等。

七、心律失常

心律失常几乎见于所有的心脏病,无论是过速性心律失常,还是过缓性心律失常,抑或是节律失常,均可导致心力衰竭。

第二节　心力衰竭的发病机制

心力衰竭的发生和发展过程漫长,其发病机制复杂,有些已经很清楚,有些还有待揭示。心力衰竭的原因不同和心力衰竭的发展阶段不同,发生机制各自皆有不同。目前认为神经-体液失衡具有关键作用,心室重构是分子基础,最终结果表现为心肌的收缩和舒张功能障碍。

一、分子机制

(一) 正常心肌舒缩的分子基础

心肌组织由心肌细胞连接而成,心肌细胞内有平行排列的肌原纤维,肌原纤维有若干肌节连接而成,肌节是心肌舒缩的基本单位,心肌的收缩和舒张本质是肌节的缩短和延长。

完成心肌的收缩和舒张是由肌原纤维,如收缩蛋白、调节蛋白、心肌的兴奋-收缩耦联,各自发挥不同但协调的作用而完成的。此过程消耗能量,有 Ca^{2+} 等离子参与,经离子通道和复杂的信号通道精细调节。

(二) 心肌收缩功能降低

心肌的收缩功能减低可以引起心脏泵功能降低,心肌收缩成分减少、心肌能量代谢异常和心肌兴奋-收缩耦联障碍分别发挥致病作用(图 3-1)。

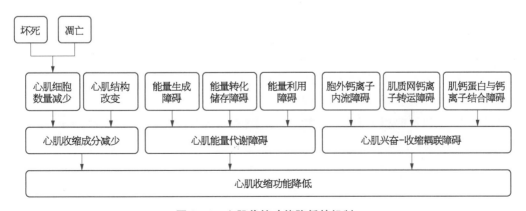

图 3-1　心肌收缩功能降低的机制

1. 心肌收缩成分减少　心肌细胞的数量和质量均可影响心肌的收缩力,是收缩功能下降的主要原因。

(1) 心肌细胞数量减少:心脏的初始损伤,可引起细胞变性、萎缩和死亡,导致有效收缩心肌细胞减少,引起心肌收缩功能降低。心肌细胞的死亡有坏死(necrosis)和凋亡(apoptosis)两种形式。

1) 心肌细胞坏死:是引起心肌细胞数量减少的主要原因。心肌细胞在严重缺血、缺氧、细菌和病毒感染以及中毒等损伤因素作用下,溶酶体破裂,大量溶酶体酶(尤其是蛋白水解酶)释放,造成细胞成分自溶,引起心肌细胞坏死;单核巨噬细胞分泌的肿瘤坏死因子等促炎细胞因子活化,进一步破坏心肌结构和功能,促成心力衰竭恶化。临床上最常见的是急性心肌梗死引起的心肌细胞坏死,当梗死面积达到心肌面积的 23%,就可导致急性左心衰竭。

2) 心肌细胞凋亡:研究发现心力衰竭患者和心力衰竭动物模型均有心肌细胞凋亡,在心肌梗死周边区也存在心肌细胞凋亡,老年人心肌细胞凋亡更普遍。心肌细胞凋亡不仅引起心肌细胞减少和心肌的重构,还在代偿性心肌肥大向失代偿心力衰竭转变过程中发挥不可低估的作用。所以抑制心肌细胞的凋亡,可能成为一种潜在的心力衰竭的治疗方法之一。

(2) 心肌结构改变:在细胞水平,肥大心肌的肌丝与线粒体不成比例增加,细胞核显著增大,肌原纤维排列紊乱,心肌收缩能力减弱。在组织水平,心肌肥大、坏死、凋亡共存;心肌细胞和非心肌细胞的肥大与萎缩、增殖与死亡共存,这些不均一性改变构成了心肌收缩力降低和心律失常的基础。

2. 心肌能量代谢异常　心肌的能量代谢包括能量的产生、储存和利用,其中任意环节出现问题,均可导致能量供给异常,引起心肌收缩力减弱。① 任何影响心肌有氧氧化的初始损伤,均可使能量生成减少,比如心肌缺血。② ATP 将高能磷酸键转给肌酸并生成磷酸肌酸下降,造成能量转化贮存能力减弱。③ 肌球蛋白头部 ATP 酶活性降低,导致能量的利用减弱。所以能量产生减少、储存减低和利用减弱,干扰了能量依赖的心肌收缩,可介导心力衰竭的发生和发展。

3. 心肌兴奋-收缩耦联障碍　心肌细胞凋亡、能量缺乏、细胞骨架异常排列均可造成兴奋-收缩耦联障碍,但最主要的是心肌细胞钙离子转运异常。

(1) 细胞外 Ca^{2+} 内流障碍:细胞外 Ca^{2+} 内流障碍与交感神经-β 肾上腺素能受体的活性有关,也受 Na^+/Ca^{2+} 交换体的调节。

(2) 肌质网 Ca^{2+} 运转障碍:肌质网上有多种钙转运蛋白,通过摄取、储存和释放 3 个环节,维持胞质 Ca^{2+} 动态变化,从而调节心肌收缩。肌质网 Ca^{2+} 摄取能力减弱、肌质网 Ca^{2+} 储存量减少、肌质网 Ca^{2+} 释放量下降,均可影响 Ca^{2+} 运转,心肌兴奋-收缩失耦联,收缩功能减低。

(3) 心肌蛋白与 Ca^{2+} 结合障碍:心肌细胞酸中毒,H^+ 与 Ca^{2+} 竞争肌钙蛋白的结合位点,Ca^{2+} 无法结合并促发心肌收缩。

(三) 心脏舒张功能异常

心脏舒张是保障心室有足够血液充盈的基本条件,任何能使心室充盈减少、硬度增加和顺应性降低的疾病皆可影响舒张功能,表现为舒张期容积-压力曲线左移,舒张末期压力增高,引起舒张功能障碍为主的心力衰竭。舒张性心力衰竭占全部心力衰竭的29%～40%,也可能更高,老年人发病率更高。

(四) 心脏各部位舒缩不协调

正常心脏,房室之间、心室之间和心室内部不同步的舒缩处于高度协调的顺序工作,称之为心脏的同步化。一旦这种同步性破坏,将会导致泵血功能障碍和心排血量下降,出现心力衰竭。临床上见于房室传导阻滞引起的房室不同步,丧失心房充盈心室的15%～20%血液,介导心力衰竭;束支传导阻滞,如完全性左束支传导阻滞(CLBBB)造成左室收缩的时间和顺序及心室各部位不同步,导致严重心力衰竭;心肌梗死时,梗死区活动丧失甚至矛盾运动,梗死周边缺血区活动减弱,正常心肌活动正常或代偿增强,三种心肌共处一室,从而引起心室舒缩不同步,严重破坏了射血功能,心排血量下降,出现心力衰竭。总之,心力衰竭的发生机制繁多、复杂(图3-2)。

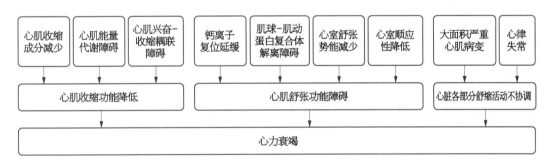

图3-2 心力衰竭的发生机制

二、神经-体液机制

神经激素的激活在心力衰竭中的作用的发现和证实,使人们对心力衰竭发生机制的认识发生了翻天覆地的变化,心力衰竭的治疗随之出现了里程碑式的突破。最具代表性的两个神经激素分别是交感-肾上腺素能系统和肾素-血管紧张素-醛固酮系统。

(一) 心力衰竭机制认识的演变

1. 20世纪50—80年代的观点 初始的心肌损伤以后所引起的血液动力学改变促发了对循环的不良作用。血液动力学异常与症状相关,也与心力衰竭进展、长期预后、死亡率有关。

2. 20世纪90年代至今的理论

（1）初始的心肌损伤以后，神经内分泌、细胞因子系统的长期、慢性激活促进心肌重构，引起心室结构、功能的变化，导致心室射血（充盈）功能低下。

（2）心肌重构的特征为病理性心肌细胞肥大，伴胚胎基因再表达、心肌细胞的凋亡与坏死，以及细胞外基质（extracell ular matrix，ECM）的过度沉积或降解增加。

（3）临床表现为心肌肥大、心室容量增加、心室形状改变（横径增加呈球状）。

3. 治疗观念的更新　根据对心力衰竭发生发展机制的认识——神经内分泌细胞因子系统的激活与心肌重塑之间形成恶性循环。阻断神经内分泌细胞因子系统的激活，从而阻断恶性循环，成为治疗心力衰竭的关键，心力衰竭治疗概念发生了根本性转变。

4. 治疗方法的变化

（1）20世纪50—80年代：纠正血液动力学异常，强心、利尿、扩血管一直被认为是经典的"心力衰竭常规治疗"。① 50—60年代，洋地黄增强心肌收缩力，减慢心房颤动心室率，利尿剂改善水肿。② 60—70年代，血管扩张剂降低后负荷，阻断心力衰竭的正反馈机制，CO增加；降低前负荷，减轻肺淤血。③ 70—80年代，cAMP依赖性正性肌力药（inodilator）、β体激动剂和磷酸二酯酶抑制剂。

（2）现代治疗观念和策略：① 20世纪90年代至2001年，从短期的血液动力学（药理学）措施转变为长期的修复性策略，有目的地修复衰竭心肌的生物学性质，阻断神经内分泌、细胞因子系统的激活和心肌重塑之间的恶性循环，这些构成了治疗的关键理念。② 强心、利尿、扩血管已被以神经内分泌拮抗剂为主的新的"常规治疗"或"标准治疗"所取代，血管紧张素转换酶抑制剂（angiotensin converting enzyme inhibitor，ACEI）、受体阻滞剂、血管紧张素受体-脑啡肽酶抑制剂（angiotensin receptor-neprilysin inhibitor，ARNI）为治疗的主体和根本，利尿剂和地高辛用于缓解症状和改善体征。

（二）心力衰竭的神经-体液机制改变

1. 交感-肾上腺素能系统激活　交感神经和肾上腺髓质及其分泌的儿茶酚胺（catecholamine，CA）包括肾上腺素（adrenaline，AD）和去甲肾上腺素（norepinephrine，NE）等组成了交感肾上腺素能系统（sympathetic adrenergic system，SAS）。交感神经和肾上腺素、去甲肾上腺素在心血管系统的神经-体液调节中发挥重要作用。近50年的研究证实，持续的交感-肾上腺素能系统激活是心力衰竭发生发展的基本机制。

（1）交感神经系统受主动脉牵张感受器调节：生理状态下，主动脉的牵张感受器向中枢神经系统发送冲动，抑制交感神经系统的活性和血管升压素的释放。心力衰竭时，心排血量减少，血压减低，牵张感受器的张力下降，对中枢的抑制减弱，交感神经系统激活，儿茶酚胺释放增加，而副交感的抑制作用强化。

（2）交感-肾上腺素能系统激活：心力衰竭早期由于初始化心肌损伤，心脏结构和功能异常激活交感-肾上腺素能系统,短期可产生正性肌力作用和正性变时作用,使心率增加,心排血量增加和降低左心室舒张末压,改善心力衰竭的症状和体征,发挥代偿作用。长期、持续和过度的交感神经刺激,心功能逐渐恶化。因儿茶酚胺对心肌的直接毒性作用,造成心肌的直接损伤;β受体下调,对儿茶酚胺敏感性降低;心率加快,心肌收缩力增强,心肌做功增加和心肌耗氧量增加,以及α受体激活所致的外周血管痉挛和阻力增加,心功能进行性恶化。SOLVE研究表明,去甲肾上腺素水平与心力衰竭患者左心室射血分数和心功能呈负相关。V-HeFTⅡ研究显示,血浆去甲肾上腺素水平与生存率负相关,与病死率正相关。

(3) 交感-肾上腺素能系统兴奋,儿茶酚胺增加,致使心肌细胞膜离子转运异常,引起多种心律失常,增加猝死的风险。

(4) 近来发现,严重心力衰竭患者随着心肌的缺血、损伤、坏死和重构,同一区的交感神经也伴随发生一定程度的损伤、坏死和重构,包括功能重构和形态重构;心力衰竭时肾上腺素能神经的分布不均匀,某些心肌含丰富的神经,有些区域则明显缺乏或缺如。这种神经分布不均一,可造成收缩和舒张的不同步,也会引起电活动异常。

(5) 打断这种恶性循环很重要,这也是近年产生了阻断交感活性的药物(β受体阻滞剂)和非药物疗法,并取得良好疗效的原因。

2. 肾素-血管紧张素-醛固酮系统

(1) 肾素-血管紧张素-醛固酮系统(renin-angiotensin-aldosterone system,RAAS):人们认识RAAS在心力衰竭中的作用较晚,但研究很深入,针对RAAS的不同环节进行干预,是心力衰竭治疗里程碑式的进展。

(2) RAAS的构成和分布:RAAS有两部分来源,传统认为RAAS只存在于血液中,被称为经典途径,后来发现RAAS也可来源于组织细胞,即组织途径。① 经典途径:肾素作用于循环中的血管紧张素原,后者转化为血管紧张素Ⅰ,再经过血管紧张素转换酶的水解,在C端切掉两个氨基酸,变成血管紧张素Ⅱ(AngⅡ),一种8肽,AngⅡ通过与组织中的受体(AT_{1-4})结合,其中的AT_1尤其重要,从而发挥生物学效应,在维持电解质平衡、循环血压和心功能中发挥重要的作用。② 组织途径:RAAS也存在于心脏、血管、肺、脑、肾上腺和性腺等组织中,并不依赖肾素、血管紧张素转换酶和血管紧张素原,而是一个独立系统。大约有10%的血管紧张素转换酶在心肌间质和血管壁发挥作用,这部分在心力衰竭的发生和发展中发挥更重要的作用。

(3) RAAS对心血管系统的影响:AngⅡ作用AT受体使血管收缩,外周阻力增加,血压升高和心脏后负荷增加;血管和心肌细胞肥大、增殖;作用中枢,抗利尿激素释放,以及作用肾上腺皮质球状带促进醛固酮分泌,引起水钠潴留;作用心肌的成纤维细胞,促进胶原合成,参与心肌的重构;通过交感末梢AT_1,使去甲肾上腺素释放增加,心肌耗氧增加,心力衰竭恶化(图3-3)。

(4) RAAS在心力衰竭中的作用:心力衰竭时,肾灌注不足,肾入球小动脉牵张减弱,

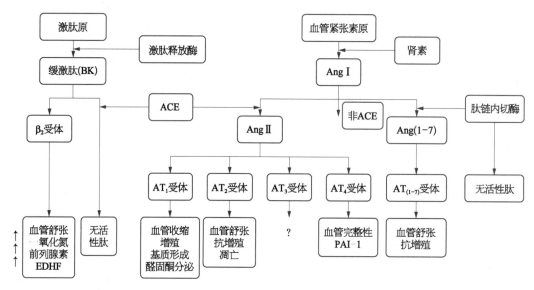

图 3－3　肾素-血管紧张素-醛固酮系统示意图

注：EDHF，内皮衍生超极化因子。

肾小球旁细胞分泌肾素，肾素进入血液，激活 RAAS。多项研究证实，心力衰竭中 RAAS 系统中的肾素、血管紧张素转换酶（ACE）和 Ang Ⅱ 升高，说明了 RAAS 在心力衰竭中有至关重要的作用：① 肾素的增加可刺激 Ang Ⅱ 活性，肾素与心力衰竭进展相关，是心血管死亡的独立预测因素。② RAAS 的主要活性产物 Ang Ⅱ 可提高交感神经系统活性，增加去甲肾上腺素的释放，增强心肌收缩力、收缩血管、升高血压，在维持血压的同时，使血液再分布，保证心脑等重要器官的灌注。Ang Ⅱ 激活肾上腺的 AT₁，醛固酮分泌增加，循环血量增加，水钠潴留；Ang Ⅱ 作用中枢，引起口渴，刺激血管升压素释放，导致水钠潴留，增加液体总量。③ 醛固酮水平升高，除引起水钠潴留外，还会经迷走途径刺激交感活化，引起心律失常，以及介导心肌纤维化，引起心肌肥大和重构。

这些 RAAS 活化作用，早期会维持血压和血容量的稳态，短期效应有保护心功能的作用。长期活化可引起心肌细胞肥大、心肌纤维化，引起心肌和血管重构、水钠潴留等，促使心力衰竭的恶性循环。

（5）针对 RAAS 的药物治疗靶点：针对 RAAS 的药物干预是心力衰竭治疗的革命性进展，虽然肾素拮抗剂的疗效并不令人满意，但是血管紧张素转换酶抑制剂（ACEI）、血管紧张素受体阻滞剂（ARB）和醛固酮受体拮抗剂（MRA）的临床应用取得了巨大成功，三类药物均成为心力衰竭治疗的一线选择。

3. 氧化应激　活性氧（reactive oxygen species，ROS）是有氧代谢的产物，如果不能被清除，水平升高，即为氧化应激。心肌被牵张、神经内分泌激素（RAAS、内皮素、α 受体激动剂）和炎细胞因子会激发 ROS 增多。研究显示氧化应激可引起心肌细胞肥大和凋亡，促使心力衰竭进展和恶化。OPT－CHF 研究显示，尽管用黄嘌呤氧化酶抑制剂

(opypurinol)结果为阴性,但氧化应激指标尿酸高的亚组有改善预后的趋势,提示有氧化应激心力衰竭抗氧化治疗可能有效。

4. 炎性细胞因子　促炎性细胞因子和抗炎症细胞因子的平衡可能是介导心力衰竭进展的机制之一,心力衰竭患者外周血参与炎症的细胞因子 TNF-α 和 IL-6 明显升高,而拮抗炎症的细胞因子 IL-10 明显下降。普遍认为心肌损伤后局部心肌细胞产生的 TNF-α、IL-1 等,早期参与损伤心肌细胞的修复,长期高浓度的细胞因子有心肌细胞毒性作用,并影响心包间质生成和成分变化,导致心肌重构。

5. 细胞凋亡　细胞凋亡是精确调节的细胞生理性死亡。心力衰竭时,儿茶酚胺、血管紧张素Ⅱ、TNF-α 和利钠肽均可促进细胞凋亡。此外,缺血、缺氧和机械应力也参与其中。心力衰竭细胞凋亡的直接结果是收缩成分减少,其次是残余细胞收缩能力减弱。

6. 心室重构

(1) 心肌重构的特征为病理性心肌细胞肥大,伴胚胎基因再表达、心肌细胞的凋亡与坏死,以及细胞外基质的过度沉积或降解增加。临床表现为心肌重构、心室容量和心室形状的改变。

(2) 心肌重构发生于心肌梗死、压力负荷和(或)容量负荷过重、心肌炎症等多种疾病状态下,但是机制不清楚,可能与心肌牵拉、延长,局部去甲肾上腺素、AngⅡ和内皮素释放等有关。

(3) 细胞外基质只占心肌组织的 1/3,在重构中具有重要意义。因细胞外基质为动态基质网状结构,重构中其沉积和降解加速。另外其组成也发生了变化且Ⅰ和Ⅲ胶原增加,影响了心肌的收缩和舒张。

7. 其他神经内分泌因子

(1) 精氨酸加压素(arginine vasopressin,AVP):也称抗利尿激素。AVP 主要由下丘脑的室上核和室旁核神经元细胞分泌,储存于垂体后叶,故也称垂体后叶素,是一种调节水平衡和血浆渗透压平衡的垂体激素。有 3 种受体 V_{1a}、V_{1b} 和 V_2,其中 V_{1a} 分布在血管平滑肌细胞和心肌细胞,介导血管收缩、血小板集聚和心肌生长因子激活,引起心脏后负荷增加和心肌肥厚;V_2 分布在肾集合管上皮细胞,通过水通道蛋白(aquapofen)和腺苷酸环化酶而利尿,调节水和钠平衡。V_{1a} 和 V_2 受体拮抗剂均可缓解水肿和改善低钠血症,用于减轻心脏的前负荷、后负荷以及水钠平衡而治疗心力衰竭,临床常用 V_2 受体拮抗剂托伐普坦。EVEREST 研究发现,托伐普坦可以有效改善射血分数降低的心力衰竭患者的症状,体重和水肿也明显减轻,低钠血症患者血钠水平明显上调。

(2) 利钠肽:利钠肽(ANP)和脑钠肽(BNP),前者在心房合成和分泌,由 28 个氨基酸组成,后者在心室分泌,由 32 个氨基酸组成。ANP、BNP 均能经鸟氨酸环化酶路径,扩张血管和尿钠排泄,此外,还能拮抗交感-肾上腺素能系统和 RAAS 系统,从而抑制心力衰竭的发生和发展。BNP 和 NT-proBNP(76 氨基酸)作为心力衰竭的诊断和排除标准已经广泛应用,而且作为心力衰竭分层手段也得到了公认。

(3) 其他:内皮素、缓激肽、肾上腺髓质素、Apeplin、脂肪细胞因子等也参与心力衰竭的调节过程。

心力衰竭的病因不同,其发病机制也不同,所以心力衰竭的发病机制非常复杂。有些机制已经清楚,有些还不完全明了,图 3-4 为心力衰竭发病机制的模式图,供大家参考。

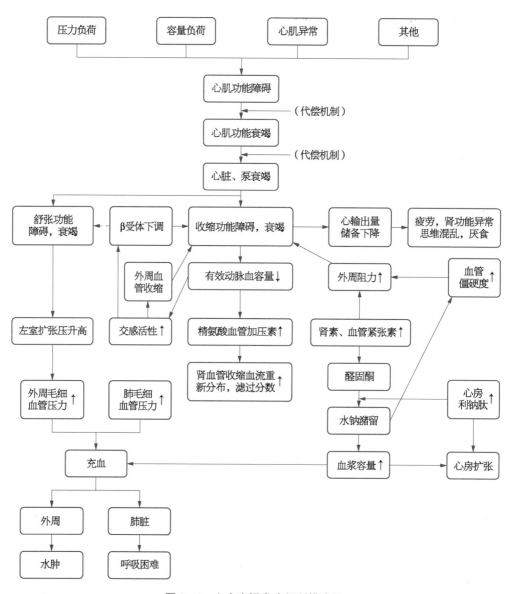

图 3-4 心力衰竭发病机制模式图

注:负荷增加和心肌损伤引起心功能下降,最终会导致心力衰竭,这又激活了交感-肾上腺素能系统和 RAAS 系统,导致肺和外周充血和水肿。

第三节　心力衰竭的病理生理

一、正常心脏做功

心脏通过正常的收缩和舒张,从静脉回收血液并将之输送到动脉,维持心脏的正常输出量和动脉血压,维持全身各组织器官有足够的血液,满足机体代谢的需求。心脏维护正常的泵血功能,需要很多因素的调节,才能有效做功。

1. 容量负荷　容量负荷也称前负荷,主要有两个作用:① 调整心肌的张力和长度,合理的张力和最适初长度,才能产生最大的收缩力,反之排血量降低,这就是著名的 Frank - Starling 定律。② 前负荷适当,舒张末期容量适当心脏才能有效射血,维持足够心排血量(图 3 - 5)。血容量不足或心脏顺应性减低,前负荷减低,心排血量也会下降;心脏有分流和反流,前负荷过度增加会降低射血分数。

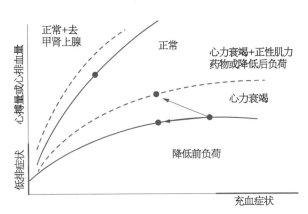

图 3 - 5　左心室收缩功能曲线

2. 压力负荷　压力负荷又称后负荷,后负荷受室壁张力、血管压力和阻力等影响。当前负荷不变,后负荷逐渐增加时,心肌开始缩短的时间越来越延迟,而收缩的张力越来越大,缩短的速度越来越慢,射血明显减少。当后负荷降低时,心肌产生的张力降低,缩短速度增加,每搏输出量增加(图 3 - 6)。

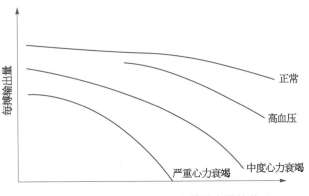

图 3 - 6　外周阻力与左心室每搏输出量的关系

3. 心肌收缩性和舒张性　心脏的收缩和舒张的基本单位是肌节,这是一个耗能的过程。评价收缩功能的指标有:等容收缩指标 dp/dt-max、射血分数、压力容积曲线。评价舒张功能的指标有:顺应性 dV/dt、弛张指数 T 等。

4. 心率　在一定范围内,心率增快,增加心排血量。过快和过慢会影响心排血量,而且心肌耗氧也受影响。

5. 心室壁运动状态　心脏运动障碍的标准：① 运动减弱，射血分数减低。② 运动丧失，无射血能力。③ 矛盾运动，收缩时向外膨出。④ 运动不同步，房室、心室间和心室内失去了正常的舒缩顺序。

二、心力衰竭的病理生理变化

1. 血流动力学变化　左心室舒张末期容量和压力增加，是心力衰竭的早期变化，基于 Frank - Starling 定律，维持正常做功和血流动力学。随着心力衰竭加重，Frank - Starling 调节失效，左心室舒张末期容量和压力进一步增加，射血分数和心排血量减低，引起心房、肺静脉和肺毛细血管压力增加，导致肺淤血或水肿，出现呼吸困难。再进一步加重心室扩大，出现肺动脉高压，并出现心力衰竭的相关并发症。

2. 心率增快　射血分数降低或每搏输出量下降，导致交感-肾上腺素能系统兴奋，心率加快，维持心排血量。这种代偿在急性心力衰竭更明显。

3. 心肌收缩力改变　心力衰竭早期心肌收缩力增强，代偿性维持心脏排血，但在血流动力学调整和适应之后，收缩力反而下降，引起心力衰竭的相应症状。

4. 动脉压改变　急性心力衰竭的早期发生动脉痉挛，血压可升高，随后引起血压降低或心源性休克。慢性心力衰竭，射血分数降低，对颈动脉窦和主动脉弓的刺激减少，反射性神经调整，介导交感-肾上腺素能系统激活，上调心率和血压。严重的心力衰竭，血压调整失代偿，动脉压下降，所以心力衰竭伴低血压用药困难（心力衰竭治疗药物降低血压者多），效果不佳，预后不良。

5. 血容量和静脉压增高　左心衰竭，肺静脉压力增高，肺毛细血管压力（用 PCWP 测量）增加，超过血浆胶体渗透压 25 mmHg 时，血浆外渗至肺间质，导致肺淤血。PCWP 达到 35～40 mmHg，引起肺水肿；右心衰竭当右房压＞12 mmHg 时出现体循环淤血，早期静脉充盈，随之静脉怒张和皮下水肿，严重者出现浆膜腔积液。

6. 血液的重新分布　皮肤和肾脏血流减少，心脏和脑血流增加。

三、神经激素激活

心排血量减少促发神经激素激活，既可以起代偿作用，减轻心力衰竭，也可以发挥致病作用，促使心力衰竭恶化。

四、心室重构

心肌的原发损伤是重构的初始因素，各类生长因子是促进因素，神经内分泌激素是继发因素。（见本章心肌重构部分）

（孙宝贵）

参考文献

[1] Khan SS, Ning H, Shah SJ, et al. 10-year risk equations for incident heart failure in the general population[J]. J Am Coll Cardiol, 2019, 73: 2388 – 2397.

[2] Gerber Y, Weston SA, Enriquez-Sarano M, et al. Atherosclerotic burden and heart failure after myocardial infarction[J]. JAMA Cardiol, 2016, 1: 156 – 162.

[3] Echouffo-Tcheugui JB, Erqou S, Butler J, et al. Assessing the risk of progression from asymptomatic left ventricular dysfunction to overt heart failure: a systematic overview and meta-analysis[J]. JACC Heart Fail, 2016, 4: 237 – 248.

[4] Chamberlain AM, Boyd CM, Manemann SM, et al. Risk factors for heart failure in the community: Differences by age and ejection fraction[J]. Am J Med, 2020, 133: e237 – e248.

[5] Roger VL. Epidemiology of heart failure: A contemporary perspective[J]. Circ Res, 2021, 14(128): 1421 – 1434.

[6] Mishra S, Kass DA. Cellular and molecular pathobiology of heart failure with preserved ejection fraction[J]. Nat Rev Cardiol, 2021, 18: 400 – 423.

[7] Tanai E, Frantz S. Pathophysiology of heart failure[J]. Compr Physiol, 2015, 6: 187 – 214.

[8] González A, Schelbert EB, Díez J, et al. Myocardial interstitial fibrosis in heart failure: Biological and translational perspectives[J]. J Am Coll Cardiol, 2018, 71: 1696 – 1706.

[9] Hartupee J, Mann DL. Neurohormonal activation in heart failure with reduced ejection fraction[J]. Nat Rev Cardiol, 2017, 14: 30 – 38.

[10] Grosman-Rimon L, Billia F, Wright E, et al. Neurohormones, inflammatory mediators, and cardiovascular injury in the setting of heart failure[J]. Heart Fail Rev, 2020, 25: 685 – 701.

[11] Vergaro G, Aimo A, Prontera C, et al. Sympathetic and renin-angiotensin-aldosterone system activation in heart failure with preserved, mid-range and reduced ejection fraction[J]. Int J Cardiol, 2019, 296: 91 – 97.

[12] Pugliese NR, Masi S, Taddei S. The renin-angiotensin-aldosterone system: A crossroad from arterial hypertension to heart failure[J]. Heart Fail Rev, 2020, 25(1): 31 – 42.

[13] Shiraishi Y, Kawana M, Nakata J, et al. Time-sensitive approach in the management of acute heart failure[J]. ESC Heart Fail, 2021, 8: 204 – 221.

[14] Triposkiadis F, Xanthopoulos A, Parissis J, et al. Pathogenesis of chronic heart failure: Cardiovascular aging, risk factors, comorbidities, and disease modifiers[J]. Heart Fail Rev, 2022, 27: 337 – 344.

[15] Sugumar H, Nanayakkara S, Prabhu S, et al. Pathophysiology of atrial fibrillation and heart failure: Dangerous interactions[J]. Cardiol Clin, 2019, 37: 131 – 138.

[16] Mazurek JA, Jessup M. Understanding heart failure[J]. Heart Fail Clin, 2017, 13: 1 – 19.

第四章

心力衰竭的分类、分期和心功能分级

心力衰竭是临床上常见的、多发的综合征,是心脏病的终末阶段,病因多样、病机复杂、病情多变、预后不佳。因此,对心力衰竭患者合理的类型划分、确切的病程判断和精准的功能分级至关重要,对心力衰竭的诊断思路、治疗选择、危险分层和预后判断帮助很大,不可或缺。

第一节　心力衰竭的分类

心力衰竭有多种分类方法,以使临床医生更清晰地认识不同心力衰竭的本质,更好地了解疾病程度和选择最佳治疗策略。

一、按心力衰竭发生的速度分类

1. 急性心力衰竭　急性心力衰竭(acute heart failure,AHF)是由于心脏的初始损伤导致心肌收缩力急剧下降,或心脏的压力负荷与容量负荷突然增加,引起心排血量迅猛下降、循环压力和阻力快速升高的一组临床综合征。包括心力衰竭急性发生或慢性心力衰竭突然恶化两种类型。后者又称慢性心力衰竭的急性发作或急性失代偿性心力衰竭,经治疗后病情稳定,不应再称急性心力衰竭。

2. 慢性心力衰竭　慢性心力衰竭(chronic heart failure,CHF)是指在原有慢性疾病基础上,出现心脏的结构和功能异常,长期和持续作用逐渐出现心力衰竭症状、体征,最终出现心力衰竭。慢性心力衰竭症状、体征稳定 1 个月以上称为稳定性心力衰竭。慢性稳定性心力衰竭恶化称为失代偿性心力衰竭,如失代偿突然发生则称为急性心力衰竭。

二、按心力衰竭发生的部位分类

1. 左心衰竭　左心衰竭(left heart failure,LHF)是指左心功能不全或负荷过重导致的心力衰竭,以左心排血量减少、肺淤血、水肿为特征。

2. 右心衰竭　右心衰竭(right heart failure,RHF)是指右心室功能不全或负荷过重所致的心力衰竭,以体循环淤血为特征。

3. 全心力衰竭　全心力衰竭(bilateral heart failure,BHF)又称双侧心力衰竭,是指累及整个心脏的心力衰竭,可由全心损伤(心肌炎等),也可由长期左心衰竭引起。

三、按心力衰竭时心肌机械功能改变分类

1. 收缩性心力衰竭　收缩性心力衰竭(systolic heart failure,SHF)是指心脏收缩力下降,以心排血量减少和体循环或肺循环淤血为特征的心力衰竭,是最常见的心力衰竭。

2. 舒张性心力衰竭　舒张性心力衰竭(diastolic heart failure,DHF)是指心脏舒张功能受损,而收缩功能保留,有临床表现的心力衰竭。

3. 混合性心力衰竭　混合性心力衰竭(mixed heart failure,MHF),称为收缩性和舒张性心力衰竭(systolic and diastolic heart failure)更确切。

四、按心力衰竭发生时射血分数分类

左心室射血分数(left ventricular ejection,LVEF)是心力衰竭患者分类的重要指标,也与预后及治疗反应相关。所以,近年依据左心室射血分数的心力衰竭分类在欧洲、美国和中国相继采用。一般来说,射血分数降低的心力衰竭指传统概念上的收缩性心力衰竭,而射血分数保留的心力衰竭指舒张性心力衰竭。中国心力衰竭诊断和治疗指南 2014 年据此将心力衰竭分为射血分数降低的心力衰竭和射血分数保留的心力衰竭。中国心力衰竭诊断和治疗指南 2018 按 LVEF 情况进行的分类:射血分数降低的心力衰竭(heart failure with reduced left ventricular ejection fraction,HFrEF)、射血分数中间值的心力衰竭(heart failure with mid-range ejection fraction,HFmrEF)和射血分数保留的心力衰竭(heart failure with preserved left ventricular ejection fraction,HFpEF)(表 4 - 1)。

表 4 - 1　依据左心室射血分数的心力衰竭分类

诊断标准	HFrEF	HFmrEF	HFpEF
1	症状和(或)体征	症状和(或)体征	症状和(或)体征
2	LVEF<40%	LVEF 40%~49%	LVEF≥50%
3		利钠肽升高,并符合以下至少1条: (1) 左心室肥厚和(或)左心房扩大。 (2) 心脏舒张功能异常	利钠肽升高,并符合以下至少1条: (1) 左心室肥厚和(或)左心房扩大。 (2) 心脏舒张功能异常
备注	随机临床试验主要纳入此类患者,有效的治疗已得到证实	此类患者临床特征、病理生理、治疗和预后尚不清楚,单列此组有利于对其开展相关研究	需要排除患者的症状是由非心脏疾病引起的,有效的治疗尚未明确

注:HFrEF 为射血分数降低的心力衰竭,HFmrEF 为射血分数中间值的心力衰竭,HFpEF 为射血分数保留的心力衰竭,LVEF 为左心室射血分数;利钠肽升高为 B 型利钠肽(BNP)>35 ng/L 和(或)N 末端 B 型利钠肽原(NT-proBNP)>125 ng/L;心脏舒张压功能异常指标见心力衰竭的诊断和评估中的经胸超声心动图部分。

五、按心力衰竭时心排血量分类

1. 高排出量性心力衰竭　高排出量性心力衰竭(high cardiac output failure,HCOF)患者休息时的心排血量增高,但比心力衰竭前的心排血量降低,不能满足机体代谢的需要。见于甲状腺功能亢进性心脏病、贫血性心脏病、脚气性心脏病和动静脉瘘等。

2. 低排出量性心力衰竭　低排出量性心力衰竭(low cardiac output failure,LCOF)常见,临床所见的大多数属此型。由于心脏舒缩功能降低,导致心排血量下降,见于高血压、冠心病、心肌病和结构性心脏病等。

六、按心力衰竭的病情分类

1. 无症状心力衰竭　无症状心力衰竭(asymptomatic heart failure,AHF)临床症状不明显,从一定意义上讲它可能是轻型心力衰竭。

2. 充血性心力衰竭　充血性心力衰竭(congestive heart failure,CHF)有典型的肺循环和体循环淤血的临床表现,临床此类心力衰竭多见。

3. 顽固性心力衰竭　顽固性心力衰竭(refractory heart failure,RHF)亦称难治性心力衰竭,指应用常规治疗后心力衰竭不见好转甚至恶化的患者,需要强化综合性治疗措施。

第二节　心力衰竭的分期

目前认为心力衰竭是慢性、自发进展性疾病,神经内分泌系统激活导致心肌重构是引起心力衰竭发生和发展的关键因素。心肌重构最初可以对心功能产生部分代偿,但随着心肌重构的加剧,心功能逐渐由代偿向失代偿转变,出现明显的症状和体征。故根据心力衰竭发生发展过程,分为 4 个阶段(表 4-2)。

表 4-2　心力衰竭发生发展的各个阶段

阶　段	定　义	患　病　人　群
A(前心力衰竭阶段)	患者为心力衰竭的高发危险人群,尚无心脏结构或功能异常,也无心力衰竭的症状和(或)体征	高血压、冠心病、糖尿病患者;肥胖、代谢综合征患者;有应用心脏毒性药物史、酗酒史、风湿热史,或心肌病家族史者等
B(前临床心力衰竭阶段)	患者从无心力衰竭的症状和(或)体征,但已发展成结构性心脏病	左心室肥厚、无症状性心脏瓣膜病、以往有心肌梗死史的患者等

续 表

阶 段	定 义	患 病 人 群
C(临床心力衰竭阶段)	患者已有基础的结构性心脏病,以往或目前有心力衰竭的症状和(或)体征	有结构性心脏病伴气短、乏力、运动耐量下降者等
D(难治性终末期心力衰竭阶段)	患者有进行性结构性心脏病,虽经积极的内科治疗,休息时仍有症状,且需特殊干预	因心力衰竭需反复住院,且不能安全出院者;需长期静脉用药者;等待心脏移植者;应用心脏机械辅助装置者

这 4 个阶段不同于纽约心脏协会(New York Heart Association,NYHA)的心功能分级。阶段 A 为前心力衰竭阶段(pre-heart failure),只存在心力衰竭的危险因素,没有对应的 NYHA 分级;阶段 B 为前临床心力衰竭阶段(pro-clinical heart failure),没有心力衰竭的症状,NYHA 分级 Ⅰ;阶段 C 为临床心力衰竭阶段,患者临床表现差异很大,NYHA 分级 Ⅰ～Ⅳ级;阶段 D 对应的 NYHA 分级为Ⅳ级。

心力衰竭是一种慢性、自发进展性疾病,很难根治,但可预防。心力衰竭的阶段划分正是体现了重在预防的概念,其中预防患者从阶段 A 进展至阶段 B,即防止发生结构性心脏病,以及预防从阶段 B 进展至阶段 C,即防止出现心力衰竭的症状和体征,尤为重要。

第三节 心功能分级

心功能分级的方法很多,不同的心力衰竭患者适应不同分级,此处只介绍常用的几种分级,供临床参考。

一、NYHA 分级

纽约心脏协会(New York Heart Association,NYHA)心功能分级始于 1928 年,1994 年进行了修订,是临床常用的心功能评估方法(表 4-3),常用于评价患者的症状随病程或治疗而发生的变化。

表 4-3 NYHA 心功能分级

分级	症 状
Ⅰ	活动不受限。日常体力活动不引起明显的气促、疲乏或心悸
Ⅱ	活动轻度受限。休息时无症状,日常活动可引起明显的气促、疲乏或心悸
Ⅲ	活动明显受限。休息时可无症状,轻于日常活动即引起显著气促、疲乏或心悸
Ⅳ	休息时也有症状,稍有体力活动症状即加重。任何体力活动均会引起不适。如无需静脉给药,可在室内或床边活动者为Ⅳa 级,不能下床并需静脉给药支持者为Ⅳb 级

二、根据 6 min 步行距离分级

6 min 步行试验用于评估患者的运动耐力。也可根据这种运动耐量方法,按照 6 min 步行距离将心力衰竭分为 3 级:① 轻度心力衰竭,步行距离>450 m。② 中度心力衰竭,步行距离 150～450 m。③ 重度心力衰竭,步行距离<150 m。

这种分级不同于其他运动,简单易行,安全性强,不受设备条件和环境因素影响,已经在临床广泛应用。既往的研究显示,6 min 步行的距离是预测心力衰竭死亡和再住院的独立预测因子。

三、Killip 分级

Killip 分级主要用于评价心肌梗死患者心力衰竭的严重程度。GUSTO - 1 试验显示,Killip 分级与急性心肌梗死患者 30 日的病死率密切相关。非 ST 段抬高心肌梗死患者 30 日和 6 个月预后的独立预测因子,分级越高,预后越差,病死率随分级增加而升高(表 4 - 4)。

表 4 - 4   Killip 分级

分级	内　　容
Ⅰ	无心力衰竭症状,心排血量下降,心率增快,CI 接近正常,LVEDP 轻度升高(15～18 mmHg),病死率 0～5%
Ⅱ	轻至中度心力衰竭症状,心排血量正常或轻度下降,患者出现心率增快、呼吸困难、咳嗽、咳白色泡沫痰,查体双肺啰音(但小于 50% 的肺野),可有 S_3 奔马律或交替脉,PCWP 升高(>18 mmHg),PaO_2 为 60～85 mmHg,病死率 10%～20%
Ⅲ	重度心力衰竭或肺水肿,心排血量中度下降,患者出现明显呼吸困难、端坐呼吸、咳嗽、咳白色或粉红色泡沫痰、口唇发绀、面色灰白、皮肤湿冷,双肺啰音>50% 肺野或满布哮鸣,血压正常、增高或降低,PCWP 升高(>30 mmHg),PaO_2 为<60 mmHg,病死率 50%
Ⅳ	心源性休克,血压显著降低,临床出现周围循环灌注不足表现,如四肢末梢厥冷、出冷汗、面色青灰、脉搏细弱、表情淡漠或烦躁甚至意识丧失、尿少(<20 mL/h),病死率 85%～95%
Ⅴ	心源性休克合并肺水肿,临床出现心源性休克合并肺水肿的血流动力学特征及表现,可有心律失常,病死率极高

四、Forrester 分级

Forrester 分级是依据血流动力学状况,如肺毛细血管楔压(PCWP)、心指数(CI)以及周围组织灌注情况进行分级。对急性心力衰竭,适用于 CCU、ICU 等有血流动力学的病房监护。分级与病死率相关,分别为 2.2%、10.1%、22.4% 和 55.5%(表 4 - 5)。

表 4 - 5　Forrester 分级及标准

分级	PCWP[kPa(mmHg)]	CI[L/(min·m²)]	组织灌注状态
I	≤2.4(18)	≥2.2	无肺淤血,无组织灌注不良
II	>2.4(18)	≥2.2	有肺淤血
III	≤2.4(18)	<2.2	无肺淤血,有组织灌注不良
IV	>2.4(18)	<2.2	有肺淤血,有组织灌注不良

五、急性左心衰竭的临床表现分级

临床表现分级是根据 Forrester 分级演化而来,也适用于无特殊监护的门诊和住院患者(表 4 - 6)。

表 4 - 6　急性左心衰竭的临床表现程度分级

分级	皮肤	肺部啰音
I	干、暖	无
II	湿、暖	有
III	干、冷	无/有
IV	湿、冷	有

（孙宝贵）

参考文献

[1]　Schwinger RHG. Pathophysiology of heart failure [J]. Cardiovasc Diagn Ther, 2021, 11：263 - 276.

[2]　陈灏珠.实用心脏病学[M].5 版.上海：上海科学技术出版社,2016：695 - 708.

[3]　中华医学会心血管病学分会心力衰竭学组,中国医师协会心力衰竭专业委员会,中华心血管病杂志编辑委员会.中国心力衰竭诊断和治疗指南 2018[J].中华心血管病杂志,2018,46：750 - 789.

[4]　Kurmani S, Squire I. Acute heart failure：Definition, classification and epidemiology[J]. Curr Heart Fail Rep, 2017, 14：385 - 392.

[5]　Lam CSP, Solomon SD. Classification of heart failure according to ejection fraction：JACC review topic of the week[J]. J Am Coll Cardiol, 2021, 77：3217 - 3225.

[6]　Hulot JS. Classification of heart failure and etiological approach[J]. Rev Prat, 2020, 70：965 - 968.

[7]　Yang H, Marwick TH, Wang Y, et al. Association between electrocardiographic and echocardiographic markers of stage B heart failure and cardiovascular outcome[J]. ESC Heart Failure, 2017, 4：417 - 431.

[8]　Gidding SS, Lloyd-Jones D, Lima J. Prevalence of American Heart Association Heart Failure Stages in African-American and White Young and Middle Aged Adults：The CARDIA study[J]. Circ Heart Fail, 2019, 12：e005730.

[9]　Yancy CW, Jessup M, Bozkurt B, et al. 2017 ACC/AHA/HFSA focused update of the 2013 ACCF/AHA

guideline for the management of heart failure: A report of the American College of Cardiology/American Heart Association Task Force on Clinical Practice Guidelines and the Heart Failure Society of America[J]. Circulation, 2017, 136: e137 - 161.

[10] Ponikowski P, Voors AA, Anker SD, et al. 2016 ESC Guidelines for the diagnosis and treatment of acute and chronic heart failure: The Task Force for the diagnosis and treatment of acute and chronic heart failure of the European Society of Cardiology (ESC) developed with the special contribution of the Heart Failure Association (HFA) of the ESC[J]. Eur Heart J, 2016, 37: 2129 - 2200.

第五章

心力衰竭的诊断

第一节　心力衰竭的临床表现

心力衰竭的早期可无症状,有人称之为隐匿性或无症状心力衰竭,随着心功能的下降,心脏排血量减少,血液淤积在肺循环或体循环,出现相应的症状和体征。临床表现取决于心力衰竭发生在心脏的哪一侧,比如左侧、右侧和双侧。

一、左心衰竭

左心衰竭时,体循环供血不足,肺循环淤血,从而引起相应症状和体征。

(一) 症状

1. 呼吸困难　呼吸困难是左心衰竭的主要症状,出现较早,包括劳力性呼吸困难、卧位呼吸困难、夜间阵发性呼吸困难、端坐呼吸和肺水肿等。

(1) 劳力性呼吸困难:在原可耐受的体力活动后感到呼吸困难,尤其是在短暂休息后仍然有气短。随病情加重,在较轻的体力活动下出现呼吸困难,比如平时走路时间稍长、行走略快,甚至穿衣和吃饭均可出现呼吸困难症状。呼吸困难症状与临床心功能测定结果并不完全一致。

(2) 卧位呼吸困难:与卧位肺间质水肿增加有关。因卧位回心血量增加,而左心室代偿机制已达极限,不能将增加的回心血量有效排除,导致肺静脉和肺毛细血管压力增高,引起肺间质水肿,肺顺应性减低和呼吸道阻力增加,引起呼吸困难。

(3) 夜间阵发性呼吸困难:特点为呼吸困难在夜间突然发作,因胸闷而憋醒,因呼吸困难被迫坐起,大呼吸数分钟后缓解,白天可无任何表现。可伴有咳嗽、泡沫样痰和哮鸣音。夜间阵发性呼吸困难是左心衰竭的典型表现,可能与下列因素有关:① 卧位时回心血量增加。② 卧位时膈肌抬高。③ 睡眠时全身交感神经兴奋性降低。④ 夜间呼吸中枢受抑制。

（4）端坐呼吸：患者平卧就会出现呼吸困难，高枕、半卧位或坐位呼吸困难缓解或减轻。心力衰竭晚期，患者出现肺水肿，无法平卧，需要整夜取坐位，此时的患者可伴随咳嗽和肺部啰音等表现。

（5）急性肺水肿：可引起呼吸极度困难，呼吸深大和频率加快，也可呼吸不规则和呼吸暂停等，有咳嗽和咯泡沫样痰，肺内大水泡音和哮鸣音等。

引起呼吸困难的原因很多，其中心源性呼吸困难和肺源性呼吸困难较常见，故在确定心力衰竭引起的呼吸困难时，要与呼吸性呼吸困难鉴别（表5－1）。

表5－1　心源性呼吸困难和支气管哮喘的鉴别

项　目	支气管哮喘	心源性呼吸困难
发病年龄	多在儿童或青少年期发病	多为成年人
病史	家族或患者有过敏史或哮喘史	多有基础心脏病存在
发作间期	多无症状	劳力性气急，可有夜间阵发性呼吸困难
肺部体征	双肺弥漫性哮鸣音	双肺，尤肺底湿啰音
心脏体征	多无特殊	可见心脏增大、杂音、奔马律等
X线胸片	肺野清晰，肺气肿征	肺水肿、肺淤血、心影增大
药物疗效	解痉药、肾上腺皮质激素有效	强心药、利尿剂、扩血管药、吗啡等有效

2. 咳嗽　肺淤血和肺水肿常伴有咳嗽和咯痰。

3. 体力下降　由骨骼肌萎缩、心脏对运动反应差、贫血、代谢障碍等原因引起。腔膜积液也是体力降低的原因之一。

4. 虚弱、无力、疲劳、倦怠　原因为体循环灌注不足和体循环淤血，贫血、代谢紊乱和终末期心力衰竭伴随的恶液质。

5. 少尿和夜尿　早期夜尿和尿量多，晚期少尿。少尿和夜尿与肾缺血和灌注不足有关，也与肾淤血相关。

6. 神经系统改变　记忆减退、焦虑、头痛、失眠、噩梦、意识模糊或更严重的神经和精神症状。

（二）体征

1. 原有心脏病体征　如果存在基础心脏病，会有相应体征。比如瓣膜病的狭窄和（或）反流杂音、先天性心脏病的分流杂音、肺动脉瓣第二音亢进或分裂。

2. 心率快　心率快是心力衰竭时交感-肾上腺素能系统激活，促使窦性心动过速。交感神经对副交感神经的交互抑制也参与其中。

3. 心脏扩大　左心室扩大见于收缩功能减低性心力衰竭，但是并非特异的。表现为心界向左扩大，心尖搏动向左向下移位，心尖搏动有抬举感，抬举程度与心脏扩大成正比。

4. 奔马律　成人舒张早期奔马律是心力衰竭的特征表现,多伴有窦性心动过速,需要与第三心音区分。

5. 交替脉　交替脉也常见于心力衰竭,往往与奔马律同时存在。脉搏一强一弱,代表心脏收缩的强弱变化。见于后负荷增加的心力衰竭,如高血压、流出道狭窄和主动脉瓣膜狭窄等。

6. 肺部啰音　肺静脉压力增高、肺毛细血管压力增高及其通透性增强,液体渗入肺泡形成啰音,提示心力衰竭不低于中等程度。但心力衰竭诊断的特异性和敏感性相对较低。

7. 胸腔积液　通常为双侧,亦可见于单侧,右侧居多。常见于体循环压力增高的患者,胸腔液体不同于一般的漏出液,蛋白含量高,由肺毛细血管通透性增高所致。

二、右心衰竭

(一) 症状

(1) 胃肠淤血:食欲不振、恶心、呕吐、腹胀、便秘和腹痛等。

(2) 肝淤血:腹胀、腹痛、黄疸,甚至肝硬化表现。

(3) 肾淤血:少尿和夜尿。

(4) 末梢淤血:肢体胀满和疼痛,肢体乏力。

(5) 重者可有恶液质的表现。

(二) 体征

(1) 原有心脏病体征,如三尖瓣反流的杂音。

(2) 心脏大和心率增快。

(3) 肺动脉高压,引起肺动脉听诊区第二心音亢进。

(4) 右心室奔马律。

(5) 体循环静脉压力增加,颈静脉充盈(坐位 $30°\sim45°$ 角观察)、怒张和肝颈静脉回流阳性。三尖瓣反流可见颈静脉搏动。

(6) 肝淤血,肝大,剑突下比肋下更明显。

(7) 胸腔积液、腹水和心包积液的体征。

(8) 凹陷性水肿,多表现为低垂性水肿,早期下肢活动后踝部水肿,随之出现下肢浮肿,晚期全身水肿,卧床者臀部和后背部水肿。

(9) 发绀和皮肤营养不良表现。

(10) 心源性恶液质的表现,心力衰竭 6 个月,体重下降 7.5% 为判定标准之一。恶液质发生率在 NYHA 心功能Ⅲ～Ⅳ级患者中占 16%,住院的 NYHA 心功能Ⅲ～Ⅳ级患者占 60%。

第二节　常规辅助检查

一、心电图

所有心力衰竭以及怀疑心力衰竭患者均应行心电图检查,明确心率、心律、QRS形态、QRS宽度等。QRS波时限≥150 ms,是心脏再同步化治疗(CRT)的指征,如果是左束支传导阻滞图形,治疗效果更佳。心力衰竭患者一般都有心电图异常,心电图完全正常的可能性极低。怀疑存在心律失常或无症状性心肌缺血时应行24 h动态心电图检查。

二、X线胸片

对疑似急性、新发的心力衰竭患者应行胸片检查,以识别或排除肺部疾病或其他引起呼吸困难的疾病,提供肺淤血(水肿)和心脏增大的信息,但X线胸片正常并不能除外心力衰竭。心力衰竭的胸片特征有:① 早期可见肺上叶静脉扩张、下叶静脉变细、肺门血管清晰。② 随着病情加重出现间质水肿时,肺门增大,血管影增粗,边缘模糊。③ 肺泡水肿阶段,可见高密度粟粒样阴影,继而发展为云雾状片状影,并可连成片。④ 出现肺水肿时,可见自肺门伸向肺野的扇形的云雾状阴影,若两侧均有,似蝶翅样改变。⑤ Kerley线:A线为上叶外围斜行向肺门的线状阴影,长2.0～3.0 cm,宽0.5～1.0 cm,与肺纹理走行不一致,亦无分支,多见于急性左心衰竭;B线为靠近膈肋角的水平线,长2.0～3.0 cm,宽1.0～3.0 cm,多见于以左心衰竭为主的慢性心力衰竭;C线为中下肺野的网格样阴影,见于病程长的严重心力衰竭。

三、血常规

多数患者血常规正常;有感染等诱发因素时,可见以中性粒细胞为主的白细胞增加;心力衰竭常伴有贫血,轻中度贫血、营养不良性贫血多见。

四、血生化

电解质变化很多,与利尿剂应用有关,稀释性低钠血症多见,低钾血症也常见。用醛固酮时可出现高钾血症。肝脏改变胆红素增高多见,心力衰竭加重时可有肝功能损伤,长期者可见低蛋白血症,表现为顽固性水肿、胸腹水和心包积液。肾功能损伤也多见,尤其是有心肾综合征时更明显,肌酐升高和估算的肾小球滤过率(eGFR)下降。甲状腺功能减退也不少见,甲状腺激素水平低,促甲状腺激素上调。此外,血糖和糖化血红蛋白有变化,血清铁、铁蛋白、总铁结合力检查也很必要。

五、生物标志物

1. 利钠肽［B 型利钠肽（B-type natriuretic peptide，BNP）或 N 末端 B 型利钠肽原（N-terminal pro-BNP，NT-proBNP）］测定　利钠肽检测推荐用于心力衰竭筛查、诊断和鉴别诊断、病情严重程度及预后评估。

（1）BNP＜100 ng/L、NT-proBNP＜300 ng/L 时，通常可排除急性心力衰竭。

（2）BNP＜35 ng/L、NT-proBNP＜125 ng/L 时，通常可排除慢性心力衰竭，但其敏感度和特异度较急性心力衰竭低。

（3）诊断急性心力衰竭时，NT-proBNP 水平应根据年龄和肾功能进行分层：50 岁以下的患者 NT-proBNP 水平＞450 ng/L，50 岁以上＞900 ng/L，75 岁以上应＞1 800 ng/L，肾功能不全（肾小球滤过率＜60 mL/min）时应＞1 200 ng/L。

（4）经住院治疗后利钠肽水平无下降的心力衰竭患者预后差，出院前的利钠肽检测有助于评估心力衰竭患者出院后的心血管事件风险。

（5）多种心血管疾病［心力衰竭、急性冠状动脉综合征、心肌病变如左心室肥厚、心脏瓣膜病、心包疾病、心房颤动（心房扑动）、心肌炎、心脏手术、电复律、心肌毒性损伤等］和非心血管疾病（高龄、贫血、肾功能不全、睡眠呼吸暂停、重症肺炎、肺动脉高压、肺栓塞、严重全身性疾病、脓毒症、严重烧伤和卒中等）均会导致利钠肽水平增高，尤其是心房颤动、高龄和肾功能不全。

（6）脑啡肽酶抑制剂使 BNP 降解减少，而 NT-proBNP 不受影响。临床工作中应注意结合患者的病史进行分析。

2. 心脏肌钙蛋白（cardiac troponin，cTn）　推荐心力衰竭患者入院时行 cTn 检测，用于急性心力衰竭患者的病因诊断（如急性心肌梗死）和预后评估。

3. 反映心肌纤维化、炎症、氧化应激的标志物　如可溶性 ST2、半乳糖凝集素 3 及生长分化因子 15 也有助于心力衰竭患者的危险分层和预后评估，联合使用多项生物标志物可能是未来的发展方向。

六、经胸超声心动图

经胸超声心动图是评估心脏结构和功能的首选方法，可提供房室容量、左右心室收缩和舒张功能、室壁厚度、瓣膜功能、心包异常和肺动脉高压等信息。

（1）左心室射血分数可反映左心室收缩功能，推荐改良双平面 Simpson 法。在图像质量差时，建议使用声学对比剂以清晰显示心内膜轮廓。

（2）组织多普勒和应变成像的可重复性和可行性已证实，对于存在发生心力衰竭风险的患者可采用，以识别临床前的心肌收缩功能异常。

（3）超声心动图是目前临床上唯一可判断舒张功能不全的成像技术，但单一参数不足以准确评估，建议多参数综合评估。HFpEF 主要的心脏结构异常包括左心房容积指数>34 mL/m²、左心室质量指数≥115 g/m²(男性)或 95 g/m²(女性);主要的心脏舒张功能异常指标包括 E/e′≥15、e′平均值(室间隔和游离壁)<9 cm/s;其他间接指标包括纵向应变或三尖瓣反流速度。

第三节　选择性辅助检查

心力衰竭的选择性检查,根据病情需要特殊检查,以便进一步明确患者病因和病情评估,为治疗做准备,尤其是病因治疗。

一、心脏磁共振

心脏磁共振(cardiac magnetic resonance,CMR)是测量左右心室容量、质量和射血分数的金标准,当超声心动图未能做出诊断时,CMR 是最好的替代影像检查。CMR 也是复杂性先天性心脏病的首选检查方法。对于扩张型心肌病患者,在临床和其他影像学检查不能明确诊断的情况下,应考虑采用延迟钆增强(late gadolinium enhancement,LGE),以鉴别缺血性与非缺血性心肌损害。LGE 和 T1 成像是评估心肌纤维化的首选影像检查。对于疑似心肌炎、淀粉样变、结节病、Chagas 病、Fabry 病、致密化不全心肌病和血色病的患者,推荐采用 CMR 来显示心肌组织的特征。致心律失常型右心室心肌病,CMR 可见心肌脂肪变性、坏死和纤维化,有确诊作用。

二、冠状动脉造影

冠状动脉造影(coronary angiography,CAG)适用于经药物治疗后仍有心绞痛的患者,合并有症状的室性心律失常或有心脏停搏史患者,有冠心病危险因素、无创检查提示存在心肌缺血的心力衰竭患者。

三、心脏 CT

心脏 CT 对低中度可疑的冠心病或负荷试验未能明确诊断心肌缺血的心力衰竭患者,可考虑行冠状动脉 CT 造影以排除冠状动脉狭窄。

四、负荷超声心动图

运动或药物负荷超声心动图可用于心肌缺血和(或)存活心肌、部分瓣膜性心脏病患者的评估。对存在劳力性呼吸困难,左心室射血分数正常但静息舒张功能参数未能做出诊断的患者,负荷超声心动图有一定辅助作用。适应证、禁忌证及方法见《负荷超声心动图规范化操作指南》。

五、核素心室造影及核素心肌灌注和(或)代谢显像

当超声心动图未能做出诊断时,可使用核素心室造影评估左心室容量和左心室射血分数。核素心肌灌注显像包括单光子发射计算机断层成像(SPECT)和正电子发射计算机断层成像(PET),可用于诊断心肌缺血。代谢显像可判断心肌存活情况。对心力衰竭合并冠心病的患者,在决定行血运重建前,可考虑用心脏影像学检查(CMR、负荷超声心动图、SPECT、PET)评估心肌缺血和心肌存活情况。

六、心肺运动试验

心肺运动试验是能量化运动能力的测定,可用于心脏移植和(或)机械循环支持的临床评估,指导运动处方的优化,原因不明呼吸困难的鉴别诊断。心肺运动试验适用于临床症状稳定 2 周以上的慢性心力衰竭患者,相关内容参照《慢性稳定性心力衰竭运动康复中国专家共识》。

七、6 min 步行试验

用于评估患者的运动耐力。6 min 步行距离,<150 m 为重度心力衰竭,150～450 m 为中度心力衰竭,450 m 为轻度心力衰竭。

八、有创血流动力学检查

在慢性心力衰竭患者中右心导管和肺动脉导管检查适用于:① 考虑心脏移植或机械循环支持的重症心力衰竭患者的术前评估。② 超声心动图提示肺动脉高压的患者,在瓣膜性或结构性心脏病干预治疗前评估肺动脉高压及其可逆性。③ 对经规范治疗后仍存在严重症状或血流动力学状态不清楚的患者,为调整治疗方案可考虑行此检查。急性心力衰竭患者有创血流动力学监测见急性心力衰竭部分。

九、心肌活检

心肌活检仅推荐用于经规范治疗病情仍快速进展,临床怀疑心力衰竭是由可治疗的特殊病因所致且只能通过心肌活检明确诊断的患者。不推荐用于心力衰竭患者的常规评价。

十、基因检测

对肥厚型心肌病、特发性扩张型心肌病、致心律失常型右心室心肌病患者,推荐基因检测和遗传咨询。限制型心肌病和孤立的致密化不全心肌病亦可能具有遗传起源,也可考虑基因检测。

十一、生活质量评估

生活质量评估运用心理学量表,对心理健康、躯体健康和社会功能等进行多维度量化评估。生活质量量表可分为普适性量表和疾病特异性量表,前者最常使用的是 36 条简明健康问卷(SF-36)及简版 SF-12、WHO 幸福指数-5、欧洲五维健康指数。心力衰竭特异性生活质量评估工具较常使用的有明尼苏达心力衰竭生活质量量表和堪萨斯城心肌病患者生活质量量表。

十二、血生化

某些特定心力衰竭患者应进行血色病或 HIV 的筛查,在相关人群中进行风湿性疾病、淀粉样变性、嗜铬细胞瘤的诊断性检查,炎症因子 TNF-α、IL-1、IL-4、IL-6、IL-10 等,抗利尿激素等检查。

第四节　心力衰竭的诊断

心力衰竭的诊断和评估依赖于病史、体格检查、实验室检查、心脏影像学检查和功能检查。诊断的具体流程以慢性心力衰竭为例简单描述如下(图 5-1):首先,根据病史、体格检查、心电图、胸片判断有无心力衰竭的可能性;然后,通过利钠肽检测和超声心动图明确是否存在心力衰竭;再进一步确定心力衰竭的病因和诱因;最后,还需评估病情的严重程度及预后,以及是否存在并发症及合并症。全面准确的诊断是心力衰竭患者有效治疗的前提和基础。

一、射血分数降低的心力衰竭的诊断

(一) 诊断流程

射血分数降低的心力衰竭(heart failure with reduced ejection fraction,HFrEF)为临床常见类型,诊断既要准确,又要快捷(图 5-1)。

(二) 诊断要点

(1) 原有心脏病病史或可引起心力衰竭非心脏疾病病史。

(2) 有心力衰竭症状。

(3) 心力衰竭和肺循环淤血或水肿的体征。

(4) 必要辅助检查的阳性结果,尤其是 LVEF 降低和 BNP/NT-proBNP 增高。

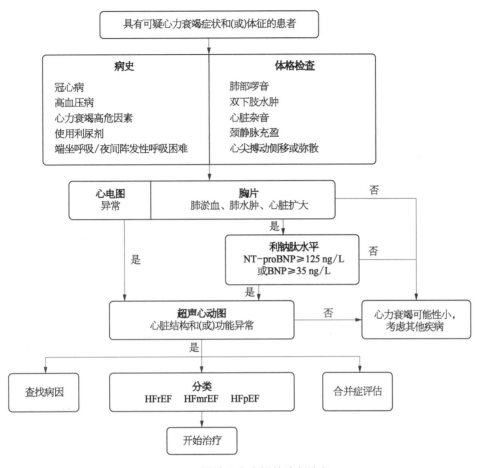

图 5-1　慢性心力衰竭的诊断流程

注：NT-proBNP,N 末端 B 型利钠肽原；BNP,B 型利钠肽；HFrEF,射血分数降低的心力衰竭；HFmrEF,射血分数中间值的心力衰竭；HFpEF,射血分数保留的心力衰竭。

（三）病情严重程度评估

（1）NYHA 心功能分级：首先根据症状,采用纽约心脏协会（NYHA）心功能分级,对患者心功能进行分级（见第四章心功能分级）。此分级的临床症状为主观性,缺乏客观依据,容易出现分级与客观检查之间的差异,比如左心室射血分数与该分级经常不一致。但是该分级简便易行,具有重要临床指导意义。

（2）6 min 步行试验：与 NYHA 心功能分级不同,6 min 步行距离分级（见第四章"心功能分级"）是定量指标,可以客观反映心功能和患者的运动耐力,是 NYHA 心功能分级的补充。根据 6 min 步行试验将心力衰竭分为轻度（步行距离＞450 m）、中度（步行距离150～450 m）和重度（步行距离＜150 m）三种程度,能快速、方便、准确和可重复地评价心力衰竭的程度,对指导临床治疗、疗效评估有不可忽略的价值。有研究发现 6 min 步行距离与心力衰竭病死率和再住院成反比。

二、射血分数保留的心力衰竭

（一）诊断流程

射血分数保留的心力衰竭（heart failure with preserved left ventricular ejection fraction，HFpEF）的诊断流程与 HFrEF 的诊断流程略有不同（图 5 - 2）。

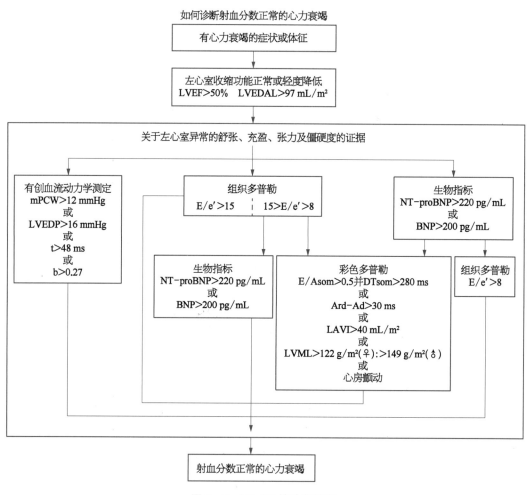

图 5 - 2　HFpEF 的诊断流程

（二）诊断要点

（1）原有心脏病病史或可引起心力衰竭非心脏疾病病史。

（2）典型的心力衰竭症状。

（3）典型的心力衰竭体征。

（4）必要辅助检查的阳性结果，尤其是 LVEF＞50％ 和 BNP/NT-proBNP 增高 [＞200 pg/mL和（或）＞220 pg/mL]。

（5）超声心动图显示舒张功能异常（表 5-2）。

表 5-2 左心室舒张功能不全的超声心动图测量指标

测量指标	异常	临床意义
e'	降低(<8 cm/s 间隔,<10 cm/s 侧壁,或<9 cm/s 平均)	左心室松弛延迟
E/e' 比率	高(>15)	左心室充盈压高
	低(<8)	左心室充盈压正常
	中等(8~15)	灰色区(需其他参数)
二尖瓣血流 E/A 比率	"限制性"(>2)	左心室充盈压高 容量负荷过重
	"松弛受损"(<1)	左心室松弛延迟 正常的左心室充盈压
	正常(1~2)	不能下结论(可能是"假性")
Valsalva 动作时二尖瓣血流	"假性"到"松弛受损"的改变 (E/A 比率≥0.5)	左心室充盈压高(经 Valsalva 显示)
Apulm-Amitral 间期	>30 ms	左心室充盈压高

注：Apulm-Amitral,肺静脉血流 A 波时限与二尖瓣血流 A 时限之间的时间差异；E/A,舒张早期到晚期二尖瓣血流速率的比率；e',二尖瓣舒张早期速率；E/e',二尖瓣流入 E 波与组织多普勒 e'波的比率。

（三）病情严重程度评估

欧洲心脏病学会(ESC)射血分数保留的心力衰竭的诊断流程用 NYHA 分级和 6 min 步行距离评价心力衰竭病情的严重程度（见第四章"心功能分级"）。

三、急性心力衰竭

急性心力衰竭(acute heart failure，AHF)是指心功能不全的症状和体征急骤发作，包括新发生的急性心力衰竭(既往没有心力衰竭的病史)和慢性心力衰竭失代偿两种情况。

（一）诊断流程

急性心力衰竭常危及生命，是心内科常见的急危重症，所以在确定诊断的同时，应启动急救程序（图 5-3）。

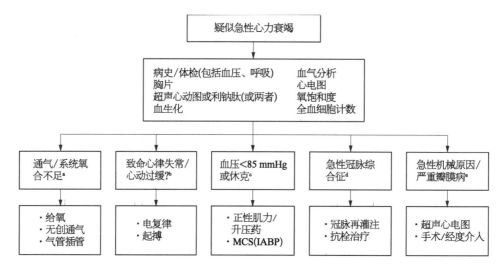

图5-3　急性心力衰竭患者的初始评估(同时评估,紧急处理)

注：MCS,机械循环支持；IABP,主动脉内球囊反搏。a：例如,呼吸窘迫,混合血氧饱和度<90%,或氧分压<60 mmHg(8.0 kPa)。b：例如,室性心动过速,三度房室传导阻滞。c：外周和重要器官灌注减少——患者常有皮肤冷,尿量≤15 mL 和(或)意识障碍。d：S-T 段抬高或新发左束支传导阻滞,经皮冠脉血运重建(或溶栓)是指征。e：对某些急性机械并发症(如室间隔破裂、二尖瓣乳头肌断裂),血管扩张剂应慎用,并应考虑手术。

(二) 诊断要点

1. 临床表现　与左心衰竭一样,但发病突然,且病情更为严重。

(1) 患者多有端坐呼吸且变化快,伴有烦躁、恐惧和大汗等。急性肺水肿(由于肺毛细血管压力高于血浆胶体渗透压,液体渗入肺间质、肺泡以及支气管)是急性心力衰竭的严重表现,此时患者极度气急,呼吸困难,呼吸频率可达 30～40 次/min,端坐呼吸,口唇发绀,面色苍白,大汗,咳嗽,咯泡沫样痰,严重者为粉红色泡沫痰,从患者的嘴角溢出,患者常有烦躁、恐惧和濒死感。

(2) 体检有心率增快,血压早期升高、后期降低,两肺可闻及广泛的水泡音和哮鸣音。心尖部舒张早期奔马律。

(3) 胸片很有价值,肺淤血或肺水肿。

(4) 血气分析很重要,可了解酸碱平衡和氧合(PO_2、SaO_2)及通气情况(PCO_2)。

(5) 利钠肽 BNP<100 pg/mL 或 NT-proBNP<300 pg/mL 可以排除急性心力衰竭。

(6) 超声心动图对诊断和鉴别诊断很重要,对心力衰竭类型和心功能评估也必不可少。

2. 分型　临床上急性心力衰竭常根据临床表现(症状与体征)和血流动力学特点,分为下列 6 种类型。

(1) 急性失代偿性心力衰竭(包括新发和失代偿心力衰竭)：有急性心力衰竭的症状和体征,但未达到急性肺水肿、心源性休克或高血压危象的标准。

(2) 伴高血压或高血压危象的急性心力衰竭：有急性心力衰竭的症状和体征,同时血压明显升高,左心室功能相对正常。X线胸片示肺水肿。

(3)肺水肿:有 X 线证实的肺水肿伴严重的呼吸困难、肺部啰音和端坐呼吸,如不吸氧,SaO_2 通常<90%。

(4)心源性休克:通常有血压下降(收缩压<90 mmHg 或平均压下降>30 mmHg,持续>30 min)和尿量减少(<20 mL/h),脉率>110 次/min,伴或不伴器官淤血特征。从低排量到休克可为连续的过程。

(5)高排出量性心力衰竭:特点是心排血量增加,常有心率加快(原因包括心律失常、甲状腺功能亢进、贫血及医源性心率加快等)、外周温暖、肺淤血,有时有血压低,如感染性休克。

(6)右心衰竭:特点是低心排出量综合征、颈静脉压高、肝脏肿大和低血压。多见于右心室心肌梗死和急性肺血栓(栓塞)。

(三)病情严重程度评估

1. Killip 分级　只用于急性心肌梗死所致的急性心力衰竭的严重程度评价(见第四章心功能分级)。

2. Forrester 分级　用于急性心肌梗死或其他原因所致的急性心力衰竭的严重程度评估(图 5-4),有 ICU 或 CCU 条件能做心导管检查的医院均可采用。具体分级参考第四章心功能分级标准。

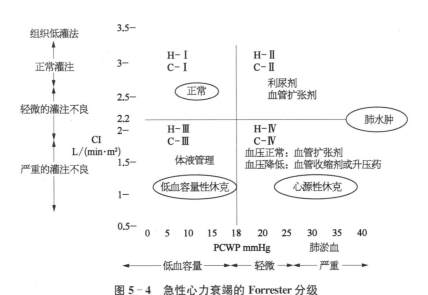

图 5-4　急性心力衰竭的 Forrester 分级

注:横坐标为肺毛细血管楔压,纵坐标为心脏指数。H_{I-IV} 表示血流动力学严重程度;C_{I-IV} 表示临床严重程度。

3. 临床严重程度分级　是依据组织灌注和肺淤血(肺啰音)情况分级,用于估算急性心力衰竭的危险程度(图 5-5)。此方法简单、可靠,任何医院都可应用,具体评估方法见第四章心功能分级。

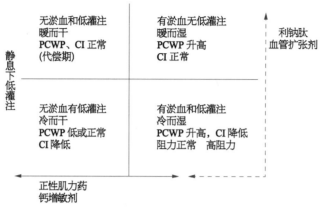

图 5-5 急性心力衰竭临床严重程度分级和药物选择

（孙宝贵）

参考文献

[1] 陈灏珠.实用心脏病学[M].5 版.上海：上海科学技术出版社,2016：695 - 708.

[2] Schwinger RHG. Pathophysiology of heart failure [J]. Cardiovasc Diagn Ther, 2021, 11：263 - 276.

[3] Panjrath G, Ahmed A. Diagnosis and management of heart failure in older adults[J]. Heart Fail Clin, 2017, 13：427 - 444.

[4] Marra AM, Benjamin N, Cittadini A. When pulmonary hypertension complicates heart failure[J]. Heart Fail Clin, 2020, 16：53 - 60.

[5] Nagueh SF. Left ventricular diastolic function：Understanding pathophysiology, diagnosis, and prognosis with echocardiography[J]. JACC Cardiovasc Imaging, 2020, 13：228 - 244.

[6] Tanaka H. Utility of strain imaging in conjunction with heart failure stage classification for heart failure patient management[J]. J Echocardiogr, 2019, 17：17 - 24.

[7] Chow SL，Maisel AS, Anand I, et al. Role of biomarkers for the prevention, assessment, and management of heart failure：A scientific statement from the American Heart Association[J]. Circulation, 2017, 135：e1054 - e1091.

[8] Correale M, Monaco I, Brunetti ND, et al. Redefining biomarkers in heart failure[J]. Heart Fail Rev, 2018, 23：237 - 253.

[9] Ponikowski P, Voors AA, Anker SD, et al. 2016 ESC Guidelines for the diagnosis and treatment of acute and chronic heart failure：The task force for the diagnosis and treatment of acute and chronic heart failure of the European Society of Cardiology (ESC). Developed with the special contribution of the Heart Failure Association (HFA) of the ESC[J]. Eur J Heart Fail, 2016, 18：891 - 975.

第六章

心力衰竭的治疗目的和策略

心力衰竭是多种心血管疾病导致的一组常见的临床综合征,对患者的劳动能力、生活质量和预期寿命均具有巨大的影响。心力衰竭诊断后 5 年的病死率约 50%,与恶性肿瘤相近。近年来一些发达国家或地区,冠心病、高血压的病死率逐渐下降,这部分存活患者多数会出现心力衰竭,故心力衰竭的患病率和病死率在不断攀升。总而言之,心力衰竭已经成为当前心血管领域的热点问题和亟待解决的难题。

近年来,心力衰竭的分子、细胞水平乃至器官、系统的各个层面的机制研究均取得了令人瞩目的进展,这些病理生理机制研究的成果也不断向临床实践转化,使得心力衰竭的治疗方法也取得了重大进展。尤其是肾素-血管紧张素-醛固酮系统、交感神经系统的阻断与心力衰竭的器械治疗,标志着心力衰竭治疗进入新的时代。近年发现一些炎症因子、内皮素和氧化应激也介导了心力衰竭的发生与发展,提示不远的将来,将会有更多可供选择的治疗心力衰竭的方法涌现。这些方法的应用,不仅关注患者短期症状和体征的改善,更重要的是阻断甚至逆转了心肌重塑、延缓了心功能不全的进程,从而改善了患者的长期预后。近来,有三类药物进入了人们的视线,早期的循证医学已经显示了良好的临床疗效,是目前已被普遍看好的心力衰竭治疗新药。包括:醛固酮受体拮抗剂(mineralocorticoid receptor antagonist,MRA)、血管紧张素受体-脑啡肽酶抑制剂(angiotensin receptor-neprilysin inhibitor,ARNI)和钠-葡萄糖共同转运体 2(sodium-glucose cotransporter 2,SGLT2),因其带来了超越现有药物的治疗效果,具有不可低估的未来发展前景。

尽管被临床试验证实的心力衰竭治疗方法众多,用于心力衰竭治疗的药物多达数十种;但若要取得良好的临床疗效,绝不是众多方法的简单堆砌,而是要合理地、有选择性地使用这些治疗方法,才能取得治疗效果的最大化。也就是说,在心力衰竭的治疗当中,选择最为妥当的治疗策略比治疗方法本身更为重要。

第一节　根据心力衰竭的分期与分级制订治疗目的和策略

为了临床上能够更方便、明确和准确地制订防治目标和选择策略,2001 年美国成人慢性心力衰竭的诊疗指南(ACC/AHA)提出了新的心力衰竭分期方法,经过多年的实践,在欧美国家已被广泛接受和使用。2009 年《美国成人慢性心力衰竭的诊疗指南》更新版本中沿用了上述分期方法,该方法最大的特点是增加了未发生临床心力衰竭之前的高危因素期(A 期)和器质性心脏病无症状期(B 期)(表 6 - 1),旨在左室功能不全或症状出现之前便采取治疗措施,可降低心力衰竭的病残率和病死率。但是在我国,应用尚显不足,尤其是在 A 期和 B 期患者防治方面临床关注相对较少。

表 6 - 1　根据心力衰竭的分期不同确定治疗策略

分期	特　　点	治　　疗
A 期	有心力衰竭的高危因素(高血压、糖尿病、冠心病、有心肌病家族史或用心脏毒性药物者),无心力衰竭症状	控制高危因素,对适宜者选用 ACEI 类药物
B 期	有器质性心脏病(心肌梗死、左心室收缩功能不全、无症状心脏瓣膜疾病等),无心力衰竭症状	在 A 期采用的措施基础上,对适宜患者使用 ACEI 和 β 受体阻滞剂
C 期	有器质性心脏病,有心力衰竭症状(又主要分为左心室射血分数正常和不正常两大类)	在 A 期采用的所有措施基础上,限制钠和液体的摄入,保持理想体重,使用 ACEI、β 受体阻滞剂、ARNI、利尿剂、地高辛、醛固酮受体拮抗剂等
D 期	经充分治疗,仍有心力衰竭症状,需要特殊干预治疗	在前 3 期采用的所有措施基础上,持续静滴正性肌力药物,必要时接受机械辅助装置或心脏移植

另外可从图 6 - 1 中参考心力衰竭治疗策略制订的总原则:对患者进行系列评估后,对患者急性分期、心功能分级和其他整体状态进行准确的评估,而后制订确切的治疗方案。有两点需要强调的是:早期心力衰竭治疗的一些方案,应该是后期心力衰竭治疗的基石。也就是说在 A 期或者 B 期针对冠心病、高血压等的治疗,对于 C 期和 D 期患者而言同样重要,只是 C 期和 D 期患者治疗在此基础上,需要增加一些特殊的治疗方法,如器械治疗和外科手术等。此外,良好的生活习惯、适量运动以及健康的饮食习惯等一般措施适应于所有分期的患者。心力衰竭具体的用药和治疗方案在相关的章节中已有阐述,不再重复。

一、A 期和 B 期的治疗策略

如图 6 - 1 中所述,高血压、糖尿病、肥胖、脂代谢异常、使用心脏毒性的药物或食物等

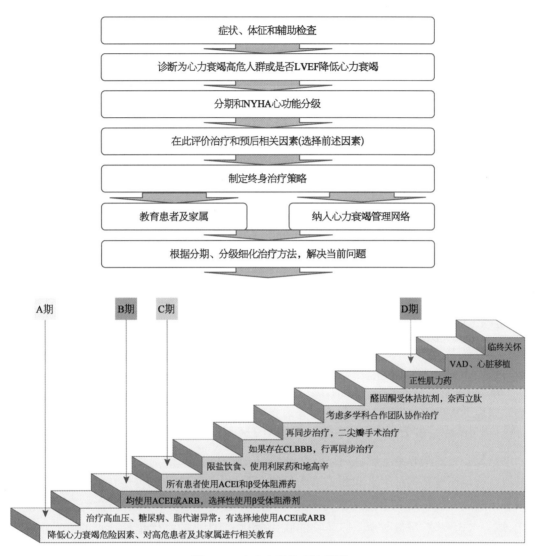

图 6-1 心力衰竭处理流程图

注：图的上半部分是完成心力衰竭的诊断以及分期和分级，下半部分显示了根据分期综合治疗原则和方法的选择。

均为心力衰竭的危险因素，诊治此类患者之时，应该考虑到其发生心力衰竭的可能，同时告知患者发生心力衰竭的危害，能够引起患者的重视并更好地配合治疗。

严格控制患者相应的危险因素是防治心力衰竭的第一步，综合多项研究提示，当高血压、糖尿病和脂质代谢异常单独发生时，给予适当治疗可显著降低心力衰竭的发生率。鉴于目前上述各项危险因素的广泛流行，控制上述因素对于降低或延缓心力衰竭的发生必将取得良好的效果。同时合并多种因素的代谢综合征，严格控制其相关的各项危险因素也能有效地降低心力衰竭的发生。较之于其他降压药，使用血管紧张素转换酶抑制剂（angiotensin-converting enzyme inhibitor，ACEI）、血管紧张素受体阻滞剂（angiotensin receptor blockers，ARB）或者 β 受体阻滞剂（Beta-adrenergic receptor blocker，βRB），能更好地降低高血压病患者心力衰竭的发生。在合并糖尿病或其他心血管并发症的患者中，ACEI 降低新发心力衰竭和新发糖尿病的效果最为显著。较之于安慰剂，ARB 也取得了类似于 ACEI 的作用。对于高脂血症患者，合理的降血脂治疗也能降低心力衰竭的发生。

动脉粥样硬化的发生，无论是外周动脉、冠状动脉还是颅内血管动脉粥样硬化，均增加了心力衰竭的发生率，对于此类患者使用稳定动脉粥样硬化斑块和抗血小板治疗能降低心力衰竭的发生。对于冠心病患者尚未发生心脏器质性变化（A 期）时，使用 ACEI 药物，未能明显降低心力衰竭的发病率，但能降低患者因心力衰竭的住院率。对于心肌梗死的患者，尽管没有心力衰竭症状，但密切随访心功能的状态极其重要。此外，对心肌梗死和心力衰竭的患者，积极使用 β 受体阻滞剂能兼顾二者的治疗，很值得推荐。

目前尚无证据证实，限制钠盐的摄入、规律的体育运动和控制体重能直接降低心力衰竭的发病率或者病死率，但是以上生活方式的改变，均有利于血压、血脂和血糖的控制，必将带来相应的益处，是值得推荐的措施。此外，对有上述各项危险因素的患者进行诊治时，应该考虑其心力衰竭发生的危险，故而要采取相应的措施，但并不能顾此失彼，不考虑其他心血管事件的预防，也就是说针对不同患者要综合考虑其他各种心血管事件的防治，制定个性化的治疗策略。

此外，应当严格控制患者吸烟、酗酒、使用可卡因、苯丙胺和其他非法药物。虽然流行病学研究不能确定饮酒量与继发心力衰竭直接或者间接相关，但大量酗酒确能导致扩张性心肌病样改变，故不同的指南均强烈建议具有酗酒史或目前经常酗酒而无其他明显原因的新发心力衰竭患者节制饮酒。一些肿瘤的治疗方法对心脏有害，可导致心力衰竭，尤其以联合使用蒽环类抗生素和曲妥单抗时危险性最大。心力衰竭可能在使用蒽环类抗生素和纵隔放疗数年后发生。这也提示确定化疗方案时应该考虑这些药物的心脏毒性作用，综合考虑利弊，尽量减少上述药物的联用；心脏毒性小的替代化疗药物的研发也在进行中。

二、C 期的治疗策略

（一）一般措施

前文中已经提到生活方式的调整对心力衰竭的治疗极其重要。对于 C 期和 D 期的患者更是如此，休息、运动的协调安排，水钠摄入的良好管理以及防治上呼吸道感染和肺部感染均能延缓患者心功能的恶化。

心力衰竭患者还应当密切监测血钾的变化，应当努力避免发生低钾和高钾血症，这可能会降低心脏的兴奋性或传导能力，导致猝死。即使血钾轻度降低，也可以增加洋地黄和抗心律失常药物的危险；即使血钾轻度升高也可影响当前规范治疗的效果。因此许多专家建议，血钾浓度应调整在 4.0～5.0 mmol/L 的范围。有些低钾患者在补钾的同时应补充镁。在使用 ACEI 或与醛固酮拮抗剂联合使用的患者,常规补充钾盐不是必需的,甚至会因此引起高钾而导致猝死。所以,如果应用,必须密切监测血钾浓度,及时调整,防止危险的发生。

在心力衰竭患者应当采取的一般措施中,效果最佳但最容易被忽视的是密切观察和随访。不注意饮食和不按照医嘱服药可使患者的临床状态迅速发生明显变化,在临床状态发生明显变化而需急诊治疗或住院的前几日,常有体重增加和症状的轻微改变。患者教育和密切监测,包括患者自己和家人的观察,可以提高患者的治疗依从性,及早发现体重和临床状态的变化,及时采取治疗措施防止病情恶化。西方有些国家心力衰竭患者的监测不需要由医生进行,而由经过心力衰竭护理培训的护士或医生助理进行。这种做法已收到了明显的临床益处。在我国很多医院也开立了心力衰竭专病门诊,建立心力衰竭患者的管理体系,相信也能取得不错的效果。

(二) 常规药物治疗

绝大多数心力衰竭患者需常规联合应用 3 类药物:利尿剂、ACEI 或 ARB 或 ARNI、β 受体阻滞剂,这些药物的作用已经在许多大型临床试验中得到证实。无论是否存在液体潴留,都应该使用利尿剂。存在液体潴留时,积极使用利尿剂能使患者快速达到干体重,从而很好地控制症状。此后继续使用利尿剂,也就是说在干体重的情况下使用维持剂量的利尿剂,有利于防止再次发生液体潴留。ACEI 或 ARB 或 ARNI 和 β 受体阻滞剂用于治疗心力衰竭的地位毋庸置疑,它们能够阻止或者逆转心肌重塑,改善心功能,同时能改善心力衰竭患者的预后。洋地黄类药物用于治疗心力衰竭的地位可谓几起几落,目前认为洋地黄类药物用于治疗心力衰竭的作用机制不是传统认为的正性肌力作用,但是地高辛的使用可以减轻症状、防止再住院、控制心率和增加运动耐量,如今其仍被认为是心力衰竭治疗的经典而有效的药物之一。具体药物的使用可参见相关章节。

三、D 期的治疗策略

大多数 LVEF 减低的心力衰竭患者对药物和非药物治疗反应良好,生活质量和生存率提高。然而,有些被确诊心力衰竭的患者,已使用了最佳的治疗措施,但症状仍未改善或短期改善后很快复发加重。这些患者的特点是在休息或轻度劳累时出现症状,包括持续乏力,不能从事大部分日常活动,经常表现出心源性恶病质,尤其需要反复或长期住院强化治疗。这些患者处于心力衰竭的最晚期阶段应考虑特殊治疗策略,如机械循环支持、持续静脉正性肌力药物治疗或转诊行心脏移植。

一般而言,终末期心力衰竭患者多数对利尿剂的耐受性和反应性尚可,但也有部分患者反应性差,对于此类患者可加用多巴胺等药物增加肾脏灌注,以增加利尿剂的效果。若仍效果不显,或肾功能异常程度严重,可能需要超滤或血液滤过以充分控制液体潴留。经此治疗后,部分患者尚可恢复对利尿剂的反应性。

尽管众多重度心力衰竭患者对 ACEI 和 β 受体阻滞剂治疗反应均良好,但很多终末期心力衰竭患者对 RAS 和 β 受体阻滞剂治疗耐受性差,容易出现低血压及肾脏灌注不足引起的肾功能恶化。这时可从极低剂量开始使用上述药物,赖诺普利和卡维地洛的临床试验提示即使使用低剂量,同样也能提供显著益处。有些患者需要静脉使用正性肌力药物方能维持全身有效灌注时,则不宜继续应用 RAS 和 β 受体阻滞剂。

许多难治性心力衰竭患者经静脉用药治疗后,应该尽量逐渐停用此类药物,并在稳定的情况下,逐渐恢复常规药物治疗。但仍有部分患者无法脱离静脉使用正性肌力药物或外周血管扩张剂,可直接植入心室辅助装置后等待心脏移植。对于不适合进行心脏移植的患者,可考虑临终姑息性的治疗方案。

第二节　根据病因决定治疗目标和选择策略

任何疾病治疗策略制订的原则应该都是病因治疗和症状治疗的结合。对于心力衰竭而言,首先需要确定针对各种病因的治疗策略,如控制血糖、血压,纠正贫血、维生素 B_{12}、硒等的缺乏,治疗冠心病,纠正心脏瓣膜结构异常、分流,等等。

一、冠心病

Framingham 和其他多项研究均提示冠心病已成为发达地区心力衰竭的主要病因。随着我国经济的不断发展,冠心病的发病率逐渐升高,且我们心血管疾病的预防工作尚处在起步阶段,冠心病也成为我国心力衰竭的主要病因。冠心病引起心力衰竭的机制应该从两方面考虑,一方面冠心病引起的心肌慢性缺血、顿抑、冬眠甚或凋亡、坏死,使心肌收缩成分减少和心肌纤维化,导致心肌和左心室重构,最初可表现为心室舒张功能异常,而后合并收缩功能异常。目前的研究发现,确定仍存在缺血依据的心力衰竭患者,进行血运重建术的治疗可不同程度地改善心脏功能。另一方面是急性心肌梗死时,突发大量心肌缺血坏死,从而引起不同程度的心功能异常。同时随着医学的进步,再灌注治疗备受关注和重视,急诊再灌注策略不断优化,急性心肌梗死患者病死率明显下降,尤其是高危患者病死率更是明显降低,大量心肌梗死患者得以存活,但这些人群必将成为心力衰竭的高危人群,使得冠心病心肌梗死后心力衰竭的患者大量增加。但是可以相信的是,随着二级预防的深入,急性心肌梗死患者必将减少;同时随着急诊再灌注策略的进一步改善,缩短再灌注时间,必将会使得心肌梗死对心功能的影响降低,减少或者延缓心肌梗死后心力衰竭的发生。

对于不明原因的心力衰竭患者常规进行冠脉造影明确冠状动脉病变情况也得到指南的认可。对于冠心病引起的心力衰竭患者,尤其是在仍有反复发作缺血情况时,除了心力衰竭的常规治疗以外,血运重建术也扮演极其重要的角色。在患者一般情况允许时应该尽快行冠脉造影明确冠状动脉病变情况,并积极对罪犯血管进行血运重建。同时需使用充分剂量的硝酸酯类药物和β受体阻滞剂,力争在最短的时间内达到控制心肌缺血发作的目标。另外,使用他汀类药物稳定斑块及抗血小板药物治疗,防治心血管事件,也能极大减缓此类心力衰竭患者的心功能恶化,改善预后。改善心肌代谢的药物如曲美他嗪、左卡尼丁等可选择应用。

二、高血压

高血压也是心力衰竭的常见原因。Framingham 研究显示,收缩压每升高 20 mmHg,心力衰竭的风险增加 56%。一方面高血压病本身可引起心肌肥厚、心室扩大和引起心房颤动等改变,而导致心脏收缩和舒张功能受损;另一方面高血压病同时又是冠心病的高危因素,而且高血压病作为代谢综合征的一种表现,可同时合并糖尿病、中心性肥胖和高脂血症等,这些都是心力衰竭的高危因素。对于此类患者积极控制血压极其重要,同时强调 ACEI 或 ARB 以及β受体阻滞剂的充分应用,根据患者的耐受情况,尽量达到治疗靶剂量。

三、瓣膜病和其他结构性心脏病

引起心力衰竭的常见瓣膜病包括风湿性心脏瓣膜病和老年退行性心脏瓣膜病,而其他结构性心脏病包括各种引起血流动力学异常的先天性心脏病。此类患者,选择适当的时机外科瓣膜置换术是治疗的关键。对于极其危重的患者,可能需要先使用积极的药物治疗,待患者血流动力学相对稳定、患者一般情况较好的时候再进行瓣膜置换术。值得注意的是,近年来开展的经皮瓣膜置换术为以往高龄、肾功能不全等因素不能进行外科瓣膜置换的患者提供了很好的替代治疗方法。

四、原发性心肌病

原发性心肌病最常见引起心力衰竭的包括三种类型,扩张型心肌病、肥厚型心肌病和限制型心肌病,其中以扩张型心肌病最为多见。在西方国家,约 10% 的心力衰竭由扩张型心肌病引起。当然,临床中我们诊断的扩张型心肌病通常还包括心肌炎、毒药物等引起的心脏扩张的心肌病,并非原发性扩张型心肌病。扩张型心肌病的治疗是心力衰竭治疗的标准模板,一般通过 RAS 的阻断和β受体阻滞剂滴定使用,逐渐用至目标剂量,以期改善心肌重构,改善患者预后。肥厚型心肌病伴左室流出道梗阻患者,不宜使用扩张血管和正性肌力药物。根据情况可考虑行室间隔化学消融术、双腔起搏术或外科手术切除肥厚心肌,对于改善心力衰竭症状均有不同程度的作用。各种晚期肥厚型心肌病的治疗同扩张型心肌病。限制性心肌病和其他原发性心肌病的治疗可参照相关章节。

五、其他可逆因素导致的心力衰竭

贫血、维生素 B_{12} 缺乏和甲状腺功能亢进等可引起心力衰竭,较早期的患者,经病因纠正后,心功能多能恢复。晚期引起心功能严重受损的患者,需要长期规范的抗心力衰竭治疗。

第三节　根据心力衰竭的分类选择治疗策略

尽管心力衰竭的分类方法很多,如有根据累及心室不同、机制不同和病程不同等分类。但限于本文的主旨,主要讨论根据机制和病程不同进行分类,并制订相应的治疗策略。根据发病机制不同,可分为左心室射血分数降低的心力衰竭和左心室射血分数保留的心力衰竭;根据病程,可分为急性心力衰竭和慢性心力衰竭。由于前文着重阐述了射血分数降低的心力衰竭和慢性心力衰竭的治疗策略,故下文将重点分析射血分数保留的心力衰竭和急性左心衰竭的治疗策略。

一、左心室射血分数保留的心力衰竭的治疗策略

尽管射血分数保留的心力衰竭患者预后优于或等同于射血分数降低的心力衰竭患者,但是其发病率较高,且射血分数保留的患者易被忽视,故而对于射血分数保留的心力衰竭的诊治也是临床应该关注的一大问题。

诊断射血分数保留的心力衰竭,应该注意排除瓣膜病、限制型心肌病、心包疾病、高代谢状态、肺部疾病伴或不伴有心力衰竭等情况。因为 A 期和 B 期心力衰竭没有症状,故而被诊断射血分数保留的心力衰竭均已是 C 期的患者,前文当中提到的 C 期心力衰竭的治疗策略主要针对射血分数降低的心力衰竭患者,其中提到的一般措施同样适用于射血分数保留的心力衰竭患者的治疗。且射血分数保留的心力衰竭病因基本类似于射血分数降低的心力衰竭,由于目前缺乏射血分数保留的心力衰竭治疗的大型临床试验依据,故而针对冠心病、高血压、心肌病等病因的治疗就显得更为重要,而针对病因的治疗方法与射血分数降低的心力衰竭基本相同。

在心力衰竭的常规使用药物中,射血分数保留和降低的心力衰竭二者存在着较大的不同。由于以往的认识不足,使得专门诊断射血分数保留的心力衰竭的临床试验较少。尽管研究表明,在血压降低同等程度下,ACEI 和 ARB 类药物减低心肌肥厚的程度优于其他抗高血压的药物,理论上推测 ACEI 和 ARB 类药物可使用于射血分数保留的心力衰竭的治疗,但是目前仅有少数临床试验提示 ACEI 可降低射血分数保留的心力衰竭的病死率,而 CHARM - Preserved 和 I - Preserve 等 ARB 治疗射血分数保留的心力衰竭的大型临床试验均未能得到令人信服的结果。也就是说 ACEI 和 ARB 治疗射血分数保留的心力衰竭的机制以及作用还需要进一步的论证。

β 受体阻滞剂可以降低心率、延长舒张期,研究表明此类药物可使得左室容积-压力曲线下移,故而具有改善左心室舒张功能的作用。一些临床试验也证实了具有改善射血分数保留的心力衰竭的症状,但其作用可能主要是降低心率。由于针对此类患者,无需顾忌 β 受体阻滞剂的负性肌力作用,故而使用时一般无需滴定剂量,可以直接较大剂量,以

期快速控制心率,改善心脏舒张功能。钙离子拮抗剂和地高辛等药物也可用于控制心室率。由于射血分数保留的心力衰竭其心房功能正常与否同左室的充盈更是息息相关,理论上讲,对于心房颤动、心房扑动患者,恢复并维持其窦性心律似乎更为重要,但是目前尚缺乏强有力的循证医学依据。

利尿剂可降低水钠负荷,减少循环血量,对于改善心力衰竭的症状是毋庸置疑的,但是对于射血分数保留的心力衰竭患者长期预后的影响尚不甚清楚。除洋地黄类可控制心率外,其他类别的正性肌力药物对于射血分数降低的心力衰竭治疗都未取得很好的作用,对于射血分数保留的心力衰竭更是不被推荐。

梗阻性心肌病通过外科手术或双腔起搏改变心室激动顺序而解除或降低流出道梗阻,有可能改善左心室舒张功能,对于有适应证的患者可考虑使用。对于存在缺血的冠心病患者可进行有效和适当的血运重建。

二、急性心力衰竭的治疗目的和策略

急性心力衰竭有许多不同的定义,但主要指新发的失代偿性心力衰竭或慢性心力衰竭急性加重,两种情况略有不同。但都具有相同的特点,就是临床症状严重,血流动力学不稳定,可表现为急性肺水肿和(或)心源性休克,一般需要紧急救治,病死率极高。

急性心力衰竭的治疗目标为使得患者血流动力学指标达到稳定,同时症状和临床体征,乃至临床常监测的血氧饱和度、肾功能、电解质等指标都得到改善并稳定。急性心力衰竭治疗策略就是围绕这一目标制订的。虽然部分急性心力衰竭患者能够得到很好的救治,以至心功能几乎能恢复到完全正常的状态,但是这部分患者仍是慢性心力衰竭的高危人群,应该注意监测相应的心功能和心脏结构等状态。

对于急性心力衰竭患者的总体治疗策略应该是,首先需要快速评价患者的病因或诱因,快速纠正或逆转相应的病因、诱因,如急性心肌梗死患者的再灌注治疗,肺部感染诱发的急性左心衰竭等。

其次需要快速评价患者病情的严重程度,对于急性心肌梗死引起的急性左心衰竭常规使用 Killip 分级;各种原因引起的急性左心衰竭(包括急性心肌梗死),根据是否有创血流动力学监测,可使用 Forrester 分级或临床严重性分级(表 4-5)。

由于使用利尿剂可以快速改善液体潴留状态,能很快缓解心力衰竭症状,尽管目前尚缺乏袢利尿剂治疗急性心力衰竭的安全性或有效性的前瞻性随机试验,但是合理使用袢利尿剂仍是治疗急性心力衰竭的基石。联合使用硝酸酯类血管扩张药物是目前绝大多数急性左心衰竭的用药组合,此外对于湿冷型心力衰竭患者,合理使用正性肌力药物,甚至使用心室辅助装置,也能帮助患者尽快恢复稳定状态。待病情稳定后再予以慢性心力衰竭的标准治疗以改善预后。

急性心力衰竭发作时,一般情况危急,需要迅速做出判断,一方面治疗相关的病因或诱因;另一方面要快速使用药物改善血流动力学状态。这与急性心力衰竭治疗相同(图 6-2)。

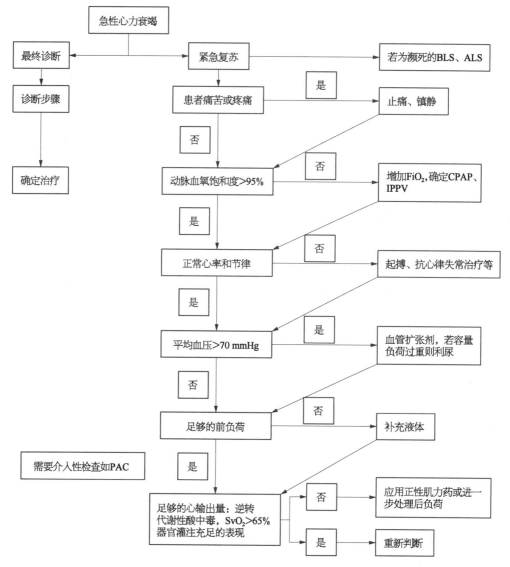

图 6-2 急性心力衰竭的处理流程

注：BLS,基础生命支持；ALS,高级生命支持；FiO₂,吸入气中氧浓度分数；CPAP,持续气道正压通气；IPPV,间歇正压通气；SvO₂,静脉血氧饱和度。

第四节 心力衰竭合并其他疾病的治疗策略

心力衰竭患者可以合并其他脏器疾病,如肺部疾病、甲状腺疾病、贫血等。但最常见和最重要的是心房颤动、糖尿病和肾功能不全,以下将对这三种合并症进行治疗策略的论述。

一、心力衰竭合并心房颤动的治疗策略

心力衰竭患者常常并发室上性快速心律失常,最常见的是心房颤动。10%～30%的慢性心力衰竭患者并发心房颤动,且并发心房颤动会导致运动能力的下降和长期预后不良。对于合并心房颤动伴快心室率的心力衰竭患者,控制心室率和防止血栓栓塞事件对于改善预后极其重要。

临床上对于合并心房颤动的心力衰竭患者,目前仍常用地高辛控制心室率,但实际上洋地黄类药物能减慢静息状态下心率,而对于运动引起的过快心室率则效果不明显。β受体阻滞剂较地高辛能更有效地减慢活动引起的过快心率,且由于其具有改善心力衰竭患者远期预后的作用,推荐优先选用。当然,联合应用地高辛和β受体阻滞剂控制心室率较单用β受体阻滞剂效果更明显,对于远期预后的影响尚不明确。有些患者甚至需要行房室结消融和植入起搏器来控制心室率。目前由于转复和维持窦性心律的治疗都不甚可靠,对于合并心房颤动的心力衰竭患者进行各种转复窦性心律的治疗尚存在很大的争议,不被作为常规治疗方案。但是,近期心力衰竭合并心房颤动的经导管消融研究,心力衰竭和心房颤动均得到了控制,取得了满意效果。

尽管心力衰竭患者本身会增加栓塞的风险,但是单纯心力衰竭患者使用华法林抗凝或抗血小板药物治疗的临床试验结果不统一。另外对于合并心房颤动的心力衰竭患者,无论是阵发或持续性心房颤动,应用华法林抗凝治疗的证据充分,强调推荐使用,可参照心房颤动的抗凝治疗指南进行。

冠心病患者平均血压应稍高以保证冠状动脉灌注,平均血压>70 mmHg 或收缩压>90 mmHg。需要强调,循证依据不同,需要医师具有丰富的经验,能迅速制订个性化、针对性的治疗方案。

二、心力衰竭合并糖尿病的治疗策略

约 1/3 心力衰竭患者患有糖尿病,心力衰竭会促进胰岛素抵抗,所产生的高胰岛素血症可能促进心脏和血管肥厚并因而加速心力衰竭的进展。故合并糖尿病的心力衰竭患者较无糖尿病心力衰竭患者预后差。但对于 LVEF 已减少并伴症状的心力衰竭患者,如何控制血糖或者说治疗糖尿病能带来多大的益处我们尚知之甚少。

绝大多数糖尿病药物可用于心力衰竭患者,但是噻唑烷二酮类药物会增加外周水肿,从而使心力衰竭症状加重,故应尽量避免用于心功能 NYHAⅢ～Ⅳ的患者。而治疗心力衰竭的常规使用药物也可应用于糖尿病心力衰竭患者,ACEI 和β受体阻滞剂对于合并糖尿病的心力衰竭患者也可阻止心力衰竭的进展,只是β受体阻滞剂会掩盖低血糖症状或加重胰岛素抵抗干扰血糖的控制,应该更加密切监测血糖。

三、心力衰竭合并肾功能不全的治疗策略

心力衰竭和肾功能不全之间会互相影响,且存在着较多的治疗矛盾,互相之间还影响

对方的治疗效果,并互为重要的预后不良因素。一般而言,多数心力衰竭患者能耐受轻至中度的肾功能不全。轻中度的血尿素氮和血肌酐升高不需停用改善心力衰竭进展(ACEI或 ARB)的药物。当肾功能严重恶化时,可能无法耐受 ACEI 或 ARB 治疗,终末期肾功能不全应尽快行血液过滤或透析以控制液体潴留、最小化尿毒症危险以增加患者对心力衰竭的常规药物治疗的耐受性和效果。

2005 年初,荷兰学者 Bongartz 等针对心力衰竭合并慢性肾功能不全发病率显著增加,两种疾病共存时预后显著恶化的临床及病理生理学改变的特点,首次提出了严重心肾综合征(severe cardiorenal syndrome,SCRS)的概念,也称心肾综合征(cardiorenal syndrome,CRS)。随着对于心力衰竭合并肾功能不全的认识,根据发病的缓急和心力衰竭同肾功能不全之间的关系,2008 年欧洲多国学者对 CRS 的定义做了进一步细化,共分为 5 个亚型,把心肾综合征分 5 型。

心肾综合征一般为心力衰竭患者的终末期,是临床上比较棘手的问题。专家认为,β 受体阻滞剂能改善预后,RAS 阻断剂在肾功能轻度异常且非进行性加重时,在密切随访肾功能的情况下,是可以使用的,并可能改善患者的预后。

使用 EPO 将血红蛋白从低于 10 g/dL 升高到 12 g/dL 时,可显著降低心肾联合损害患者的发病率,改善生存时间和生存质量。因此,有学者认为,对于心力衰竭合并慢性肾功能不全的患者,在标准抗心力衰竭和抗慢性肾功能不全治疗的基础上,无论其是否合并显著贫血,只要血红蛋白低于 12 g/dL,均可给予 EPO 治疗。

使用血液滤过或血液透析,尤其是近年发展的单纯间断超滤、连续缓慢超滤和连续动-静脉血液滤过等滤过方法,能在兼顾患者血流动力学稳定的基础上,快速改善患者的水钠负荷,纠正电解质紊乱,是心肾综合征患者治疗的重要方法。但是目前也没有强有力的临床试验证据证实这能改善此类患者的预后。此外,奈西利肽和腺苷抑制剂等临床试验中都未显示能改善患者的预后。

针对心肾综合征的处理,最主要的还是在治疗心力衰竭患者时注意防治肾功能的损害,早期处理相关的危险因素。对于已经合并肾功能不全的患者,应制订个性化的治疗方案,注意残存肾功能的保护。

(孙宝贵)

参考文献

[1] Murphy SP, Ibrahim NE, Januzzi JL. Heart failure with reduced ejection fraction: A review[J]. JAMA, 2020, 324: 488 - 504.

[2] Yancy CW, Jessup M, Bozkurt B, et al. 2017 ACC/AHA/HFSA focused update of the 2013 ACCF/AHA guideline for the management of heart failure: A report of the American College of Cardiology/American Heart Association Task Force on Clinical Practice Guidelines and the Heart Failure Society of America[J]. J Am Coll Cardiol, 2017, 70: 776 - 803.

［3］ Yancy CW, Januzzi JL Jr, Allen LA, et al. 2017 ACC expert consensus decision pathway for optimization of heart failure treatment: Answers to 10 pivotal issues about heart failure with reduced ejection fraction: A report of the American College of Cardiology Task Force on Expert Consensus Decision Pathways［J］. J Am Coll Cardiol, 2018, 71: 201 - 230.

［4］ Seferovic PM, Ponikowski P, Anker SD, et al. Clinical practice update on heart failure 2019: Pharmacotherapy, procedures, devices and patient management. An expert consensus meeting report of the Heart Failure Association of the European Society of Cardiology［J］. Eur J Heart Fail, 2019, 21: 1169 - 1186.

［5］ Michael E Nassif, Mikhail Kosiborod. Effects of sodium glucose cotransporter type 2 inhibitors on heart failure ［J］. Diabetes Obes Metab, 2019, 21 Suppl 2: 19 - 23.

［6］ Abraham WT, Lindenfeld J, Ponikowski P. Effect of empagliflozin on exercise ability and symptoms in heart failure patients with reduced and preserved ejection fraction, with and without type 2 diabetes［J］. Eur Heart J, 2021, 42: 700 - 710.

［7］ Vaduganathan M, Claggett BL, Jhund PS, et al. Estimating lifetime benefits of comprehensive disease-modifying pharmacological therapies in patients with heart failure with reduced ejection fraction: A comparative analysis of three randomised controlled trials［J］. Lancet, 2020, 396: 121 - 128.

［8］ Perez DM. Targeting adrenergic receptors in metabolic therapies for heart failure［J］. Int J Mol Sci, 2021, 22: 5783.

［9］ Nochioka K, Sakata Y, Shimokawa H. Combination therapy of renin angiotensin system inhibitors and beta-blockers in patients with heart failure［J］. Adv Exp Med Biol, 2018, 1067: 17 - 30.

［10］ Joseph P, Swedberg K, Leong DP, et al. The evolution of beta-blockers in coronary artery disease and heart failure (Part 1/5)［J］. J Am Coll Cardiol, 2019, 74: 672 - 682.

［11］ Elgendy IY, Mahtta D, Pepine CJ. Medical therapy for heart failure caused by ischemic heart disease［J］. Circ Res, 2019, 124: 1520 - 1535.

［12］ Di Palo KE, Barone NJ. Hypertension and heart failure: Prevention, targets, and treatment［J］. Heart Fail Clin, 2020, 16: 99 - 106.

［13］ Pathak A, Mrabeti S. Beta-blockade for patients with hypertension, ischemic heart disease or heart failure: Where are we now? ［J］. Vasc Health Risk Manag, 2021, 17: 337 - 348.

［14］ Raby K, Rocco M, Oparil S, et al. Heart failure primary prevention: What does SPRINT add? recent advances in hypertension［J］. Hypertension, 2021, 77: 1804 - 1814.

［15］ Wintrich J, Kindermann I, Ukena C, et al. Therapeutic approaches in heart failure with preserved ejection fraction: Past, present, and future［J］. Clin Res Cardiol, 2020, 109(9): 1079 - 1098.

［16］ Zheng SL, Chan FT, Nabeebaccus AA, et al. Drug treatment effects on outcomes in heart failure with preserved ejection fraction: A systematic review and meta-analysis［J］. Heart, 2018, 104: 407 - 415.

［17］ Gupta AK, Tomasoni D, Sidhu K, et al. Evidence-based management of acute heart failure［J］. Can J Cardiol, 2021, 37: 621 - 631.

［18］ Antohi EL, Ambrosy AP, Collins SP, et al. Therapeutic advances in the management of acute decompensated heart failure［J］. Am J Ther, 2019, 26: e222 - e233.

［19］ Mitter SS, Pinney SP. Advances in the management of acute decompensated heart failure［J］. Med North Am, 2020, 104: 601 - 614.

［20］ Hohendanner F, Heinzel FR, Blaschke F, et al. Pathophysiological and therapeutic implications in patients with atrial fibrillation and heart failure［J］. Heart Fail Rev, 2018, 23: 27 - 36.

［21］ Patel RB, Vaduganathan M, Shah SJ, et al. Atrial fibrillation in heart failure with preserved ejection fraction: Insights into mechanisms and therapeutics［J］. Pharmacol Ther, 2017, 176: 32 - 39.

［22］ Kosmala W. Heart failure with preserved ejection fraction and atrial fibrillation: How to fight allied enemies［J］. J Am Coll Cardiol, 2020, 76: 1065 - 1067.

［23］ Javed S, Koniari I, Fox D, et al. Catheter ablation for atrial fibrillation in heart failure: Untying the Gordian knot［J］. J Geriatr Cardiol, 2021, 18: 297 - 306.

［24］ Wang CC, Hess CN, Hiatt WR, et al. Clinical update: Cardiovascular disease in diabetes mellitus:

Atherosclerotic cardiovascular disease and heart failure in type 2 diabetes mellitus-mechanisms, management, and clinical considerations[J]. Circulation, 2016, 133: 2459 – 2502.

[25] McHugh K, DeVore AD, Wu J, et al. Heart failure with preserved ejection fraction and diabetes: JACC state-of-the-art review[J]. J Am Coll Cardiol, 2019, 73: 602 – 611.

[26] Lehrke M, Marx N. Diabetes mellitus and heart failure[J]. Am J Cardiol, 2017, 120(1S): S37 – S47.

[27] Kenny HC, Abe ED. Heart failure in type 2 diabetes mellitus: Impact of glucose lowering agents, heart failure therapies and novel therapeutic strategies[J]. Circ Res, 2019, 124: 121 – 141.

[28] Marx N, Floege J. Heart failure in advanced chronic kidney disease: Treatment rationale[J]. Herz, 2021, 46: 217 – 220.

[29] Ronco C, Bellasi A, Di Lullo L. Implication of acute kidney injury in heart failure[J]. Heart Fail Clin, 2019, 15: 463 – 476.

第 七 章

射血分数降低的心力衰竭的治疗

射血分数降低的心力衰竭（heart failure with reduced ejection fraction，HFrEF）的诊断依赖于病史、体格检查、实验室检查、心脏影像学检查和功能检查，然后结合利钠肽检测和超声心动图明确心力衰竭的分类，将左心室射血分数<40%确定为射血分数降低的心力衰竭。同时进一步确定心力衰竭的病因和诱因。最后，还需评估病情的严重程度及预后，以及是否存在并发症及合并症。全面准确的诊断是心力衰竭患者有效治疗的前提和基础。上述内容在第五章已经详细描述，在此不再重复。本章重点讨论治疗方法。

第一节　一　般　治　疗

一、吸氧

采用鼻导管、面罩和面罩持续呼气末正压通气（CPAP）。

二、饮食

饮食以易消化、易吸收的食物为主，尽量避免生冷硬的食物。食物营养构成：蛋白质20%~30%，碳水化合物50%~60%，脂肪15%~20%。严重心力衰竭伴明显消瘦（心脏恶病质）者应给予营养支持，酒精性心肌病患者应戒酒，肥胖患者应减轻体重。

三、盐的摄入量

盐的控制很重要，可以减少液体潴留，缓解充血的症状，还可降低心脏前负荷，改善心功能。对盐的摄入量要求是轻度心力衰竭<5 g/日、中度心力衰竭<3 g/日、重度心力衰竭<2 g/日。对于严重低钠血症，血钠<130 mmol/L，特别是使用袢利尿剂者，则应适当放宽，因为限钠对血流动力学和神经内分泌系统有不利影响。根据真性低钠血症（体内钠不足）和稀释性低钠（体内液体过多）来选择策略。

四、液体摄入量

NYHA 心功能Ⅲ～Ⅳ级心力衰竭患者液体摄入量限制在 1.5～2.0 L/日,有助于减轻症状,改善心功能,轻中度症状患者常规限制液体并无益处。

五、运动

在不出现症状的前提下鼓励运动,心肌炎和失代偿心力衰竭除外,卧床者多做被动运动以预防深静脉血栓形成,临床情况改善后,应鼓励体力活动,以防止肌肉的去适应状态(失用性萎缩)。NYHA 心功能分级Ⅱ～Ⅲ级患者,可在康复专业人员指导下进行运动训练,能改善症状,提高生活质量。

六、体重监测

每日(晨起便后)测量体重是检测液体潴留的可靠方法之一,如在 3 日内体重突然增加 2 kg 以上,应考虑患者隐性水肿,需要利尿或加大利尿剂的用量,保持干重(患者没有水钠潴留和脱水的体重)。

七、心力衰竭患者合并用药的注意事项

心力衰竭患者需多种药物联合应用,特别要注意药物的相互作用、副作用,如 α 受体拮抗剂(如多沙唑嗪、哌唑嗪)会导致低血压和水钠潴留,HFrEF 患者应慎用。大部分抗心律失常药物有负性肌力作用,其可导致心力衰竭恶化,抗心律失常药物还有促心律失常作用,特别是Ⅰ类抗心律失常药物,应避免或减少使用;合并室上性或室性心律失常患者可用胺碘酮,但禁用决奈达隆,因其可增加中重度心力衰竭患者的病死率;大多数 CCB(除氨氯地平和非洛地平外)有负性肌力作用,会引起心力衰竭失代偿和病死率增加,应避免使用。非甾体抗炎药通过收缩血管,可引起心力衰竭症状的恶化。心力衰竭患者应避免使用糖皮质激素,使用前应权衡用药的获益和水钠潴留的不利作用。

八、预防和治疗感染

心力衰竭合并各种感染发病率非常高,由于基础疾病加上全身免疫力低下,卧床时间长、肺循环、体循环淤血,特别是呼吸道黏膜萎缩、分泌功能减退、咳嗽反射减弱、不能及时排出痰液,慢性心力衰竭患者合并肺部感染较常见。该类患者临床表现常不典型,病情比较重,如不能及时有效地排出痰液,控制感染,改善机体氧供,纠正心力衰竭,会增高病死率。

九、电解质平衡

1. 低钾和高钾血症　血钾浓度在<3.5 mmol/L 或>6.0 mmol/L 是发生室性心律失常的高风险因素。对于低钾血症患者,应当积极寻找失钾原因予以纠正,并进行补钾治

疗：对于轻度低钾血症患者(血钾 3.0～3.5 mmol/L)，可给予口服补钾治疗；对于中度至重度低钾血症患者(血钾 2.5～3.0 mmol/L)，应采取口服和静脉补钾，必要时可经深静脉补钾。口服氯化钾的常用剂量为 60～100 mmol/日(4.5～7.5 g/日)，分次服用。通常口服 40～60 mmol 钾后血浓度可上升 1.1 mmol/L，静脉补钾通常应用含钾 20～40 mmol/L 的溶液(含 KCl 1.53 g)，补钾速度不超过 10～20 mmol/h(即 KCl 0.75～1.5 g/h)，超过 10 mmol/L 需要心电监护。对于因心力衰竭需要严格限制液体入量且需要紧急补钾的患者，可采用中心静脉途径并应用微量泵泵入每 100 mL 含钾 40 mmol(即 3 g KCl)的溶液(一旦危重情况纠正，需减慢补钾速度)。

高血钾的处理措施包括注射葡萄糖酸钙注射液、静滴碳酸氢钠、应用袢利尿剂、静脉应用葡萄糖加胰岛素以及透析等方法。具体用药建议：① 葡萄糖酸钙，10％葡萄糖酸钙 10～20 mL 稀释后缓慢静注，一般 1～3 min 可纠正心电异常，但持续时间短，10～20 min 后可重复注射。② 5％ 碳酸氢钠静滴，30～60 min 起效，可持续数小时，可对抗高钾对细胞膜的作用，同时促使钾进入细胞内。但心力衰竭水钠潴留的患者应当慎用。③ 葡萄糖加胰岛素，胰岛素可促进细胞膜对钾的摄取，同时应用葡萄糖可防止低血糖出现。通常 10 u 胰岛素加 30～50 g 糖(10％葡萄糖 300～500 mL)静点，可持续 5 h 左右，可使血钾下降 0.5～1.2 mmol。④ 利尿剂，呋塞米 40～100 mg 促进钾经肾脏排出。

目前有两种新型口服治疗高钾血症的药物，锆环状硅酸钠(sodium zirconium cyclosilicate 9，ZS‑9)、帕替柔莫(patiromer)，同时对慢性肾脏疾病患者使用 RAAS 抑制剂，对患者发生高钾血症有预防作用。

2. 低钠血症 心力衰竭患者伴随的低钠血症(血钠浓度＜135 mmol/L)存在两种可能：真性低钠血症(体内钠不足)和稀释性低钠血症(体内液体过多)。对于真性低钠血症的患者，应当采取补充氯化钠治疗，对于急性症状性低钠血症，可应用 3％浓度的氯化钠进行钠盐的补充以快速解除症状。而对于稀释性低钠血症的心力衰竭患者，应当限制水的摄入并给予利尿剂排出潴留的自由水，可使用血管升压素拮抗剂及超滤治疗。血管升压素拮抗剂(如托伐普坦 15～30 mg/日)的应用对心力衰竭合并低钠血症有着积极作用。

十、预防栓塞

慢性心力衰竭患者的血栓栓塞事件发生率较低，为 1％～3％，一般无需常规抗血栓治疗，抗血栓治疗会增加消化道出血风险(尤其是老年人)，不建议常规使用。尚无证据显示华法林能使慢性心力衰竭(不伴心房颤动)患者获益(与安慰剂或阿可匹林相比)。如心力衰竭患者伴发心房颤动、冠心病等基础疾病或血栓栓塞高危因素时，则视具体情况使用。

十一、心理和精神治疗

压抑、焦虑及孤独在心力衰竭恶化中发挥重要作用，也是影响心力衰竭患者死亡的因素。综合性情感干预包括心理疏导,可改善心功能状态,必要时酌情应用抗焦虑或抗抑郁药物。

第二节 减少心力衰竭患者液体潴留的药物——利尿剂

利尿剂可以明显消除水钠潴留,有效缓解心力衰竭患者的呼吸困难及水肿,改善运动耐量,是有液体潴留患者的首选药物。

一、用于心力衰竭的利尿剂种类

利尿剂有四类,袢利尿剂、噻嗪类利尿剂、潴钾利尿剂、血管升压素拮抗剂,其作用部位各异,如图7-1。

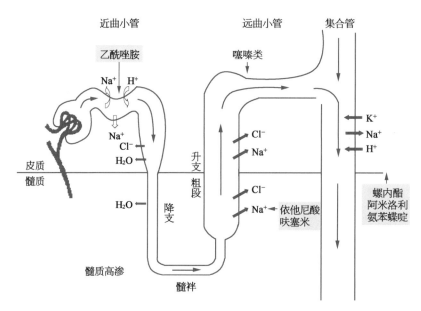

图7-1 各种利尿剂在肾脏的作用部位

二、常用药物

1. 袢类利尿 呋塞米(速尿)、托拉塞米、布美他尼常用,属强效利尿剂。40 mg 呋塞米、20 mg 托拉塞米、1 mg 布美他尼三者利尿效果相当。

(1)作用机制:主要作用于髓袢升支肾小管上皮细胞,抑制 Na^+、K^+、$2Cl^-$ 的共同运转系统,减少离子的重吸收,因而肾小管液中的 Na^+、K^+、$2Cl^-$ 浓度增加,形成高渗透压,干扰尿的浓缩过程。随着大量的离子排出,水分随之排除,而达到显著的利尿效应。

(2)利尿特点:在排尿的同时,流失 Na^+、K^+、Cl^- 和 Mg^{2+},降低左心室充盈压和减轻肺水肿,增加肾血流量。袢利尿剂剂量与效应呈线性关系,严重肾功能受损患者[eGFR<15 mL/(min·1.73 m²)]需要增大剂量。

(3) 常用药物和临床应用:呋塞米 20 mg,口服,30 min 起效,维持 2~4 h,重度心力衰竭使用总量可达 100 mg,分 2 次口服;静脉给药,5 min 起效,总量可达 200 mg。托拉塞米 10 mg 为起始剂量。

2. 噻嗪类利尿剂　氢氯噻嗪(双氢克尿噻)、吲哚帕胺常用,属中效利尿剂。

(1) 作用机制:作用于远曲小管,抑制 Na^+-Cl^- 共转运体。

(2) 利尿特点:在排尿的基础上,流失 Na^+、K^+、Cl^- 和 Mg^{2+};在肾功能减退[eGFR<30 mL/(min·1.73 m²)]患者中,噻嗪类利尿剂作用减弱,不建议使用。

(3) 常用药物和临床应用:氢氯噻嗪 12.5 mg,用于高血压;25 mg,1 次/日,口服,用于心力衰竭;重度心力衰竭可增至 75~100 mg,2~3 次/日,口服;用于利尿根据疾病和程度而定。吲哚帕胺 2.5~5 mg,用于高血压。

3. 潴钾类利尿剂　常用药物螺内酯、阿米洛利。

(1) 作用机制:作用于远曲小管,抑制 Na^+ 通道,Na^+ 重吸收减少,引起管腔负电位降低,K^+ 驱动力减少,抑制 K^+ 分泌,起到排钠保钾作用。

(2) 利尿特点:利尿作用较弱,利尿时不丢钾。

(3) 临床应用:治疗心力衰竭多与其他利尿剂合用,以便维持血离子平衡。

4. 血管升压素拮抗剂　托伐普坦为其代表药,是一种新型利尿剂。

(1) 作用机制:选择性与位于肾脏集合管血管面的血管升压素 V2 受体结合,导致水通道蛋白 2 从集合管顶端膜脱落,阻断水的重吸收,增加水分排泄,故称为排水利尿剂。

(2) 利尿特点:保钠排水,对顽固性水肿或低钠血症者疗效更显著。在袢利尿剂基础上加用托伐普坦,可增加尿量,减轻体重,改善淤血症状,改善短期临床症状,不影响神经激素、肾功能及电解质水平。

(3) 临床应用:起始剂量 7.5~15 mg,1 次/日,每日最大剂量 30 mg,短期可使用 7~14 日,剂量调整之间至少有 24 h 的间隔时间。

三、心力衰竭的利尿剂治疗策略

合理应用利尿剂是治疗心力衰竭的第一步。利尿剂控制体液潴留和缓解心力衰竭症状较其他药物迅速。但使用剂量要准确,剂量要根据出入量及时调整,否则影响治疗效果,或发生低血压、肾功能衰竭等危险。对于稳定的患者,需要较长期使用利尿剂,可予以口服给药,容量负荷过重、病情不稳定需要较强利尿时,可静脉给药。

1. 应用对象　利尿剂应当用于所有有体液潴留证据的患者。轻度水钠潴留患者多应用噻嗪类利尿剂,中度以上水钠潴留患者多应用袢利尿剂。利尿剂应当与 ACEI 和 β 受体阻滞剂联合应用。

2. 起始和维持治疗　心力衰竭治疗最常用的袢利尿剂是呋塞米,但有些患者对该类利尿剂中其他药物反应较好(如托拉噻咪),因为这些药物吸收更好、持续时间更长。在钠盐限制基础上(3～4 g/日),小剂量开始,逐渐增至尿量增加,体重减轻 0.5～1.0 kg/日。当消除体液潴留的体征(颈静脉压升高、外周水肿、肺部啰音、体重增加)后可以最小剂量维持,但要据症状、体重等定期进行剂量调整。对于轻中度心力衰竭患者,在心功能稳定后,可以考虑缓慢撤停利尿剂;对于重度心力衰竭或经常发作患者,一般建议长期应用利尿。若体重在 1 日内增加 1.5～2 kg,应加大利尿剂剂量或改用其他利尿剂。

3. 注意事项

(1) 患者对利尿剂的反应与药物的浓度、药物进入体内的时间(与肠道对药物吸收率、肾灌注率和肾功能等有关)、患者摄入钠盐量、使用影响利尿剂疗效的药物(如非甾体抗炎药,包括环氧化酶-2 抑制剂)等有关。

(2) 如果出现电解质失衡、低血压或氮质血症,应当进行纠正,并减缓利尿强度,但在消除体液潴留前,若患者无明显不适症状,不应停药,否则症状难以控制,而且会影响其他药物的疗效和安全。

四、利尿剂不良反应

1. 电解质丢失　袢利尿剂及噻嗪类利尿剂常见的不良反应为电解质丢失,二者联用时电解质紊乱的发生风险更高。利尿剂导致的低钾血症、低镁血症是心力衰竭患者发生严重心律失常的常见原因。出现低钾血症及低镁血症时加用醛固酮受体拮抗剂、补钾、补镁。血钾浓度为 3.0～3.5 mmol/L,可给予口服补钾治疗;血钾浓度＜3.0 mmol/L,应采取口服和静脉联合补钾,必要时经深静脉补钾。低钠血症(血钠浓度＜135 mmol/L)时,应注意区别真性低钠血症和稀释性低钠血症,后者按利尿剂抵抗处理。若低钠血症合并容量不足时,可考虑停用利尿剂。低钠血症合并容量过多时,应限制入量,考虑托伐普坦及超滤治疗。

2. 低血压　在开始利尿剂治疗或增加剂量时易发生低血压。出现低血压(收缩压＜90 mmHg)时,应区分容量不足还是心力衰竭恶化。多因使用强利尿剂治疗、限盐饮食、恶心或呕吐引起血容量不足或血钠水平过低引起,应纠正低钠及低血容量水平。发生症状性低血压后,若无淤血的症状及体征,利尿剂应减量。若仍伴有低血压症状,还应调整其他血管扩张剂(如硝酸酯、β 受体阻滞剂、钙通道阻滞剂)的剂量。在体液丢失较多的情况下(腹泻、呕吐、出汗较多),利尿剂应减量。

3. 肾功能恶化　利尿剂治疗中可出现肾功能损害(血肌酐/尿素氮水平上升),可能原因包括:① 利尿剂不良反应,如联合使用袢利尿剂和噻嗪类利尿剂者应停用噻嗪类利尿剂。② 心力衰竭恶化,肾脏低灌注和肾静脉充血均会导致肾功能损害。③ 容量不足。④ 某些肾毒性药物,如非甾体消炎药,包括环氧合酶(COX)-2 抑制剂,影响利尿剂的药效且导致肾功能损害和肾灌注下降,增加 ARNI/ACEI/ARB 或醛固酮受体拮抗剂引起肾功能恶化的风险。利尿剂治疗中出现血肌酐/尿素氮水平上升,可考虑减少 ACEI/ARB/

ARNI 剂量，必要时可考虑行血滤/透析。

4. 高尿酸血症　对于高尿酸血症患者，可考虑改用袢利尿剂或加用降尿酸药。痛风发作时可用秋水仙碱，避免使用非甾体消炎药。

5. 托伐普坦的不良反应　主要是口渴和高钠血症。慢性低钠血症的纠正不宜过快，避免血浆渗透压迅速升高造成脑组织脱水而继发渗透性脱髓鞘综合征。偶有肝损伤，应检测肝功能。

6. 神经内分泌激活　利尿剂应用早期，因血容量突然不足，激活肾素-血管紧张素系统"刹车作用"，可以通过减少利尿所致的血容量丢失来预防。

7. 利尿剂反应不佳或利尿剂抵抗　轻度心力衰竭患者使用小剂量利尿剂即反应良好，心力衰竭进展和恶化时常需加大利尿剂剂量，最终大剂量也无反应，即出现利尿剂抵抗。临床处理包括：① 注意患者的依从性、液体及钠的摄入量，钠摄入过多导致利尿剂疗效差。② 改变袢利尿剂的用量及用法，增加利尿剂剂量和次数，空腹服用，呋塞米改为布美他尼或托拉塞米。③ 加用醛固酮受体拮抗剂或增加其剂量。④ 纠正低氧、酸中毒、低钠、低钾、低血容量。⑤ 联合使用不同种类的利尿剂，有协同作用，但增加低血容量、低血压、低血钾、肾功能损害风险，仅适合短期应用，需更严密的监测。⑥ 改为静脉用药，可考虑静脉注射联合持续。

8. 耳毒性副作用　耳鸣和听力障碍是袢利尿剂和噻嗪类利尿剂的常见不良反应，多与剂量有关，多数情况下为可逆性的，可以根据临床情况选择和回避某些利尿剂。

第三节　阻止心力衰竭进展——神经拮抗剂

Framinghan 的系列研究发现心力衰竭患者的生活质量和存活率较前有所改善，这均归功于神经内分泌拮抗剂的应用。RAAS 的相关拮抗药物：血管紧张素转换酶抑制剂（ACEI）和血管紧张素 Ⅱ 受体阻滞剂（ARB）及其醛固酮拮抗剂、β 受体阻滞剂，以及近年双通道阻滞剂在心力衰竭的治疗中扮演了非常重要的作用，尤其对射血分数降低的心力衰竭的治疗作用被大量临床试验证实。

一、血管紧张素转换酶抑制剂

血管紧张素转换酶能促使血管紧张素 Ⅰ 转化为血管紧张素 Ⅱ，血管紧张素 Ⅱ 是维持血管张力、调整血压的重要物质。顾名思义，血管紧张素转换酶抑制剂（ACEI）可抑制循环中的血管紧张素转换酶，继而减少血管紧张素 Ⅰ 向血管紧张素 Ⅱ 转化，发挥降压的作用。此外体内许多组织中均能产生血管紧张素，且局部的血管紧张素可不依赖循环与系统的 RAS 而可自行被激活。一般认为循环系统的 RAS 在心功能失代偿或使用利尿剂时被激活，但是在心力衰竭引起症状之前，心肌局部组织中的 RAS 就被激活。由此可知，在心功能不全产生症状前后,拮抗血管紧张素Ⅱ均可以使射血分数降低的心力衰竭患者获益。

1. 作用机制   ACEI逆转心室重构主要机制包括:① 降低心室前、后负荷。② 抑制AngⅡ刺激心肌细胞肥大、心肌间质细胞增生的作用。③ 抑制醛固酮诱导心脏肥厚、间质及周围血管纤维化。④ 预防压力负荷过重引起的心肌细胞凋亡。⑤ 逆转心肌重构,改善舒张功能,抑制RAAS、缓激肽、交感神经递质释放和抗氧化作用。ACEI能降低HFrEF患者的住院风险和病死率,改善症状和运动能力。随机对照试验证实在HFrEF患者中,无论轻、中、重度心力衰竭,无论有无冠心病,都能获益。

2. 适应证   所有HFrEF患者均应使用ACEI,除非有禁忌证或不能耐受。

3. 禁忌证   使用ACEI曾发生血管神经性水肿(喉头水肿)、妊娠、双侧肾动脉狭窄及以下情况须慎用:① 血肌酐>221 $\mu mol/L$ 或 eGFR<30 mL/(min · 1.73 m^2)。② 血钾>5.0 mmol/L。③ 症状性低血压(收缩压<90 mmHg)。④ 左心室流出道梗阻(如主动脉瓣狭窄、梗阻性肥厚型心肌病)。

4. 临床应用   尽早使用,从小剂量开始,逐渐递增,每隔2周剂量倍增1次,直至达到最大耐受剂量或目标滴定剂量,过程需个体化。开始服药和调整剂量后,应监测血压、血钾及肾功能,调整到最佳剂量后长期维持,避免突然停药。

5. 不良反应

(1) 肾功能恶化:心力衰竭患者常合并肾功能不全。当肾灌注减少时,GFR依赖于AngⅡ介导的出球小动脉收缩,使用ACEI后可引起肾灌注下降,使肾功能恶化。

(2) 高钾血症:使用ACEI可能发生高钾血症、肾功能恶化,补钾、联用保钾利尿剂、合并糖尿病患者易发生高钾血症。用药后1周应复查血钾,并定期监测,如血钾浓度>5.5 mmol/L,应停用ACEI;血钾浓度>6.0 mmol/L时,应采取降低血钾的措施,并及时调整导致血钾增高的药物,如注意口服补钾剂,ACEI与醛固酮受体拮抗剂联用,应同时使用袢利尿剂。

(3) 低血压:很常见,在治疗开始几日或增加剂量时易发生。无症状性低血压通常无须任何改变,首次剂量给药如出现症状性低血压,重复给予同样剂量时不一定再出现症状。症状性低血压的处理方法:① 调整或停用其他有降压作用的药物,如硝酸酯类药物、CCB或其他血管扩张剂。② 如无液体潴留,考虑利尿剂减量或暂时停用。③ 减少ACEI剂量。④ 严重低钠血症患者(血钠浓度<130 mmol/L)可酌情增加食盐摄入。

(4) 干咳:ACEI引起的咳嗽特点为干咳,见于治疗开始的几个月内。停药后咳嗽消失,再次使用后干咳重现,高度提示ACEI是引起咳嗽的原因。咳嗽不严重可耐受者,应鼓励继续使用ACEI;如持续咳嗽,影响正常生活及睡眠,可考虑停用ACEI,并改用ARB。需注意排除其他原因如吸烟、肺部淤血所致的咳嗽。

(5) 血管神经性水肿:血管性水肿较为罕见(发生率<1%),但可出现声带甚至喉头水肿等致命情况,多见于首次用药或治疗最初24 h内。

6. 常用药物　各种 ACEI 治疗射血分数降低的心力衰竭时的推荐剂量(表 7-1)。

表 7-1　慢性 HFrEF 常用 ACEI 和推荐剂量

药　物	起　始　剂　量		最　大　剂　量	
卡托普利	6.25 mg	3 次/日	50 mg	3 次/日
依那普利	2.5 mg	2 次/日	10～20 mg	2 次/日
福辛普利	5～10 mg	1 次/日	40 mg	1 次/日
赖诺普利	2.5～5 mg	1 次/日	20～40 mg	1 次/日
哌道普利	2 mg	1 次/日	8～16 mg	1 次/日
喹那普利	5 mg	2 次/日	20 mg	2 次/日
雷米普利	1.25～2.5 mg	1 次/日	10 mg	1 次/日
群多普利	1 mg	1 次/日	4 mg	1 次/日

二、血管紧张素 II 受体阻滞剂

血管紧张素 II 受体阻滞剂(ARB)耐受性好,长期使用可改善血流动力学,降低心力衰竭的病死率和心力衰竭再住院率,特别是对不能耐受 ACEI 的患者。

1. 作用机制　作用血管紧张素受体 I,抑制 RAAS 活性,无 ACEI 的缓激肽作用。

2. 适应证　用于不耐受 ACEI 者,治疗心力衰竭有效的循证医学证据比 ACEI 少。

3. 禁忌证　除血管神经性水肿外,其余同 ACEI。

4. 应用方法　从小剂量开始,逐渐增至推荐的目标剂量或可耐受的最大剂量(表 7-2)。

表 7-2　心力衰竭治疗中常用的 ARB 的推荐剂量

药　物	起　始　剂　量		最　大　剂　量	
坎地沙坦	4～8 mg	1 次/日	32 mg	1 次/日
氯沙坦	25～50 mg	1 次/日	50～100 mg	1 次/日
缬沙坦	20～40 mg	2 次/日	90～160 mg	2 次/日
厄贝沙坦	75 mg	1 次/日	150 mg	1 次/日
替米沙坦	20 mg	1 次/日	80 mg	1 次/日
依普沙坦	200 mg	2 次/日	400 mg	2 次/日

三、脑啡肽酶＋血管紧张素 II 受体抑制剂

脑啡肽酶＋血管紧张素 II 受体抑制剂(ARNI)有 ARB 和脑啡肽酶抑制剂的双重作用,后者可升高利钠肽、缓激肽和肾上腺髓质素及其他内源性血管活性肽的水平。ARNI

的代表药物是沙库巴曲缬沙坦。Paradigm‐HF 试验显示,与依那普利相比,沙库巴曲缬沙坦使主要复合终点(心血管死亡和心力衰竭住院)风险降低 20%,包括心脏死亡、心脏源性猝死减少 20%。

1. 适应证　对于 NYHA 心功能Ⅱ~Ⅲ级、有症状的 HFrEF 患者,若能够耐受 ACEI/ARB,推荐以 ARNI 替代 ACEI/ARB,以进一步减少心力衰竭的发病率及病死率。

2. 禁忌证　有血管神经性水肿病史;双侧肾动脉严重狭窄;妊娠妇女、哺乳期妇女;重度肝损害(Child‐Pugh 分级 C 级),胆汁性肝硬化和胆汁淤积;对 ARB 或 ARNI 过敏。以下情况者须慎用:① 血肌酐>221 μmol/L(2.5 mg/dL)或 eGFR<30 mL/(min · 1.73 m^2)。② 血钾>5.4 mmol/L。③ 症状性低血压(收缩压<95 mmHg)。

3. 作用机制　① ARB,阻断血管紧张素受体Ⅱ,抑制 RAAS 系统活性。② 脑啡肽酶抑制剂,可升高利钠肽水平,调节缓激肽和肾上腺髓质素及其他内源性血管活性肽的水平。

4. 应用方法　小剂量开始,每 2~4 周剂量加倍,逐渐滴定至目标剂量。初始量 25~50 mg,2 次/日,增至目标量 200 mg,2 次/日。

5. 不良反应　主要是低血压、肾功能恶化、高钾血症和血管神经性水肿。相关处理同 ACEI。

四、β受体阻滞剂

临床试验已证实 HFrEF 患者长期应用β受体阻滞剂(琥珀酸美托洛尔、比索洛尔及卡维地洛),能改善心功能和逆转心室重构,缓解症状和提高生活质量,降低死亡、住院、猝死风险。

1. 作用机制　在左室收缩功能受损的早期,心脏的肾上腺素能受体的激活有利于短期改善心功能,但是长期的交感神经激活对心脏产生毒性作用,而与这些毒性相关的受体包括 α_1、β_1 和 β_2 肾上腺素能受体。β受体阻滞剂即是基于上述理论,作用于上述一种、两种或三种受体而发挥治疗射血分数降低的心力衰竭的作用。

2. 适应证　病情相对稳定的 HFrEF 患者均应使用β受体阻滞剂,除非有禁忌证或不能耐受。

3. 禁忌证　心源性休克、病态窦房结综合征、Ⅱ度及以上房室传导阻滞(无心脏起搏器)、心率<50 次/min、低血压(收缩压<90 mmHg)、支气管哮喘急性发作期。

4. 应用方法　尽早使用,对于所有相对稳定、没有禁忌且能耐受的射血分数降低的心力衰竭患者均应该使用β受体阻滞剂,NYHA 心功能Ⅳ级患者应在血流动力学稳定后使用。因β受体阻滞剂的负性肌力作用可能诱发和加重心力衰竭,治疗心力衰竭的生物学效应需持续用药 2~3 个月才逐渐产生,故从小剂量开始,每间隔 2~4 周调整一次剂量,逐渐增加剂量至临床试验证明有效的靶剂量。且与 ACEI 或者 ARB 可以联合应用,具有协同效应(表 7‐3)。

表 7‑3　慢性 HFrEF 常用 β 受体阻滞剂及其剂量

药　物	起　始　剂　量		推　荐　剂　量	
比索洛尔	1.25 mg	1 次/日	10 mg	1 次/日
卡维地洛	3.125 mg	2 次/日	25 mg,50 mg	2 次/日
缓释琥珀酰美托洛尔	12.5～25 mg	1 次/日	50 mg	2 次/日
酒石酸美托洛尔	6.25 mg	2～3 次/日	50 mg	2～3 次/日

5. 有无类效应　已经被大量临床试验证实可有效降低慢性心力衰竭患者病死率的 β 受体阻滞剂有三种：比索洛尔、琥珀酰美托洛尔(二者均选择性抑制 β_1 受体)和卡维地洛(抑制 α_1、β_1 和 β_2 受体)。这三种药物治疗心力衰竭的阳性结果并不能代表所有 β 受体阻滞剂的有效性,临床试验已发现布新洛尔无效而短效,美托洛尔效果较差。故而治疗射血分数降低的心力衰竭患者应推荐使用比索洛尔、琥珀酰美托洛尔和卡维地洛三种药物中的一种。还未有任何关于这三种药物相互疗效的比较试验发表,但是不同的试验之间提示的不同药物降低心力衰竭病死率存在差异,当然这可能与各试验的入选患者条件不完全相同有关。对于有慢性阻塞性肺病的患者,习惯性使用选择性更高的 β 受体阻滞剂,但是尚没有依据提示这类患者对三种药物的耐受性存在区别。

6. 不良反应

(1) 窦性心动过缓和房室传导阻滞：如心率低于 50 次/min,或伴头晕等症状,或出现 Ⅱ 度及以上房室传导阻滞,应减量甚至停药。此外,应注意药物相互作用的可能性,停用其他可引起心动过缓的药物。

(2) 低血压：一般出现于首次剂量或加量的 24～48 h 内。若无症状,通常不需处理,继续用药后常可自动消失。ACEI 在不同时间服用可降低低血压的发生风险。处理方法为首先考虑停用硝酸酯类药物、CCB 或其他不必要的血管扩张剂。如存在容量不足的情况,利尿剂应减量。如存在低血压伴低灌注的症状,则应将 β 受体阻滞剂减量或停用,并重新评估患者的临床情况。

(3) 液体潴留和心力衰竭恶化：应告知患者每日称体重,如在 3 日内体重增加＞2 kg,应立即增加利尿剂剂量。用药期间如心力衰竭症状出现轻度或中度加重,应增加利尿剂剂量。如病情恶化且与 β 受体阻滞剂应用或加量相关,宜暂时减量或退回至前一阶段剂量。如病情恶化与 β 受体阻滞剂应用无关,则无须停用。应积极控制加重心力衰竭的诱因,并加强各种治疗措施,必要时可短期静脉应用正性肌力药,磷酸二酯酶抑制剂较 β 受体激动剂更合适,因后者的作用可被 β 受体阻滞剂拮抗。

五、醛固酮拮抗剂

在使用 ACEI 治疗心力衰竭时,仍可能有血管紧张素 Ⅱ 和醛固酮的生成。原因可能是药物剂量不足，也可能是患者对治疗反应性差或有旁路途径导致血管紧张素Ⅱ和醛固酮的产生，这被称为"醛固酮逃逸"。有报道提示心力衰竭患者长期使用ACEI治疗，有15%～50%的患者血管紧张素Ⅱ可升高，40%的患者醛固酮可升高。这对临床预后的影响还不十分清楚。

依普利酮是特异性更高的新型醛固酮受体拮抗剂，关于依普利酮的EPHESUS对照研究，发现在ACEI或ARB加用β受体阻滞剂基础上加用依普利酮可降低心肌梗死后患者的全因病死率、心脏死亡、猝死以及再入院的联合终点，不过其高钾的发生率明显升高。

1. 作用机制　螺内酯非选择阻断醛固酮受体，依普利酮选择性阻断醛固酮受体。

2. 适应证　醛固酮拮抗剂最早推荐用于中重度心力衰竭，近期扩展到失代偿心力衰竭及心肌梗死早期左心室功能异常患者，到2012年欧洲心脏病学会心力衰竭指南才把适应证推广至NYHA Ⅱ级心力衰竭。

3. 禁忌证　肌酐水平＞221 mmol/L（2.5 mg/dL）或 eGFR＜30 mL/（min·1.73 m²），血钾浓度＞5.0 mmol/L，妊娠女性。

4. 应用方法　螺内酯，初始剂量10～20 mg，1次/日，至少观察2周后再加量，目标剂量20～40 mg，1次/日；依普利酮，初始剂量25 mg，1次/日，目标剂量50 mg，1次/日。通常醛固酮受体拮抗剂应与袢利尿剂合用，以免血钾增高。

5. 不良反应　肾功能恶化和高钾血症，建议由3～7日到1个月再到3个月的方式监测血钾和肾功能，如血钾浓度＞5.5 mmol/L 或 eGFR＜30 mL/（min·1.73 m²）应减量并密切观察，血钾浓度＞6.0 mmol/L 或 eGFR＜20 mL/（min·1.73 m²）应停用。螺内酯可引起男性乳房疼痛或乳腺增生、阳痿等性功能改变，为可逆性，停药后消失。

第四节　增加心肌收缩力药物——洋地黄

使用心脏毒苷类药物治疗心力衰竭的应该是 William Withering，1785年他发现洋地黄毒苷治疗水肿效果显著。目前各国对地高辛的应用也有不同的推荐。在英国，地高辛仅用于合并有心房颤动、需要控制心室率的心力衰竭患者。而在美国，地高辛则是左心收缩功能异常的常规正性肌力药物。我国的心力衰竭指南则提出：地高辛是一种有效、安全、使用方便、价格低廉的心力衰竭治疗的辅助药物。鉴于地高辛对心力衰竭病死率的下降没有作用，因此地高辛在心力衰竭B期应用并非必要。即便是C期和D期心力衰竭，也建议先使用那些能减少死亡和住院危险的药物（ACEI和β受体阻滞剂），如果症状仍持续存在，则加用地高辛。

一、作用机制

地高辛通过抑制心肌细胞 Na^+-K^+ ATP 酶，引起心肌细胞内钙离子上调，增加心肌收缩力,从而表现为等容收缩期心腔内压力升高的速率加快,心肌收缩的 Frank-Starling 曲线向左上移动,增加每搏输出量,从而发挥正性肌力作用。

迷走神经传入纤维 Na$^+$-K$^+$ ATP 酶的抑制增加了心脏压力感受器的敏感性,继而降低了中枢神经系统的交感传出。另外,通过抑制肾脏的 Na$^+$-K$^+$ ATP 酶,洋地黄减少了肾小管对钠的重吸收,从而使转运至远端肾小管的钠量增多,抑制了肾脏的肾素分泌。由此有学者猜测,在心力衰竭中洋地黄的作用主要是减轻了神经体液系统的激活,而非正性肌力作用。

二、适应证

用于应用利尿剂、ACEI/ARB/ARNI、β 受体阻滞剂和醛固酮受体拮抗剂,仍有症状的 HFrEF 患者。

三、禁忌证

病态窦房结综合征和 Ⅱ 度及以上房室传导阻滞患者(除非已安置永久性心脏起搏器);心肌梗死急性期(<24 h),尤其是有进行性心肌缺血者;预激综合征伴心房颤动或心房扑动;梗阻性肥厚型心肌病。

四、应用方法

地高辛 0.125～0.25 mg/日,肾功能受损者、低体重患者可用 0.125 mg,1 次/日或隔日 1 次,应监测地高辛血药浓度,建议维持在 0.5～0.9 μg/L。

五、不良反应

不良反应常出现于地高辛血药浓度>2.0 μg/L 时,也见于地高辛血药浓度较低时,如合并低钾血症、低镁血症、心肌缺血、甲状腺功能减退。

(1)心律失常,最常见为室性早搏,快速性房性心律失常伴有传导阻滞是洋地黄中毒的特征性表现。

(2)胃肠道症状,如纳差、恶心、呕吐等。

(3)神经精神症状,如头痛、失眠、抑郁、谵妄乃至神志错乱、癫痫发作、视觉异常(黄视、绿视)和定向力障碍。

(4)地高辛的治疗中毒窗较窄,以前认为理想的血药浓度为 1～2 ng/mL,现在认为治疗浓度为 0.5～1.5 ng/mL。每日 0.125 mg 与 0.8 ng/mL 的血药浓度能带来标准剂量一样的血流动力学受益。所以近年来,已经不再使用大剂量应用时代的“洋地黄化”的概念,也不推荐所谓达到“洋地黄效应”的中等剂量,而是从小剂量开始应用。而且根据 DIG 试验数据的结果,提示血药浓度超过 1.0 ng/mL 可能增加患者病死率。

(5)临床怀疑地高辛中毒时处理措施如下:① 应立即停用地高辛。② 纠正低钾血症和低镁血症,应予口服或静脉补钾。③ 出现室性快速性心律失常,尤其是存在血流动力学障碍时,可考虑选择使用对房室传导影响最小的药物,如利多卡因或苯妥英钠。④ 出现缓慢性心律失常,无症状者可密切观察,有症状者可给予阿托品,必要时临时起搏。⑤ 电复律可诱发致命性心律失常,应尽量避免。⑥ 血液透析不能清除体内的地高辛。

第五节　管控窦性心律——依伐布雷定

SHIFT 研究显示伊伐布雷定使心血管死亡和心力衰竭恶化住院的相对风险降低 18%,患者左心室功能和生活质量均显著改善。SHIFT 中国亚组分析显示,联合伊伐布雷定平均治疗 15 个月,心血管死亡或心力衰竭住院复合终点的风险降低 44%。

一、作用机制

伊伐布雷定通过特异性抑制心脏窦房结超极化激活,可延缓复极四期起搏电流(If),减慢心率,同时还可降低交感神经兴奋性,延长左心室舒张期充盈时间,增加冠状动脉血流量,降低耗氧量,改善心脏舒张功能。

二、适应证

NYHA 心功能 Ⅱ～Ⅳ级、LVEF≤35% 的窦性心律患者,合并以下情况之一可加用伊伐布雷定:

(1) 已使用 ACEI/ARB/ARNI、β受体阻滞剂、醛固酮受体拮抗剂,β受体阻滞剂已达到目标剂量或最大耐受剂量,心率仍≥70 次/min。

(2) 心率≥70 次/min,对β受体阻滞剂禁忌或不能耐受者。此药最早的一类适应证为心绞痛,所以有人认为冠心病心力衰竭效果可能更好,应积极推荐。

三、禁忌证

病态窦房结综合征、窦房传导阻滞、Ⅱ度及以上房室传导阻滞、治疗前静息心率< 60 次/min,血压<90/50 mmHg,急性失代偿性心力衰竭,重度肝功能不全,心房颤动、心房扑动,依赖心房起搏。

四、应用方法

起始剂量 2.5 mg,2 次/日,治疗 2 周后,根据静息心率调整剂量,每次剂量增加 2.5 mg,使患者的静息心率控制在 60 次/min 左右,最大剂量 7.5 mg,2 次/日。老年人、伴有室内传导障碍的患者起始剂量要小。对合用β受体阻滞剂、地高辛、胺碘酮的患者应监测心率和 QT 间期,因低钾血症和心动过缓合并存在是发生严重心律失常的易感因素,特别是长 QT 综合征患者。避免与强效细胞色素 P4503A4 抑制剂(如唑类抗真菌药、大环内酯类抗生素)合用。

五、不良反应

最常见为光幻症和心动过缓。如发生视觉功能恶化,应考虑停药。心率<50 次/min 或出现相关症状时应减量或停用。

第六节　钠-葡萄糖协同转运蛋白 2 治疗心力衰竭

糖尿病药物钠-葡萄糖协同转运蛋白 2(SGLT2)抑制剂是最近新发现的糖尿病治疗靶点,其作用机制是特异性地抑制肾脏对葡萄糖的再吸收,且不依赖于 β 细胞的功能异常或胰岛素抵抗的程度。其效果也不会随着 β 细胞功能的衰竭或严重胰岛素抵抗而下降,不会产生传统药物带来的不良反应,是有良好前景的糖尿病治疗的新药物。

一、作用机制

SGLT 2 主要分布在肾脏近曲小管 S1 和 S2 段,是一种低亲和力、高转运能力的转运体,介导肾脏近曲小管完成肾小球滤过液中 90% 葡萄糖的重吸收;SGLT2 功能亢进引起近端肾小管对氯化钠的重吸收增加,导致运输到致密斑的氯化物浓度降低,后者又通过扩张入球小动脉刺激肾小球滤过率(GFR)增加,这种机制称为管球反馈。

二、对心血管系统影响

(1) 减少血容量,增加红细胞比容:通过"管球反馈"的机制使 GFR 恢复正常,减少血容量。SGLT 2 抑制剂恩格列净治疗 12 周可使得血容量减少 7%,而红细胞比容平行升高,血液携氧能力增加与促红细胞生成素相关。

(2) 促进尿钠排出,改善利尿剂抵抗:SGLT 2 抑制剂可通过抑制钠重吸收减少及肾小管液流量增加,导致更多的钠提供给髓袢和远端肾单位,起到利尿作用,且与基础肾功能无关。

(3) 降低动脉僵硬度,改善内皮功能:机制目前不清楚。

(4) 改善心肌代谢:SGLT 2 抑制剂可使 β 羟丁酸水平升高,可促使 β 羟丁酸的分解加快,增加组织供能,心肌通过增加 β 羟丁酸摄入、降低氧耗,改善心肌能量代谢。

(5) 还可经降压、减重、调脂、降尿酸和减少炎症反应等危险因素的控制,发挥缓解心力衰竭作用。

三、对心力衰竭的影响

(1) CVD-REAL 研究,SGLT 2 组入选 153 078 位患者,应用 SGLT 2 治疗心力衰竭患者,观察心力衰竭治疗效果和病死率,有心血管疾病和无心血管疾病结论相同;CVD-

REAL2 发现亚洲、北美和中东人群,SGLT 2 减低死亡风险 49％、心力衰竭住院降低 36％、心力衰竭住院和死亡降低 40％、心肌梗死降低 19％和中风减少 32％。

(2) EMPA - REG OUTCOME 试验,在 7 020 位有心脏、脑和周围血管疾病 2 型糖尿病患者中,用恩格列净可明显减少心血管死亡、非致命性心肌梗死和非致命性脑卒中,尤其是心血管死亡降低 38％、心力衰竭住院降低 35％和全因病死率减低 32％。

(3) CANVAS 研究,结果亦证实与安慰剂组相比,10 142 位有心血管疾病或多个危险因素的 2 型糖尿病患者,应用卡格列净减少心力衰竭住院 33％。SGLT 2 抑制剂在控制血糖的同时能带来心血管获益,有望成为未来心力衰竭合并 2 型糖尿病患者的首选治疗。

四、常用药和用法

(1) 恩格列净(empagliflozin)为口服片剂,每片含 10 mg 或 25 mg 恩格列净。推荐起始剂量为每次 10 mg,1 次/日,最大剂量为每次 25 mg,1 次/日。

(2) 达格列净(dapagliflozin)推荐起始剂量是 5 mg,1 次/日,早晨服用,不受进食限制,可增加至 10 mg,1 次/日。

(3) 卡格列净(canagliflozin)推荐剂量为 100 mg,1 次/日,有耐药性的患者可增量至 300 mg,1 次/日。

五、不良反应

症状性低血压、肾功能损害、高钾血症、低血糖症(与胰岛素或促胰岛素分泌药物联用时)、女性生殖器真菌感染、鼻咽炎和泌尿道感染、过敏反应、LDL - C 升高、心血管病风险。

第七节　其他药物

一、改善心肌能量代谢药物

心肌细胞能量代谢障碍在心力衰竭的发生和发展中发挥一定作用,有研究显示使用改善心肌能量代谢的药物,如曲美他嗪、辅酶 Q10、辅酶 I、左卡尼汀、磷酸肌酸和 D 核糖等可以改善患者症状和心脏功能,改善生活质量,但对远期预后的影响尚需进一步研究。

二、他汀类药物

他汀类药物除了降血脂外,还有改善内皮功能、抑制炎症因子、逆转心室重构、抗氧化应激和调节神经体液作用。冠心病研究证实,他汀类药物可使心力衰竭发生率降低,但作为心力衰竭药物,还需循证医学证据。

三、维利西呱

维利西呱(vericiguat)是一种新型的口服可溶性鸟苷环化酶(sGC)激动剂,通过一个与一氧化氮无关的结合位点直接刺激可溶性鸟苷环化酶,增强了环鸟苷单磷酸(GMP)途径,通过稳定一氧化氮与结合位点的结合,使 sGC 对内源性一氧化氮敏感。改善心肌和血管功能,预防甚至逆转左心室肥厚和纤维化,减缓心室重构,并通过全身和肺血管舒张减少心室后负荷。这一新机制可用于心力衰竭的治疗。

Victoria 研究是一项关于维利西呱对射血分数降低的心力衰竭患者的全球研究,评估了5 050 例接受了最佳指南性药物治疗的 HFrEF 患者。患者按 1∶1 随机分为两组,在指南推荐的治疗之外,接受维利西呱(目标剂量 10 mg/日)或安慰剂治疗。主要终点为心血管死亡或心力衰竭住院复合事件,次要终点包括首发和复发心力衰竭住院总数、全因死亡或首发心力衰竭住院、全因死亡。平均随访 10.8 个月,维利西呱组的心血管死亡或首次心力衰竭住院主要终点相对减少了 10%。这种维利西呱的有利差异约在治疗 3 个月后出现。

维利西呱减少心力衰竭住院,减少全因死亡或因心力衰竭住院复合终点。在中位随访 10.8 个月的高危人群中,主要终点事件绝对减少了 4.2/(100 人·年)。基于这一绝对风险降低,每治疗 24 名患者能减少 1 例主要终点事件,具有显著的临床意义。

欧洲心脏病学会(ESC)2018 年年会上发布的一项关于维利西呱与 HFpEF 的 Socrates - Preserved 研究结果显示,与安慰剂相比,HFpEF 患者接受维利西呱各剂量治疗 12 周未改变主要疗效指标 NT-proBNP 水平及左心房容积,但维利西呱高剂量组 10 mg 组堪萨斯城心肌病患者生活质量量表(KCCQ)评分显著改善。

第八节 治疗的选择和流程

一、药物选择的原则

(1) 有淤血症状和(或)体征的心力衰竭患者应先使用利尿剂以减轻液体潴留。

(2) 对所有新诊断的 HFrEF 患者应尽早使用 ACEI/ARB/ARNI 和 β 受体阻滞剂(除非有禁忌证或不能耐受),先用 β 受体阻滞剂和先用 ACEI/ARB/ARNI 并无区别。① 当患者处于淤血状态时,ACEI/ARB/ARNI 耐受性更好。② 若患者无明显水肿而静息心率比较快时,β 受体阻滞剂耐受性会更好。③ 部分 HFrEF 患者可同时给予小剂量 β 受体阻滞剂和 ACEI/ARB/ARNI。两药合用后可交替和逐步增加剂量,分别达到各自的目标剂量或最大耐受剂量。

(3) 患者接受上述治疗后应进行临床评估,根据相应的临床情况选择以下治疗: ① 若 eGFR≥30 mL/(min·1.73 m^2)、血钾<5.0 mmol/L,推荐加用醛固酮受体拮抗剂;若

仍有症状,血压能耐受,建议用 ARNI 代替 ACEI/ARB/ARNI。② 若β受体阻滞剂已达到日标剂量或最大耐受剂量,心率≥70 次/min,LVEF≤35%,可考虑加用伊伐布雷定。③ 若符合心脏再同步化治疗(CRT)/植入式心脏复律除颤器(ICD)等的适应证,应予推荐。

(4)若患者仍持续有症状,可考虑加用地高辛。

(5)经以上治疗后病情进展至终末期心力衰竭的患者,根据病情选择心脏移植、姑息治疗、左心室辅助装置的治疗。

优化药物过程中应根据用药指征合理选择药物及起始剂量,逐渐滴定至各自的目标剂量或最大耐受剂量,以使患者最大获益,治疗中应注意监测患者症状、体征、肾功能和电解质等。

二、治疗流程

治疗流程,如图 7-2。

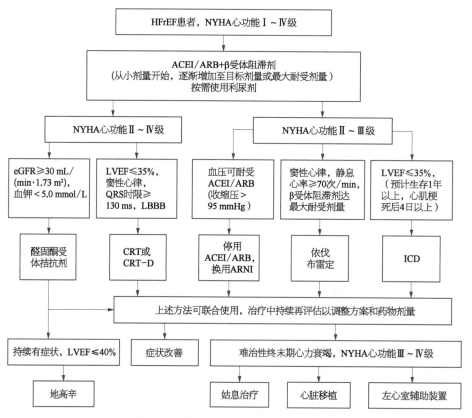

图 7-2 慢性 HFrEF 患者的治疗流程

注:HFrEF,射血分数降低的心力衰竭;NYHA,纽约心脏协会;ACEI,血管紧张素转换酶抑制剂;ARB,血管紧张素Ⅱ受体阻滞剂;eGFR,估算的肾小球滤过率;LVEF,左心室射血分数;LBBB,左束支传导阻滞;CRT,心脏再同步化治疗;CRT-D,具有心脏转复除颤功能的 CRT;ARNI,血管紧张素受体-脑啡肽酶抑制剂;ICD,植入式心脏复律除颤器;1 mmHg=0.133 kPa。

(张雅君)

参考文献

［1］ 中华医学会心血管分会心力衰竭学组,中国医师协会心力衰竭专业委员会.心力衰竭诊断和治疗指南 2018［J］.中华心血管病杂志,2018,46：760－783.

［2］ 霍勇.心力衰竭合理用药指南［J］.中国医学前沿杂志,2019,11：(7)25－55.

［3］ Yancy CW, Jessp M, Bozkrt B, et al. 2017 ACC/AHA/HFSA focused update of the 2013 ACCF/AHA guideline for the management of heart failure：A report of the American College of Cardioloy/American Heart Association Task Force on Clinical Practice Guidelines and the Heart Failure Society of America［J］. Circulation, 2017, 136：e137－e161.

［4］ Nishimura RA, Otto CM, Bonow RO, et al. 2017 AHA/ACC focused update of the 2014 AHA/ACC guideline for the management of patients with valvular heartdisease：A report of the American College of Cardiology/American Heart Association Task Forceon Clinical Practice Guidelines［J］. Circulation, 2017, 135 (25)：e1159－1195.

［5］ Kosiborod M, Lam CSP, Kohsaka S, et al. Cardiovascular events associated with SGLT2 inhibitors versus other glucose-lowering drugs：The CVD-REAL 2 Study［J］. J Am Coll Cardiol, 2018, 71(23)：2628－2639.

［6］ Gupta VK, Brauneis D, Shelton AC, et al. Induction therapy with bortezomib and dexamethasone and conditioning with high-dose melphalan and bortezomib followed by autologous stem cell transplantation for AL amyloidosis：Long-term follow-up analysis［J］. Biology of Blood and Marrow Transplantation, 2019, 25(5)：e169－e173.

［7］ 托伐普坦临床研究协作组.常规治疗基础上联用托伐普坦片治疗心源性水肿的有效性和安全性的多中心随机、双盲、安慰剂对照研究［J］.中华心力衰竭和心肌病杂志(中英文),2017,1(1)：15－21.

［8］ Fitchett D, Butler J, van de Borne P, et al. Effects of empagliflozin on risk for cardiovascular death and heart failure hospitalization across the spectrum of heart failure risk in the EMPA-REG OUTCOME trial［J］. Eur Heart J, 2018, 39：363－370.

［9］ Kosiborod M, Cavender MA, Fu AZ, et al. Lower risk of heart failure and death in patients initiated on sodium-glucose cotransporter-2 inhibitors versus other glucose-lowering drugs：The CVD－REAL study (comparative effectiveness of cardiovascular outcomes in new users of sodium-glucose cotransporter-2 inhibitors)［J］. Circulation, 2017, 136：249－259.

［10］ Kosiborod M, Lam CSP, Kohsaka S, et al. Lower Cardiovascular risk associated with SGLT2 in ＞400000 patients：The CVD-REAL 2 Study［J］. J Am Coll Cardiol, 2018, 71(23)：2628－2639.

［11］ Verma S, Mazer CD, Fitchett D, et al. Empagliflozin reduces cardiovascular events, mortality and renal events in participants with type 2 diabetes after coronary artery bypass graft surgery：subanalysis of the EMPA-REG OUTCOME randomised trial［J］. Diabetologia, 2018, 61：1712－1723.

第八章

射血分数保留的心力衰竭的诊断和治疗

1984年,Dougherty等首次报道了一组左室舒张末期收缩功能正常的充血性心力衰竭,揭开了这类心力衰竭研究的序幕,引起人们极大的关注。之后很长一段时间,心血管病专家将其命名为舒张性心力衰竭(DHF)、射血分数正常的心力衰竭(HFnEF)、收缩功能尚存的心力衰竭(HFPSV)、左室收缩功能正常的心力衰竭、左室收缩功能完好的心力衰竭。最近才出现了射血分数保留的心力衰竭(heart failure with preserved ejection fraction,HFpEF)的概念。因HFpEF与射血分数降低的心力衰竭(HFrEF)完全不同,理解和掌握此型心力衰竭对临床医生来说也是一个挑战。因此这一章节将就HFpEF的概念、发生机制、病理生理、诊断、临床特点和治疗逐一进行论述。

第一节 射血分数保留的心力衰竭的概念和流行病学

一、射血分数保留的心力衰竭的概念

2016年,欧洲心脏病学会(ESC)心力衰竭指南推荐了一种心力衰竭分类方法,将心力衰竭分为三类:射血分数降低(LVEF<40%)的心力衰竭(HFrEF)、射血分数中间值(LVEF 40%~49%)的心力衰竭(HFmrEF)和射血分数保留(LVEF>50%)的心力衰竭(HFpEF)。明确地提出了HFpEF的概念,不同于射血分数降低的心力衰竭(HFrEF)和射血分数中间值的心力衰竭(HFmrEF),作为一种新的心力衰竭类型而独立存在。

HFpEF的定义:HFpEF是指在心室收缩功能正常的情况下,心室弛张(relaxation,一种主动舒张功能,发生于等容舒张期)和顺应性(compliance)减低,致使心室充盈量减少和充盈压升高,从而出现肺循环和体循环淤血的临床综合征。

二、射血分数保留的心力衰竭的流行病学情况

近年来HFpEF的患病率在逐渐增加,流行病学调查显示心力衰竭患者中有高达

31%～50%为 HFpEF,女性更高>50%。2018 年欧洲指南报告 60 岁以上人群中,HFpEF 发生率约为 4.9%。HFpEF 患病总人数欧洲大约数百万人,美国 240 万～340 万。HFpEF 占所有心力衰竭住院人数一半以上。随着人类寿命的延长及肥胖和糖尿病越来越常见,这一数字预计还会增加。在过去的 20 年,心力衰竭的发病率发生了明显变化,HFrEF 发病在减少,而 HFpEF 明显增加。

三、射血分数保留的心力衰竭的危害

HFpEF 发病率在不断攀升,并且有较高的病死率和并发症。Swede 研究患者的预后发现:① 30 日病死率,HFrEF 高于 HFpEF,HFmrEF 与 HFpEF 比升高不明显,冠心病患者 HFrEF 升高比 HFpEF 更显著,非冠心病患者三者差异性减低。② 1 年病死率,HFrEF 高于 HFpEF,HFmrEF 与 HFpEF 比升高不显著,冠心病患者 HFrEF 升高比 HFpEF 更显著,HFmrEF 与 HFpEF 比也升高明显,非冠心病患者 HFrEF 高于 HFpEF。③ 3 年病死率,HFrEF 高于 HFpEF,HFmrEF 与 HFpEF 比升高不明显,冠心病患者 HFmrEF 与 HFpEF 比升高明显,HFrEF 升高比 HFpEF 更显著,非冠心病患者三者差异性减低。一组研究显示 HFpEF 一年病死率为 29%,5 年病死率 65%,另一组研究显示对 18 299 名 HFpEF 住院患者长期随访,5 年病死率高达 75.7%。

四、引起射血分数保留的心力衰竭的相关疾病

引起 HFpEF 的疾病很多,除心脏病外,很多全身性疾病,均可参与 HFpEF 的发生和发展。

1. 影响左心室弛张的疾病　各种全身及心脏疾病均可影响舒张功能,常见于高血压性心脏病、肥厚性心肌病、主动脉瓣狭窄、缺血性心脏病、老年心脏病和糖尿病。

2. 影响左心室顺应性的疾病　心肌淀粉样变、血色素沉着症、限制性心肌病、心肌间质纤维化和心内膜纤维化等。

3. 影响心室间相互作用的疾病　右心室容量负荷过重(如房间隔缺损)、右心室压力负荷增加(肺动脉压力增高)及右心室急性扩张(急性三尖瓣反流、右心室梗死、急性肺动脉栓塞等)。

4. 影响左心室充盈的疾病　缩窄性心包炎、大量心包积液、心脏压塞和存有争议的室性心动过速。

第二节　射血分数保留的心力衰竭的发病机制

一、射血分数保留的心力衰竭的病因

HFpEF 危险因素众多,如冠心病、心肌缺血、肥胖、糖尿病、高血压、慢性肾脏疾病均

参与 HFpEF。临床上有人根据危险因素将 HFpEF 分为老化、肥胖、肺动脉高压和冠心病 4 种类型,强调了病因的重要性和治疗更具靶向性。

HFpEF 是射血分数保留的心力衰竭的缩写,由于其病因复杂,有人戏用 HFpEF 来形容其异质性:用 Hypertension(高血压)、Female(女性)、poly-comorbidities(多种并存疾病)、Elderly(老人)和 Fat(肥胖)的英文首字母组成 HFpEF,其中多种并存疾病包括心房颤动、冠心病、慢性肾脏疾病、慢性阻塞性肺疾病、呼吸睡眠暂停综合征、糖尿病、痛风和肿瘤等。不难看出,除了 HFrEF 的病因外,还有多种不同的因素和疾病参与了 HFpEF 的发生和发展过程(表 8 - 1)。

表 8 - 1　HEpEF 与 HFrEF 疾病特征的比较

	HFrEF	HEpEF
并发疾病(危险因素)	肥胖、高血压、糖尿病、肾脏病、男性、容量过负荷、心肌炎、心肌梗死	肥胖、高血压、糖尿病、肾脏病、女性、老人、贫血、炎症、肝脏疾病、慢性阻塞性肺疾病、睡眠呼吸暂停、痛风、肿瘤
全身和心肌炎症	有菌或无菌	代谢风险引起
内皮功能障碍	晚期症状 ↓患病率 ↓微血管密度 ↓一氧化氮生物利用度	早期症状 ↑患病率 ↓微血管密度 ↓↓一氧化氮生物利用度
心肌肥厚	偏心性	向心性
心肌细胞坏死	存在	不存在
心肌纤维化	↑血管周围纤维化 间质纤维化 替代纤维化 胶原纤维交联	↑↑血管周围纤维化 间质纤维化 ↑胶原纤维交联
左心室僵硬	左心室僵硬	↑左心室僵硬

二、射血分数保留的心力衰竭的发病机制

1. 心功能主要改变　HFpEF 的主要改变发病不同于 HFrEF,可见下列改变。

(1)等容舒张期的主动舒张功能-心肌弛张(relaxation)功能受损。

(2)心室充盈压升高和心室充盈量减少。

(3)心室僵硬度(stiffness)增加和顺应性(compliance)降低。

(4)神经体液激素的过度激活。

(5)血管硬度增加。

2. 心功能改变特点　HFpEF 的发病机制主要为静息状态或压力下心室舒张功能障碍,尽管 HFpEF 在静息下射血分数正常,但当压力负荷增加时射血分数并不能随之提

升,并且收缩功能的其他参数也异常。此外,内皮功能损伤、动脉硬化、心室僵硬度增加引起心脏负荷敏感度增加也是 HFpEF 可能的发病机制,当心脏负荷增加时更易出现肺水肿,心脏负荷减低时更易出现低血压。同时心脏变时性下降、血管舒张、心室收缩和舒张功能受损以及外周肌肉对氧的摄取和利用功能下降导致患者出现运动障碍。

3. 舒张功能变化的机制　舒张功能包括主动舒张功能(心肌弛张)和被动舒张功能(顺应性),HFpEF 二者均有改变。其发生的机制还不完全清楚。

(1)心肌弛张受损的机制:钙离子复位障碍、肌动蛋白-肌球蛋白集合体解离障碍,以上两种障碍均与收缩蛋白、Ca^{2+}、ATP 缺乏有关。与心脏收缩时几何图形、容积缩小和阻力相关,几何图形缩小越明显,形成的舒张势能大,舒张越完全,射血晚期阻抗增大心肌压力增高,阻止心脏舒张。

(2)心室顺应性下降的机制:可能受心包因素(心包积液和缩窄性心包炎)、心内膜因素(心内膜心肌纤维症和嗜酸性细胞增生性心内膜炎,出现引起顺应性的心内膜增生和纤维化)、心内因素(增生和肥大、沉积和浸润、炎症和水肿,心肌僵硬度)、心房因素(心房颤动、心房扑动和心房静止,房室传导问题造成的房室不同步,均可减少或丧失心房的辅助射血)的影响,从而导致顺应性降低。

4. 新的观点　HFpEF 的机制包括血流动力学机制和分子机制(图 8-1)。

(1)血流动力学机制:左心充血、舒张功能障碍、左心房高压,肺血管病、右心室功能障碍,血浆容量扩大。

(2)分子机制:全身微血管炎症,心脏代谢功能异常,细胞(肌联蛋白)、细胞外(纤维化)结构异常。

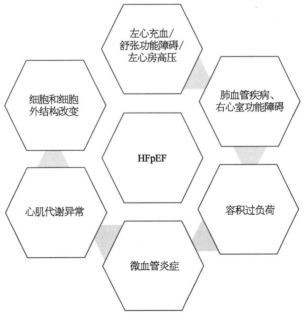

图 8-1　HFpEF 的血流动力学和分子机制

第三节 射血分数保留的心力衰竭的诊断

美国心脏病学会(ACC)、美国心脏协会(AHA)、美国心力衰竭协会(HFSA)、欧洲心脏病学会(ESC)和我国心力衰竭的相应指南,对于 HFpEF 的诊断均有描述。尽管近年来对于 HFpEF 研究和认识不断深入和进展,但是 HFpEF 的诊断历来都是临床医师的困扰和挑战。诊断 HFpEF 要有心力衰竭的症状和体征,以及左心室射血分数正常且有舒张功能障碍的证据,而且还要确定 HFpEF 病因或危险因素,对指导后续治疗有不可替代的价值。诊断的步骤大体相同,首先识别患者临床表现,判定心力衰竭的可能性,然后采用经胸超声心动图检查确定诊断。但是,HFpEF 诊断采用的方法和标准还不成熟,各个国家、地区和医院不尽相同,下面仅介绍两种方法供参考。

一、H_2FPEF 评分

美国梅奥诊所提出的一种简单的 HFpEF 诊断评分标准,H_2FPEF 标准共 9 分:H_2 分别代表超重(计 2 分)和高血压(计 1 分);第一个 F 代表心房颤动,计 3 分;P 代表>30 肺动脉高压,计 1 分;E 为>60 岁老年人,计 1 分,最后一个 F 代表充盈压(多普勒超声心动图 E/e'>9),计 1 分。根据这一评分体系,低分(0 或 1 分)可以排除 HFpEF,高分者(6~9 分)可以确立 HFpEF 的诊断,而中间分数(2~5 分)需要做附加测试以确定或排除诊断。

二、HFA - PEFF 4 步诊断流程

目前诊断流程主要根据 2007 年和 2019 年欧洲舒张性心力衰竭研究小组针对 HFpEF 提供的详细诊断策略和流程。2019 年,由欧洲心脏病学会(ESC)的心力衰竭协会(HFA)颁布的共识建议提出了新的诊断流程,新共识中 HFpEF 的诊断流程采用 HFA - PEFF 分 4 步完成,详见诊断步骤(表 8 - 2)、诊断标准流程图(图 8 - 2)。

表 8 - 2 HFpEF 的 PEFF 诊断步骤

P	初步检查	心力衰竭合并症/危险因素的症状和(或)体征
(pretest assessment)	步骤 1:预测试评估	心电图
		标准超声心动图
		利钠肽
		测力、6 min 步行试验或心肺运动
E	诊断检查	综合超声心动图
(echocardiographic and natriuretic peptide heart failure with preserved ejection fraction diagnostic score)	步骤 2:超声心动图及利钠肽评分	利钠肽,如果在步骤 1 中未测量

续　表

F1 （functional testing）	高级检查 步骤3：不确定情况 的功能测试	负荷试验：运动负荷超声心动图和（或） 有创血流动力学测量
F2 （final aetiology）	病原学检查 步骤4：最终病因	心血管核磁共振 心肌活检（心脏性、非心脏性） ECT、CT、PET 基因检测 特定实验室测试

注：PET，正电子发射断层成像；ECT，同位素心肌扫描。

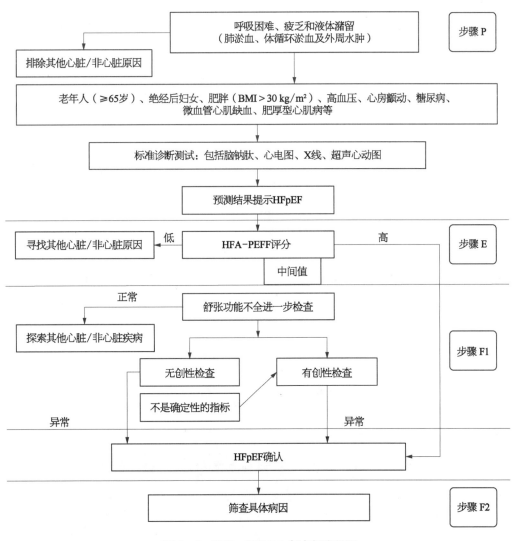

图8-2　HFA-PEFF 4步诊断流程图

1. HFA-PEFF 诊断流程第一步　　初始评估(pretest assessment，P)HFpEF 危险因素及共病。对每例出现可疑心力衰竭症状和(或)体征[如呼吸困难、疲乏和液体潴留(肺淤血、体循环淤血及外周水肿)]的患者应进行初始评估。这些评估包括：

(1) 详细的问诊查体，特别需注意临床与人口特征的病史，如肥胖、高血压、糖尿病、老年人、心房颤动等。

(2) 针对心房颤动及其他心律失常的检测应常规使用心电图。

(3) 一般实验室检查如电解质、肾功能、肝功能等，甲状腺激素、转铁蛋白饱和度等特殊的实验室检查以排除某些特殊疾病。

(4) 为排除如射血分数降低的心力衰竭(HFrEF)、心脏瓣膜疾病、原发性肺动脉高压或心包积液等疑似疾病，应进行基本的超声心动图检查。

(5) 如果存在以下情况，则应怀疑 HFpEF：① 正常射血分数同时左心室未扩张。② 超声心动图发现向心性重塑或左心室肥大。③ 左心房扩大(特别注意，超声心动图发现心脏结构的改变可以支持 HFpEF 的诊断，但未发现心脏结构变化，并不能排除 HFpEF)。

(6) 对于可疑心肌缺血、肺部疾病的患者应进行特殊检查，如心脏核磁共振成像(CMR)、心肌灌注显像或使用冠状动脉 CT 血管造影成像或介入性血管造影检测心肌缺血。

(7) 血液脑钠肽的水平对于心力衰竭有很高的阴性诊断价值，高水平提示有心脏疾病，但正常水平不能排除 HFpEF。

第一步是对可疑患者的初步筛查，收集患者的病史及其他资料，经过第一步后怀疑 HFpEF 的患者需后续部分的流程。

2. HFA-PEFF 诊断流程第二步　　诊断检查(echocardiographic and natriuretic peptide score，E)基于超声心动图和脑钠肽，运用超声心动图测量心脏的结构和功能，通过功能评价、结构评价以及血液脑钠肽水平等三大指标建立一个系统全面的评分系统(表 8-3)。

表 8-3　射血分数保留的心力衰竭检查和评分系统(E)

标准	功能指标	形态指标	生物标志物
主要标准	(1) 间隔侧 e'<7 cm/s 或侧壁侧 e'<10 cm/s。 (2) 平均 E/e'比值≥15。 (3) 三尖瓣反流峰值速度(TR velocity)>2.8 m/s (即肺动脉收缩压 PASP>35 mmHg)。	(1)左心房容积指数(LAVI) >34 mL/m²(窦性心律) >40 mL/m²(心房颤动)。 或 (2)左室质量指数(LVMI) ≥149/122 g/m²(m/w) 相对室壁厚度(RWT) >0.42。	(1) NT-proBNP >220 pg/mL 或 BNP>80 pg/mL(窦性心律)。 (2) NT-proBNP >660 pg/mL 或 BNP>240 pg/mL(心房颤动)。

标准	功能指标	形态指标	生物标志物
次要标准	(1) 平均室间隔-侧壁 E/e′ 比值 9～14。 或 (2) 左室整体长轴应变力 (GLS)<16%	(1) 左心房容积指数(LAVI)29～34 mL/m² (窦性心律) 34～40 mL/m² (心房颤动)。或 (2) 左室质量指数(LVMI) ≥115/95 g/m² (m/w)。或 (3) 相对室壁厚度(RWT)>0.42。或 (4) 左室舒张末期室壁厚度(LV wall thickness)≥12 mm	(1) NT-proBNP 125～220 pg/mL 或 BNP35～80 pg/mL(窦性心律)。 (2) NT-proBNP 375～660 pg/mL 或 BNP105～240 pg/mL(心房颤动)

注：在每个项目中,一个主要标准可得 2 分,一个次要标准可得 1 分,每个项目最多得 2 分;即功能指标最多得 2 分,形态指标最多得 2 分,生物标志物最多得 2 分;总分最高分为 6 分。评分 2～4 分诊断舒张功能不全,需舒张试验或有创血流动力学测量;评分≥5 分诊断舒张性心力衰竭。

每个指标设有主要标准和次要标准,每个主要标准计 2 分,次要标准计 1 分。同一指标中主要标准与次要标准得分不相叠加,满足多个主要标准仍为 2 分,满足多个次要标准仍为 1 分,每个标准最高只能计 2 分,最后多个指标得分相加。总分≥5 分诊断舒张性心力衰竭(HFpEF),总分≤1 分可以基本排除 HFpEF,总分为 2～4 分需要进行进一步评估(第三步)。心脏功能超声测量指标如表 8 - 4。

表 8 - 4 左心室舒张功能不全的超声心动图测量指标及意义

测量指标	异常	临床意义
e′	降低(间隔侧 e′<7 cm/s 或侧壁侧 e′<10 cm/s)	左心室松弛延迟
E/e′ 比率	(1) 高(>15)。 (2) 低(<8)。 (3) 中等(8～15)。	(1) 左心室充盈压高。 (2) 左心室充盈压正常。 (3) 灰色区(需其他参数)。
二尖瓣血流 E/A 比率	(1) 限制性(>2)。 (2) 松弛受损(<1)。 (3) 正常(1～2)。	(1) 左心室充盈压高容量负荷过重。 (2) 左心室松弛延迟正常的左室充盈压。 (3) 不能下结论(可能是"假性")

注：E/A,舒张早期到晚期二尖瓣血流速率的比率;e′,二尖瓣舒张早期室壁运动速率;E/e′,二尖瓣血流频谱流入 E 波与组织多普勒 e′波的比率;早期诊断应用二尖瓣血流 E/A 比率指标,目前评分系统采用 E/e′比率指标。

在经过第二步的诊断后,得分在 2～4 分的患者是不能确诊或排除 HFpEF,事实上在具有多种合并症的典型老年患者中,休息时是否存在单发的心脏结构和(或)功能异常并不总是能确定或排除 HFpEF 的诊断。在代偿性 HFpEF 中,患者由于心脏舒张功能的受损以及左心室顺应性差,会导致运动时的心脏每搏输出量和心排出量(CO)增加或减少,左室充盈压升高和肺动脉收缩压(PASP)升高,而这些改变在患者静息时难以被超声心动图发现,仅在运动过程中或恶化时才能检测到。所以需要进入第三步的高级检测即功能评估。

步骤 P 旨在确定射血分数保留的潜在心力衰竭诊断患者,排除或确定其心力衰竭样症状的其他特定原因。射血分数保留的心力衰竭患者是典型的人口统计学特征(老年、女性和共病)。标准超声心动图上的左心室射血分数,以及其他容易检测到的发现,如利钠肽升高或心房颤动。其他原因如冠状动脉疾病、严重瓣膜病、肺部疾病和贫血,应在初始检查期间排除。如果步骤 P 阳性,则因进入第二步 E,包括全面的超声心动图和脑钠肽、N-末端脑钠肽水平。如果步骤 E 不确定,则应执行步骤 F1,根据临床设备和患者情况,建议进行有创血流动力学检查。最后 F2 也很重要,对于潜在的病因的及时发现,可以各增加上游治疗的合理性,提升疗效。

3. HFA-PEFF 诊断流程第三步 高级检查(functional testing, F1)为功能评估(图 8-3)。对于在第二步中得分为 2~4 分的患者,可以先进行静息有创血流动力学检查或运动超声心动图。若静息有创检查得到休息时左心室充盈压较高[左心室舒张末期压力(LVEDP)≥16 mmHg(1 mmHg=0.133 kPa),肺毛细血管锲压(PCWP)≥15 mmHg]则可以确诊 HFpEF。但是静息情况下得出的正常 LVEDP 或 mPCWP 也不能完全排除 HFpEF。若出现这种情况还建议在运动过程中通过无创运动压力超声心动图或有创血流动力学进行评估。

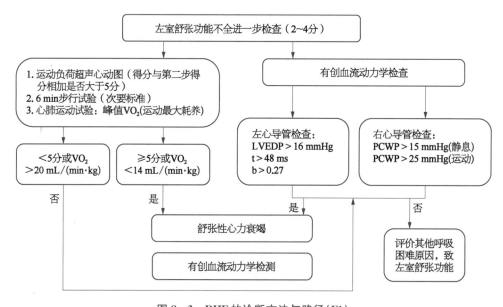

图 8-3 DHF 的诊断方法与路径(F1)

注:LVEDP,左室舒张末期压力(主要标准);PCWP,肺毛细血管锲压(主要标准);t,舒张时间常数(次要标准);b,左室硬度系数(次要标准)。

运动压力超声心动图是在运动过程中获取超声心动图的数据,可以反映运动时患者左心室的舒张和收缩功能障碍,最常用的指标是 E/e′和 TR 峰值速度,分别代表 mPCWP

和 PASP 的增加。在运动期间平均 $E/e'\geqslant15$,计 2 分;若平均 $E/e'\geqslant15$,TR 峰值速度>3.4 m/s,计 3 分;将得分与第二步得分相加,综合得分≥5 分则可以诊断 HFpEF。虽然运动压力超声心动图可以发现患者运动时的超声心电图改变,但是运动超声心电图的数据不足以在所有情况下替代有创血流动力学数据。如果评分仍<5 分或无法进行运动超声心电图检查,可进行有创血流动力学检查。

运动情况下的有创血流动力学评估是 HFpEF 诊断的最准确的工具,在运动过程中,PCWP 的急剧增加是 HFpEF 患者典型的血流动力学反应。对于超声心动图仍无法定论或不可行的患者,建议在患者的仰卧运动期间,对患者进行右心导管运动压力试验。测定患者峰值运动时期的 PCWP,其可以直接区分心源性呼吸困难与非心源性呼吸困难,在高峰运动期间 PCWP<25 mmHg 的患者属于非心源性呼吸困难,如果 PCWP≥25 mmHg 表明运动时呼吸困难主要源于心脏,可以直接诊断为 HFpEF。若运动过程中左心室充盈压力的增加并没有伴随舒张末期容积的增加,这表明存在左心室充盈的限制或心包约束的发展。

在进行有创血流动力学检查后,若其他检验检查结果均无定论,可以直接将 LVEDP 或 PCWP 的有创测量结果视为诊断 HFpEF 的依据。但是前提是必须排除其他相似疾病,如严重的冠心病、左房室瓣狭窄或心包狭窄。

在经过第三步的功能评估后,HFpEF 已经可以被确诊或排除,但 HFpEF 患者的病因诊断尚未完成,故需进入第四步病因诊断。

4. HFA-PEFF 诊断流程第四步　病因诊断(final aetiology, F2)即病原学检查(图 8-4)。

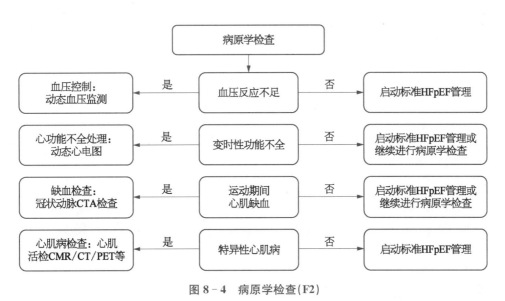

图 8-4　病原学检查(F2)

注:HFpEF,射血分数保留的心力衰竭;CMR,心脏核磁共振;CT,计算机断层扫描;PET,正电子发射断层扫描。

病因诊断放在第四步是为了强调在 HFpEF 的诊疗过程中务必要考虑特殊病因,强调了病因与合并症管理在 HFpEF 中的重要作用。对伴有特殊病因的 HFpEF 患者,病因治疗是改善患者预后的必要手段。

大多数 HFpEF 患者与常见的危险因素以及合并症相关,但始终应考虑患者合并特殊病因的可能性,包括肥厚型心肌病、心肌炎、慢性炎症性心肌病、自身免疫性疾病、原发或继发性心肌纤维化及一些遗传疾病等。这些特殊类型疾病表现出 HFpEF 的症状,应当警惕这些特殊病因出现的 HFpEF。另外一些罕见病因,如药物、重金属、射线毒性及代谢疾病也可引起类似表现,但症状出现前存在较长暴露时间。

病因诊断还包括一些运动负荷试验,以协助诊断心肌缺血、运动时血压异常、心脏变时功能异常、室上性或室性心律失常,并可迅速开始抗心肌缺血、加强血压控制、停止致心律失常药物等治疗。此外,病因诊断还包括心脏核磁共振等更精确的检查手段。同时需重视某些非心肌本身原因导致与心力衰竭类似的症状,如缩窄性心包炎、原发性心脏瓣膜疾病、高排出量性心力衰竭等均不能被定义为 HFpEF。

第四节　射血分数保留的心力衰竭的治疗

在 HFpEF 中,心肌变得太僵硬而不能有效地泵血。大多数 HFpEF 患者有肥胖,患有糖尿病,并患有代谢综合征或是老年患者。与慢性收缩性心力衰竭不同,没有明确降低 HFpEF 病死率的治疗策略。由于 HFpEF 表型不一,我们对于其发病机制的了解有限,尽管多种药物治疗策略是针对 HFpEF 的,但均未增加生存率。然而药物干预能改善其他终点,包括再住院率、活动耐量和生活质量。因此,HFpEF 的治疗被降级为治疗影响疾病进展的合并疾病。应用标准心力衰竭治疗却缺乏病死率的临床获益引发了争论,即 HFpEF 是单独的临床疾病还是在心力衰竭的疾病谱之外。然而,这些争论有助于规范未来学术研究方向的形式和内容。

一、HFpEF 药物治疗疗效评价

药物治疗无足够循证医学有效的证据:① 临床研究未能证实 ACEI、ARB 改善 HFpEF 患者的预后和降低病死率。② β 受体阻滞剂、钙拮抗剂和洋地黄类药物临床研究的结果不一致。③ ARNI 可能有效。所以,HFpEF 治疗多采取综合性治疗手段(图 8-5),药物治疗是经验性的,往往参考 HFrEF 治疗。

二、治疗的 4 方面目标

治疗的主要目标包括:① 缓解症状。② 改善舒张功能。③ 治疗引起 HFpEF 的基础疾病和危险因素 。④ 减少并发症,如糖尿病、慢性肾脏病等(图 8-5)。

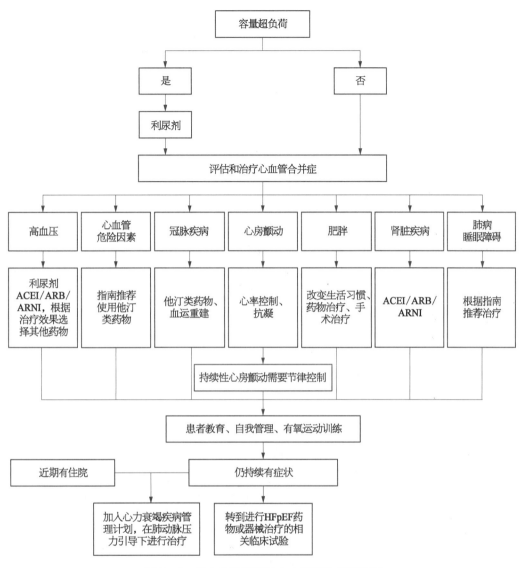

图 8-5　射血分数保留的心力衰竭治疗流程图

三、常用药物治疗

1. 利尿剂　有液体潴留的 HFpEF 和 HFmrEF 患者应使用利尿剂,可明显缓解淤血的症状和体征,但盲目和大量使用利尿剂,可以加重已存在的舒张功能不全。应该在利尿治疗时仔细检测,防止血容量显著降低和低灌注。利尿剂使用方法见 HFrEF 的药物治疗中利尿剂部分。

2. 血管扩张剂　① 静脉扩张剂,对容量负荷增加的失代偿期患者,可减轻肺循环和体循环的容量和压力,缓解充血的症状。② 动脉血管扩张剂,有效减低心脏后负荷,对外周血管阻力增加和高血压心脏病患者有效,但不宜用于肥厚梗阻型心肌病患者。

3. 钙通道阻滞剂　除硝苯地平、异搏定和地尔硫卓外,用于临床的还有非洛地平和尼群地平等,可以通过 Ca^{2+} 通道阻滞作用、负性频率作用、负性肌力作用、外周血管和冠状动脉扩张作用,改善心脏的舒张功能。

4. β 受体阻滞剂　具有减低心率和负性肌力作用,有改善左心室舒张功能的作用。但是,对照随机临床研究的结果褒贬不一,分析的结果却获得了较理想的结果。在临床上,有心率过快和其他心律失常的患者,以及心肌肥厚患者选择此类药物可能更合理。

5. ACEI、ARB　肾素-血管紧张素-醛固酮系统(RAAS)的激活对心肌的直接效应包括:心肌细胞肥大和间质纤维化,促进了 HFpEF 基质的改变。另外,患有高血压、糖尿病、肾功能不全、冠状动脉疾病和心房颤动的患者的 RAAS 调节异常。因此,正在研究降低 RAAS 活性的药物,一些随机临床试验已经针对 RAAS 进行靶向研究,如 PEP－CHF 研究、CHARM－Preserved 研究、I－Preserve 研究、我国香港舒张性心力衰竭研究及 TOPCAT 研究等。

为探讨 RAAS 系统阻滞剂(ACEI 与 ARB)在舒张性心力衰竭中的治疗地位,近年来先后完成了三项大型临床试验(CHARM－Preserved、PEP－CHF、I－Preserve)。虽然这些研究均未显示 ARB 或 ACEI 类药物可显著降低主要终点事件发生率,但可有效减少部分二级终点(如因心力衰竭住院)的发生,加之这些药物(特别是 ARB)具有良好的安全性与耐受性,故在获取更多证据之前,RAAS 阻滞剂仍可用于舒张性心力衰竭的常规治疗。

6. 醛固酮受体拮抗剂　TOPCAT 亚组分析提示螺内酯可降低 HFpEF 患者因心力衰竭住院风险,显著降低美洲 HFpEF 患者的主要复合终点及心血管死亡、因心力衰竭住院率,而对俄罗斯及格鲁吉亚患者无明显改善。对 LVEF≥45％,BNP 升高或 1 年内因心力衰竭住院的 HFpEF 患者,可考虑使用醛固酮受体拮抗剂以降低住院风险。对 HFpEF 伴顽固性高血压的患者服用 ACEI、ARB、钙通道阻滞剂和利尿剂,再用醛固酮受体拮抗剂,应该是不错的组合。

7. 血管紧张素受体-脑啡肽酶抑制剂　血管紧张素受体-脑啡肽酶抑制剂(angiotensin receptor-neprilysin inhibitor, ARNI, 美国商品 Entresto, 中国商品名诺欣妥)为双通道活性药物,其中的缬沙坦抑制血管紧张素受体,是治疗 HFrEF 的常用药物;另一部分沙库巴曲经转换后抑制脑啡肽酶,增加利钠肽 ANP、BNP 和 CNP 的血浆水平,经活化鸟苷酸环化酶上调 cGMP 径路,降低血压和利尿,发挥其扩张血管、降低血压以及利尿作用,防止心肌纤维化。Paredigm－HF 研究证明,ARNI 与阳性药物(依那普利)相比,可明显降低 HFrEF 病死率,凸显了在心力衰竭治疗中的地位。此外,Paredigm－HF 亚组分析发现,沙库巴曲可增强血糖控制,减少了胰岛素的应用,故推测 ARNI 对 HFpEF 可能有效,尤其伴糖尿病的患者。Paredigm－HF 研究的结果已在的欧洲心脏病学会(ESC)2019 年年会上公布,并随后在权威杂志上发表。结果显示,与缬沙坦相比,Entresto 将总心力衰竭住院(首次和复发)和心血管(CV)死亡的复合主要终点仅降低了 13％(P＝0.059)。尽管主要终点数据错失统计学显著性,但研究的全部证据表明,

Entresto 在特定的亚组中可能对 HFpEF 具有临床上的重要益处。在左心室射血分数 45%～57%（主要终点减少 22%）的个体和女性（主要终点减少 27.5%）个体中具有更大的影响。因 HFpEF 的病因异质性和复杂性，ARNI 的应用应个体化裁定。

8. 心脏代谢和能量优化药物　HFpEF 患者的心肌能量受损提示，靶向心脏代谢功能异常可能是重要的治疗手段，可用辅酶 Q10、磷酸果糖（FDP）和 D 核糖等。因心力衰竭这方面的治疗普遍了解较少，这里以 D 核糖为例做一简单的描述。从容易引起 HFpEF 的肥胖、高血压、糖尿病、肾脏病、贫血、炎症、肝脏疾病、慢性阻塞性肺疾病、睡眠呼吸暂停、痛风等因素来看，多存在代谢和（或）能量异常，从而引起耗能多的舒张功能障碍，出现 HFpEF。此型心力衰竭不同于以收缩蛋白减少为主的 HFrEF，如果从改善代谢和补充能量的干预出发，从理论上可能是一种合力的选择。D 核糖除了是构成 RNA 和某些激素的不可替代的成分外，也是产生 ATP 的理想五碳糖，是生命代谢最基本的能量来源之一，可直接产生 ATP，绕过了葡萄糖变成磷酸核糖的漫长又耗能的过程，产生 ATP 耗时仅是葡萄糖的 1/4。研究证实，口服 D 核糖能促进心肌细胞 ATP 的产生，使心肌细胞的功能正常，从而明显改善心功能，达到治疗心力衰竭的目的。目前正在评估的药物包括部分腺苷 A1 激动剂（capadenoson 和 neladenoson），肉毒碱棕榈酰转移酶 1 抑制剂（etomoxir 和 perhexiline），脂肪酸 β 氧化抑制剂（曲美他嗪），线粒体功能增强剂（elamipretide）。

9. 他汀类药物　他汀类药物通过降低胆固醇预防动脉硬化和急性冠状动脉综合征，减少心脏猝死和非心脏死亡。还有抗氧化和抗炎作用，既可防动脉硬化，又可维持一氧化氮的生物活性、cGMP 水平和 PKG 活性，发挥心肌肥厚作用和联结蛋白低磷酸化，改善左心室舒张功能，治疗 HFpEF。

10. 维利西呱　是一种新型的口服可溶性鸟苷环化酶（sGC）激动剂，通过一个与一氧化氮无关的结合位点直接刺激可溶性鸟苷环化酶，增强了环鸟苷单磷酸（GMP）途径，通过稳定一氧化氮与结合位点的结合，使 sGC 对内源性一氧化氮敏感。

欧洲心脏病学会（ESC）2018 年年会上发布的一项关于维利西呱与 HFpEF 的 Socrates - Preserved 研究结果显示，与安慰剂相比，HFpEF 患者接受维利西呱低剂量治疗 12 周未改变主要疗效指标 NT-proBNP 水平及左心房容积，但维利西呱高剂量组 10 mg 组堪萨斯城心肌病患者生活质量量表（KCCQ）评分显著改善。

四、基础疾病及合并症的治疗

1. 高血压　高血压是最重要和最常见的 HFpEF 的病因，有效控制血压可能降低因心力衰竭住院、心血管事件及病死率。强烈但间接的证据表明，高血压治疗可以有效预防 HFpEF，但是改善已患有 HFpEF 患者生存获益的数据尚不明确，积极的血压控制与较低的心力衰竭住院风险相关。目前，肾素-血管紧张素-醛固酮系统（RAAS）抑制对 HFpEF 有益的证据很薄弱，但数据表明，它可能使射血分数＜55% 者获益。按照目前高血压指南，将血压控制在 130/80 mmHg 以下。降压药物推荐优选 ACEI 或 ARB、β 受体阻滞剂，存在容量负荷过重的患者首选利尿剂。

2. 冠心病 冠状动脉疾病的适当处理仍然是一个重要的考虑因素,因为观察性数据显示冠状动脉疾病在 HFpEF 患者中很常见,且与患者预后较差相关,血运重建或能改善预后。合并冠心病的 HFpEF 患者应按冠心病相关指南进行治疗,经规范的药物治疗后仍有心绞痛症状或存在心肌缺血,应考虑行冠状动脉血运重建术。冠心病治疗见本书心力衰竭常见合并症的处理中冠心病部分。

3. 心房颤动 合并心房颤动的 HFpEF 患者根据相关指南进行治疗可改善心力衰竭症状。心房颤动的治疗见本书心力衰竭常见合并症处理中心房颤动部分。

4. 糖尿病 目前关于钠-葡萄糖协同转运蛋白 2(SGLT2)抑制剂的相关研究表明有希望给 HFpEF 患者带来获益,Emperor-Preserved 和 Deliver 研究正在进行中。

5. 肥胖 建议肥胖相关的 HFpEF 的患者应用盐皮质激素受体拮抗剂、脑啡肽酶抑制剂和 SGLT2 抑制剂,期望取得理想的效果。

表 8-5 针对 HFpEF 相关并存疾病的长期治疗分类

类 别	ACEI/ARB	利尿剂	β受体阻滞剂	CCB	醛固酮拮抗剂	硝酸酯类
2 型糖尿病	+	—	—	/	/	/
心房颤动	+	/	+	+	/	/
慢性肾病	+	/	/	/	—	/
冠心病	+	/	+	+	/	/
肥胖	+	+	—	+	/	/
慢性阻塞性肺疾病	/	/	—	/	/	/

注:符号提示针对疾病的长期治疗效果;获益、中性和无效(分别标记为＋、/和－)。总的来说,ACEI 或 ARB 对大多数心血管疾病是获益的,应视为初始治疗的选择。

五、疾病管理

所有心力衰竭的患者都应该接受疾病自我管理方面的教育,自我管理包括监测体重和症状、调整利尿剂的剂量、遵守饮食限制、药物治疗、锻炼以及规律的随访。

血浆容量扩张是 HFpEF 亚组患者主要的病理生理机制,特别是合并肥胖(BMI≥35 kg/m²)的患者,其中肺毛细血管楔压增加与血浆容量扩张相关。来自 CHAMPION 试验的数据表明,通过利尿来降低容量负荷可能是 HFpEF 最佳管理的基本组成部分。SGLT2 抑制剂可能对肥胖、容量超负荷的 HFpEF 患者有益。通过平时的饮食控制,养成良好的生活规律,然后注重锻炼身体,戒除不良的生活习惯;同时要注意戒烟、戒酒,不要熬夜,保持好的心情,不要总是紧张、焦虑,避免情绪激动。

(孙宝贵)

参考文献

［1］ Redfield MM. Heart failure with preserved ejection fraction[J]. N Engl J Med, 2016, 375: 1868 - 1877.

［2］ Dunlay SM, Roger VL, Redfield MM. Epidemiology of heart failure with preserved ejection fraction[J]. Nat Rev Cardiol, 2017, 14: 591 - 600.

［3］ Nair N. Epidemiology and pathogenesis of heart failure with preserved ejection fraction[J]. Rev Cardiovasc Med, 2020, 21: 531 - 540.

［4］ Pfeffer MA, Shah AM, Borlaug BA. Heart failure with preserved ejection fraction in perspective[J]. Circ Res, 2019, 124: 1598 - 1617.

［5］ Shah KS, Xu H, Matsouaka RA, et al. Heart failure with preserved, borderline, and reduced ejection fraction: 5-year outcomes[J]. J Am Coll Cardiol, 2017, 70: 2476 - 248.

［6］ Tromp J, Teng TH, Tay WT, et al. Heart failure with preserved ejection fraction in Asia[J]. Eur J Heart Fail, 2019, 21: 23 - 36.

［7］ Frisk M, Le C, Shen X, et al. Etiology-dependent impairment of diastolic cardiomyocyte calcium homeostasis in heart failure with preserved ejection fraction[J]. J Am Coll Cardiol, 2021, 77: 405 - 419.

［8］ Simmonds SJ, Cuijpers I, Heymans S, et al. Cellular and molecular differences between HFpEF and HFrEF: A step ahead in an improved pathological understanding[J]. Cells, 2020, 9: 242.

［9］ Frisk M, Le C, Shen X, et al. Etiology-dependent impairment of diastolic cardiomyocyte calcium homeostasis in heart failure with preserved ejection fraction[J]. J Am Coll Cardiol, 2021, 77: 405 - 419.

［10］ Upadhya B, Kitzman DW. Heart failure with preserved ejection fraction: New approaches to diagnosis and management[J]. Clin Cardiol, 2020, 43: 145 - 155.

［11］ Borlaug BA. Evaluation and management of heart failure with preserved ejection fraction[J]. Nat Rev Cardiol, 2020, 17: 559 - 573.

［12］ Gazewood JD, Turner PL. Heart failure with preserved ejection fraction: diagnosis and management[J]. Am Fam Physician, 2017, 96: 582 - 588.

［13］ Reddy YNV, Carter RE, Obokata M, et al. A simple, evidence-based approach to help guide diagnosis of heart failure with preserved ejection fraction[J]. Circulation, 2018, 138: 861 - 870.

［14］ Barandiarán Aizpurua A, Sanders-van Wijk S, Brunner-La Rocca HP, et al. Validation of the HFA-PEFF score for the diagnosis of heart failure with preserved ejection fraction[J]. Eur J Heart Fail, 2020, 22: 413 - 421.

［15］ Pieske B, Tschöpe C, de Boer RA, et al. How to diagnose heart failure with preserved ejection fraction: The HFA - PEFF diagnostic algorithm: A consensus recommendation from the Heart Failure Association (HFA) of the European Society of Cardiology (ESC)[J]. Euro Heart J, 2019, 40: 3297 - 3317.

［16］ Solomon SD, Vaduganathan M, Claggett BL, et al. Sacubitril/valsartan across the spectrum of ejection fraction in heart failure[J]. Circulation, 2019, 141: 352 - 361.

［17］ Seferovic JP, Claggett B, Seidelmann SB, et al. Effect of sacubitril/valsartan versus enalapril on glycaemic control in patients with heart failure and diabetes: A post hoc analysis from the PARADIGM - HF trial[J]. Lancet Diabetes Endocrinol, 2021, 75: 333 - 340.

［18］ Tridetti J, Nguyen, Trung ML, et al. The PARAGON - HF trial[J]. Rev Med Liege, 2020, 75: 130 - 135.

［19］ Zheng SL, Chan FT, Nabeebaccus, et al. Drug treatment effects on outcomes in heart failure with preserved ejection fraction: A systematic review and meta-analysis[J]. Heart, 2018, 104: 407 - 415.

［20］ Wintrich J, Kindermann I, Ukena C, et al. Therapeutic approaches in heart failure with preserved ejection fraction: Past, present, and future[J]. Clin Res in Cardiolo, 2020, 109: 1079 - 1098.

［21］ Packer M, Kitzman DW. Obesity-related heart failure with a preserved ejection fraction: The mechanistic rationale for combining inhibitors of aldosterone, neprilysin, and sodium-glucose cotransporter - 2[J]. JACC Heart Fail, 2018, 6: 633 - 639.

第九章

急性心力衰竭的诊断和治疗

急性心力衰竭(acute heart failure，AHF)是由多种病因引起的急性临床综合征，心力衰竭症状和体征迅速发生或急性加重，特点是起病急、进展快、变化快、并发症多，常危及生命。尽管 AHF 治疗的新理念、新药物、新器械和新技术不断出现，AHF 仍然是年龄＞65 岁患者住院的主要原因，其中 15％～20％为新发心力衰竭，大部分则为原有慢性心力衰竭的急性加重，即急性失代偿性心力衰竭。急性心力衰竭预后很差，住院病死率为3％，6 个月的再住院率约 50％，5 年病死率高达 60％。因为急性左心衰竭明显多于急性右心衰竭，本章将重点讨论急性左心衰竭。

第一节　急性心力衰竭的病因和诱因

对于急性心力衰竭患者，应积极查找病因和诱因。急性心力衰竭的常见病因为急性心肌坏死和(或)损伤(如急性冠状动脉综合征、重症心肌炎等)和急性血流动力学障碍(如急性瓣膜关闭不全、高血压危象、心包压塞)。慢性心力衰竭急性失代偿常有一个或多个诱因，如血压显著升高、急性冠状动脉综合征、心律失常、感染、治疗依从性差、急性肺栓塞、失血与贫血、慢性阻塞性肺疾病急性加重、围手术期、肾功能恶化、甲状腺功能异常、药物(如非甾体抗炎药、皮质激素、负性肌力药物)、精神负荷、离子紊乱和酸碱平衡失衡、摄水和摄盐过多过快、妊娠和分娩、创伤和手术、内分泌失调、急性肾功能不全等急症对心脏的影响等。

第二节　急性心力衰竭的诊断和评估

根据基础心血管疾病、诱因、临床表现(病史、症状和体征)以及各种检查(心电图、胸片、超声心动图、利钠肽)做出急性心力衰竭的诊断，并评估严重程度。据类型判定分型和预后，并根据评估结果给出治疗方案(参考第四章和第五章)。

急性心力衰竭的临床表现是以肺淤血、体循环淤血以及组织器官低灌注为特征的各种症状及体征。

一、病史、症状及体征

(1) 既往史：有心力衰竭病史，AHF 患者大多数有心血管疾病及心血管病危险因素。原心功能正常患者出现原因不明的疲乏或运动耐力明显减低，以及心率增加 15～20 次/min，可能是左心功能降低的最早期征兆。

(2) 主要症状：呼吸困难表现为劳力性呼吸困难、夜间阵发性呼吸困难、端坐呼吸。

(3) 查体：可发现心脏增大、舒张早期或中期奔马律、P2 亢进、肺部干湿啰音、体循环淤血体征(颈静脉充盈或搏动、肝颈静脉回流征阳性、下肢和骶部水肿、肝大、腹腔积液)。

二、急性肺水肿

(1) 突发严重呼吸困难、端坐呼吸、烦躁不安，并有恐惧感，呼吸频率可达 30～50 次/min，咳嗽并咯出粉红色泡沫痰，心率快，心尖部常可闻及奔马律，两肺满布湿啰音和哮鸣音。

(2) 心源性休克：在血容量充足的情况下存在低血压(收缩压<90 mmHg)，伴有组织低灌注的表现[尿量<0.5 mL/(kg·h)、四肢湿冷、意识状态改变、血乳酸>2 mmol/L、代谢性酸中毒(pH<7.35)]。

三、初始评估

(1) 院前急救阶段：急救阶段尽早进行无创监测，包括经皮脉搏血氧饱和度、血压、呼吸及连续心电监测，给予常规氧疗，呼吸窘迫者，可给予无创通气，根据血压和(或)淤血程度决定应用血管扩张剂和(或)利尿剂。

(2) 急诊室阶段：尽快明确循环、呼吸是否稳定，必要时进行循环和(或)呼吸支持。迅速识别出需要紧急处理的临床情况，如急性冠状动脉综合征、高血压急症、严重心律失常、心脏急性机械并发症、急性肺栓塞，尽早给予相应处理。

四、辅助检查

(1) 心电图和胸片：心电图提供信息如心脏节律、心率、传导、心肌缺血和心律失常情况，胸片显示肺淤血的程度、心脏的形态、肺部疾病和气肿等。

(2) 超声心动图和肺部超声：对于血流动力学不稳定的急性心力衰竭患者，推荐立即进行超声心动图检查；对心脏结构和功能不明或临床怀疑、既往检查可能有变化的患者，推荐在 48 h 内进行超声心动图检查，床旁胸部超声检查可发现肺间质水肿和胸腔积液的征象。

（3）实验室检查及动脉血气分析：包括利钠肽、肌钙蛋白、尿素氮、肌酐、电解质、血糖、全血细胞计数、肝功能、促甲状腺激素、D-二聚体。利钠肽有助于急性心力衰竭的诊断和鉴别诊断。血清中肌钙蛋白水平可持续升高，为急性心力衰竭的危险分层提供信息。低氧血症提示肺淤血影响到肺泡氧气交换。怀疑并存感染的患者，可检测降钙素原水平，指导抗生素治疗。

五、血流动力学监测

（1）无创监测：急性心力衰竭患者需要严密监测血压、心率、心律、呼吸频率、血氧饱和度，监测每日出入量及体重，每日评估心力衰竭症状和体征变化，根据病情严重程度及用药情况决定肝肾功能和电解质监测频率。

（2）血流动力学监测：有创性血流动力学监测包括动脉内血压监测，主要适用于血流动力学不稳定、病情严重且治疗效果不理想的患者。① 患者存在呼吸窘迫或低灌注，但临床上不能判断心内充盈压力情况。② 急性心力衰竭患者经治疗后仍持续有症状，容量状态、灌注或肺血管阻力情况不明、持续低血压、肾功能进行性恶化，需血管活性药物维持血压，考虑机械辅助循环或心脏移植。③ 在二尖瓣狭窄、主动脉瓣反流、肺动脉闭塞病变以及左心室顺应性不良等情况下，肺毛细血管楔压往往不能准确反映左心室舒张末压。对于伴严重三尖瓣反流的患者，热稀释法测定心排血量不可靠。

六、分型和分级

根据是否存在淤血（分为"湿"和"干"）和外周组织低灌注情况（分为"暖"和"冷"）的临床表现，可将急性心力衰竭患者分为 4 型：干暖、干冷、湿暖和湿冷，其中湿暖型最常见。大多数急性心力衰竭患者表现为收缩压正常或升高（>140 mmHg，高血压性急性心力衰竭），只有少数（5%～8%）表现为收缩压低（<90 mmHg，低血压性急性心力衰竭）。低血压性急性心力衰竭患者预后差，尤其是同时存在低灌注时。急性心肌梗死患者并发急性心力衰竭时推荐应用 Killip 分级，因其与患者治疗方案和近期病死率相关（参见第四章和第五章）。

第三节　急性心力衰竭的治疗

急性心力衰竭的治疗目标是稳定血流动力学状态，纠正低氧，维护脏器灌注和功能；纠正急性心力衰竭的病因和诱因，预防血栓栓塞；改善急性心力衰竭症状；避免急性心力衰竭复发；改善生活质量，改善远期预后。治疗原则为减轻心脏前后负荷，改善心脏收缩和舒张功能，积极治疗诱因和病因。

一、治疗流程

急性心力衰竭可危及生命,对疑诊急性心力衰竭的患者应尽量缩短确立诊断及开始治疗的时间,在完善检查的同时即应开始药物和非药物治疗。在急性心力衰竭的早期阶段,如果患者存在心源性休克或呼吸衰竭,需尽早提供循环支持和(或)通气支持。应迅速识别威胁生命的临床情况(急性冠状动脉综合征、高血压急症、心律失常、心脏急性机械并发症、急性肺栓塞),并给予相关指南推荐的针对性治疗。在急性心力衰竭的早期阶段,应根据临床评估(如是否存在淤血和低灌注),选择最优化的治疗策略。急性心力衰竭早期治疗流程,如图 9-1。

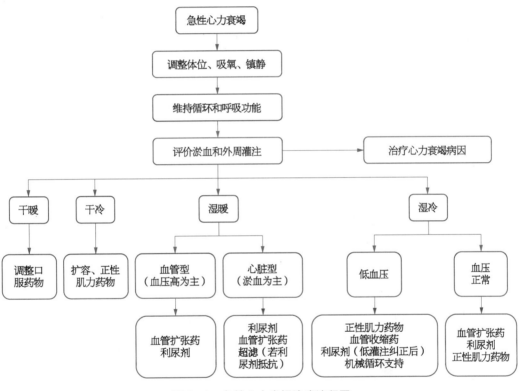

图 9-1　急性心力衰竭治疗流程图

(一) 一般处理

1. 调整体位　静息时呼吸困难明显者,应半卧位或端坐位,双腿下垂以减少回心血量,降低心脏前负荷。

2. 吸氧　无低氧血症的患者不应常规吸氧。当血氧饱和度 $SpO_2 < 90\%$ 或动脉血氧分压 $PaO_2 < 60\ mmHg$ 时应给予氧疗,使患者 $SpO_2 \geqslant 95\%$(伴慢性阻塞性肺疾病者 $SpO_2 > 90\%$)。给氧方式:① 鼻导管吸氧,从低氧流量($1 \sim 2\ L/min$)开始,若无 CO_2 潴留,可采用高流量给氧(6～8 L/min)。② 面罩吸氧,适用于伴呼吸性碱中毒的患者。

3. 镇静　阿片类药物如吗啡可缓解焦虑和呼吸困难,急性肺水肿患者可谨慎使用,可采用1/3量给药,密切观察,疗效佳和无呼吸抑制再给全量。伴明显和持续低血压、休克、意识障碍、慢性阻塞性肺疾病、老年患者禁用或慎用。苯二氮䓬类药物是较为安全的抗焦虑和镇静剂。

(二) 根据急性心力衰竭临床分型确定治疗方案,同时治疗心力衰竭病因

1. 干暖　最轻的状态,机体容量状态和外周组织灌注尚可,只要调整口服药物即可。

2. 干冷　机体处于低血容量状态,出现外周组织低灌注,首先适当扩容,如低灌注仍无法纠正可给予正性肌力药物。

3. 湿暖　分为血管型和心脏型两种,前者由液体血管内再分布引起,高血压为主要表现,首选血管扩张药,其次为利尿剂;后者由液体潴留引起,淤血为主要表现,首选利尿剂,其次为血管扩张药,如利尿剂抵抗可行超滤治疗。

4. 湿冷　最危重的状态,提示机体容量负荷重且外周组织灌注差,如收缩压≥90 mmHg,则给予血管扩张药、利尿剂,若治疗效果欠佳可考虑使用正性肌力药物;如收缩压<90 mmHg,则首选正性肌力药物,若无效可考虑使用血管收缩药,当低灌注纠正后再使用利尿剂。对药物治疗无反应的患者,可行机械循环支持治疗。

(三) 容量管理

肺淤血、体循环淤血及水肿明显者应严格限制饮水量和静脉输液速度。无明显低血容量因素(如大出血、严重脱水、大汗淋漓等)者,每日摄入液体量一般宜在 1 500 mL 以内,不要超过 2 000 mL。保持每日出入量负平衡约 500 mL,严重肺水肿者水负平衡为 1 000～2 000 mL/日,甚至可达 3 000～5 000 mL/日,以减少水钠潴留,缓解症状。3～5 日后,如肺淤血、水肿明显消退,应减少水负平衡量,逐渐过渡到出入量大体平衡。在负平衡下应注意防止发生低血容量、低钾血症和低钠血症等,同时限制钠摄入<2 g/日。

(四) 相关疾病的特殊处理

1. 急性冠状动脉综合征　急性冠状动脉综合征是因心肌缺血而诱发和加重的急性心力衰竭,相关治疗见急性心力衰竭部分。如果患者血压偏高、心率增快,在静脉应用利尿剂和硝酸酯的基础上谨慎应用β受体阻滞剂,有利于减少心肌耗氧量,改善心肌缺血和心功能。急性心肌梗死患者可采取溶栓或急诊经皮冠状动脉介入术(必要时在主动脉内球囊反搏支持下)。

2. 高血压　高血压是引起 AHF 的病因之一,AHF 也会伴随血压升高。出现高血压应在保证脑循环的条件下,静脉给药,快速平稳降压。

3. 感染　感染可诱发或加重 AHF。对于感染诱发的 AHF,要积极的抗感染,并通过体液、分泌物和血液查找病原微生物,便于精准用药;抢救过程中,也要预防感染,比如插

管、导管的无菌操作,变换体位和排痰等。

4. 糖尿病　糖尿病患者血糖不稳定者,建议短效胰岛素有效控制血糖,增加心肌对血糖和能量的利用。

5. 肾功能衰竭　AHF 和肾功能衰竭互为因果,因此 AHF 救治过程中,应密切观察肾功能变化和避免使用肾损害药物。

6. 心律失常　有研究显示 AHF 患者中,42% 有心房颤动,2% 有致命性心律失常,急性心肌梗死常伴缓慢性心律失常,AHF 心律失常的控制就显得非常重要。心房颤动用洋地黄或胺碘酮控制心室率,而不用Ⅰ类抗心律失常药物,持续室性心动过速可采用电复律。在药物和电复律后,仍然有持续的快速心律失常,尤其是 AHF 可能是快速心律失常介导的,有条件的单位可实施紧急导管射频消融术。

二、药物治疗

(一) 吗啡

吗啡具有扩张静脉、中度扩张动脉、减慢心律和镇静作用,用于严重 AHF 的早期已有多年历史。对 AHF 烦躁和呼吸困难者,可迅速缓解症状。应用剂量多为 10 mg,为避免呼吸抑制和低血压,可先用 3 mg,再视情况补量。

(二) 利尿剂

利尿剂的应用在 AHF 治疗中的益处已获得广泛认可,有液体潴留证据的急性心力衰竭患者均应使用利尿剂,有低灌注表现的患者应在纠正后再使用利尿剂。首选静脉袢利尿剂,如呋塞米、托拉塞米应及早应用。既往没有接受过利尿剂治疗的患者,宜先静脉注射呋塞米 20~40 mg 或托拉塞米 10~20 mg。如果平时使用袢利尿剂治疗,最初静脉剂量应等于或超过长期每日所用剂量。需监测患者症状、尿量、肾功能和电解质。可选择推注或持续静脉输注的方式,根据患者症状和临床状态调整剂量和疗程,二者的剂量可达 100 mg。与血管扩张剂和正性肌力药物合用效果更佳。利尿剂反应不佳或抵抗的处理:① 增加袢利尿剂剂量。② 静脉推注联合持续静脉滴注,静脉持续和多次应用可避免因为袢利尿剂浓度下降引起的钠水重吸收。③ 2 种及以上利尿剂联合使用,如在袢利尿剂基础上加噻嗪类利尿剂,也可加用血管升压素 V2 受体拮抗剂(详见慢性 HFrEF 的药物治疗中的利尿剂部分)。④ 应用增加肾血流的药物,如小剂量多巴胺或重组人利钠肽,改善利尿效果和肾功能,提高肾灌注。⑤ 纠正低血压、低氧血症、代谢性酸中毒、低钠血症、低蛋白血症、感染等,尤其注意纠正低血容量。⑥ 超滤治疗。

(三) 血管扩张剂

血管扩张剂可以降低血压、降低外周阻力、降低前负荷和(或)降低后负荷,以及增加心排血量。收缩压是评估患者是否适宜应用此类药物的重要指标。收缩压＞90 mmHg 的患者可使用,尤其适用于伴有高血压的急性心力衰竭患者;收缩压＜90 mmHg 或症状性低血压患者,禁止使用。

有明显二尖瓣或主动脉瓣狭窄的患者应慎用。HFpEF 患者因对容量更加敏感,使用血管扩张剂应谨慎。应用过程中需密切监测血压,根据血压情况调整合适的维持剂量(表 9-1)。

表 9-1　急性心力衰竭常用血管扩张剂及其剂量

药　物	剂　量	剂量调整与疗程
硝酸甘油	初始剂量为 5～10 μg/min,最大剂量为 200 μg/min	5～10 min 增加 5～10 μg/min
硝酸异山梨酯	初始剂量为 1 mg/h,最大剂量为 5～10 mg/h	逐渐增加剂量
硝普钠	初始剂量为 0.2～0.3 μg/(kg·min),最大剂量为 5 μg/(kg·min)	5～10 min 增加 5 μg/min,疗程≤72 h
重组人脑利纳肽	负荷量 1.5～2 μg/kg 静脉缓推或不用负荷量,继 0.007 5～0.01 μg/(kg·min)维持	根据血压调整剂量
乌拉地尔	100～400 μg/min,严重高血压者可缓慢静脉注射 12.5～25 mg	根据血压调整剂量

1. 硝酸酯类药物　硝酸酯类药物可在不降低每搏输出量和心肌耗氧的前提下,减轻肺淤血,适用于急性心力衰竭合并高血压、冠心病心肌缺血、二尖瓣反流的患者。紧急时可选择舌下含服硝酸甘油,亦可静脉给药。硝酸甘油可每 10～15 min 喷雾 1 次(400 μg),或舌下含服 0.3～0.6 mg/次。硝酸酯类药物持续应用可能发生耐药性。

2. 硝普钠　适用于严重心力衰竭、后负荷增加以及伴肺淤血或肺水肿的患者,特别是高血压危象、急性主动脉瓣反流、急性二尖瓣反流和急性室间隔穿孔合并急性心力衰竭等需快速减轻后负荷的疾病。硝普钠由于强大、快速的降压作用,使用时应密切监测血压,防止低血压。国人在应用硝普钠时,多与多巴胺合用,既有双重改善心力衰竭的作用,又减少了低血压的发生。硝普钠使用时应避光,以免产生氰化物。停药应逐渐减量,并加用口服血管扩张药,以避免反跳现象。

3. 重组人利钠肽　通过扩张静脉和动脉(包括冠状动脉),降低前、后负荷,同时具有一定的促进钠排泄、利尿及抑制肾素-血管紧张素-醛固酮系统和交感神经系统的作用。该药对于急性心力衰竭患者安全,可明显改善患者血流动力学和呼吸困难的相关症状。

4. 乌拉地尔　为 α 受体阻滞剂,可有效降低血管阻力,增加心排血量,可用于高血压合并急性心力衰竭、主动脉夹层合并急性心力衰竭的患者。

(四) 正性肌力药物

1. 适应证　适用于低血压(收缩压＜90 mmHg)和(或)组织器官低灌注的患者。短期静脉应用正性肌力药物可增加心排血量,升高血压,缓解组织低灌注,维持重要脏器的功能。

2. 常用药物种类和用法　如表9-2。

表9-2　急性心力衰竭常用正性肌力药物、血管收缩药物及其剂量

药　　物	剂　　量	剂量调整与疗程
β肾上腺素能激动剂		
多巴胺	<3 μg/(kg·min):激动多巴胺受体,扩张肾动脉 3~5 μg/(kg·min):激动心脏 $β_1$ 受体,正性肌力作用 >5 μg/(kg·min):激动心脏 $β_1$ 受体,外周血管 α 受体	小剂量起始,根据病情逐渐调节,最大剂量为 20 μg/(kg·min),>10 μg/(kg·min)外周血管收缩明显,增加脏器缺血风险
多巴酚丁胺	2.5~10 μg/(kg·min)维持	一般持续用药时间不超过 3~7 日
磷酸二酯酶抑制剂		
米力农	负荷剂量 25~75 μg/kg 静脉注射(>10 min),继以 0.375~0.75 μg/(kg·min)静脉滴注维持	一般用药时间为 3~5 日
钙离子增敏剂		
左西孟旦	负荷剂量 6~12 μg/kg 静脉注射(>10 min),继以 0.05~0.2 μg/(kg·min)静脉滴注,维持 24 h	低血压时不推荐予以负荷剂量
血管收缩药物		
去甲肾上腺素	0.2~1.0 μg/(kg·min)静脉滴注维持	
肾上腺素	复苏时首先 1 mg 静脉注射,效果不佳时可每 3~5 min 重复静脉注射用药,每次 1~2 mg,总剂量通常不超过 10 mg	

3. 作用机制　① 多巴酚丁胺和多巴胺通过兴奋心脏 $β_1$ 受体产生正性肌力作用,正在应用 β 受体阻滞剂的患者不推荐应用多巴酚丁胺和多巴胺。② 磷酸二酯酶抑制剂通过抑制环磷酸腺苷(cAMP)降解,升高细胞内 cAMP 浓度,增强心肌收缩力,同时有直接扩张血管的作用,主要药物为米力农。③ 左西孟旦是钙增敏剂,与心肌肌钙蛋白 C 结合产生正性肌力作用,不影响心室舒张,还具有扩张血管的作用。

4. 注意事项　① 血压降低伴低心排血量或低灌注时应尽早使用,而当器官灌注恢复和(或)淤血减轻时则应尽快停用。② 药物的剂量和静脉滴注速度应根据患者的临床反应做调整,强调个体化治疗。③ 常见不良反应有低血压、心动过速、心律失常等,用药期间应持续心电、血压监测。④ 血压正常、无器官和组织灌注不足的急性心力衰竭患者不宜使用。⑤ 因低血容量或其他可纠正因素导致的低血压患者,需先去除这些因素再权衡使用。

5. 血管收缩药 ① 对外周动脉有显著缩血管作用的药物,如去甲肾上腺素、肾上腺素等,适用于应用正性肌力药物后仍出现心源性休克或合并明显低血压状态的患者,升高血压,维持重要脏器的灌注。② SOAP Ⅱ 研究表明,去甲肾上腺素治疗组心源性休克患者28 日病死率和心律失常发生率均明显低于多巴胺治疗组。心源性休克时首选去甲肾上腺素维持收缩压。血管收缩药可能导致心律失常、心肌缺血和其他器官损害,用药过程中应密切监测血压、心律、心率、血流动力学和临床状态变化,当器官灌注恢复和(或)循环淤血减轻时应尽快停用。

6. 常用药物的使用

(1) 多巴胺/多巴酚丁胺

1) 儿茶酚胺类:多巴胺和多巴酚丁胺是目前临床上应用最普遍的儿茶酚胺类正性肌力药物。多巴胺在以<3 $\mu g/(kg \cdot min)$ 的小剂量应用时,主要作用于多巴胺受体,具有选择性扩张肾动脉、促进利尿及扩张肠系膜动脉的作用;在以 3~10 $\mu g/(kg \cdot min)$ 给药时,多巴胺还可激动 β_1 肾上腺素能受体,具有正性肌力作用,可增加心排血量,但是对心率的作用并不确定;中至高剂量给药时,多巴胺还可激动 α 肾上腺素能受体,具有血管收缩作用,随着多巴胺剂量上调至 10 $\mu g/(kg \cdot min)$,肾动脉血管舒张和心排血量改善仍可以持续。但该药个体差异较大,一般从小剂量起始,逐渐增加剂量,短期应用。不良反应方面,可引起低氧血症,应监测患者 SaO_2,必要时给予吸氧治疗。部分研究显示,多巴胺与利尿剂联用可明显增加尿量、改善肾功能。

2) 注意事项:血压降低伴低心排血量或低灌注时应尽早使用,当器官灌注恢复和(或)淤血减轻时则应尽快停用;药物剂量和静脉滴注速度应根据患者的临床反应做调整,强调个体化治疗;常见不良反应有低血压、心动过速、心律失常等,用药期间应持续监测心电和血压;低血容量或其他可纠正因素导致的低血压患者,需先去除这些因素再权衡使用。

3) 作用:多巴酚丁胺主要作用于 β_1 肾上腺素能受体,而对 β_2 和 α 受体的作用极小。多巴酚丁胺的血流动力学效应包括轻度降低全身血管阻力和肺毛细血管楔压,增加每搏输出量和心排血量,改善外周灌注,缓解心力衰竭症状。

4) 用法:起始剂量为 2.5 $\mu g/(kg \cdot min)$,如果患者能够耐受且有需要,则可逐渐加量至 20 $\mu g/(kg \cdot min)$。使用时应监测血压,常见不良反应有心律失常、心动过速,偶尔可因加重心肌缺血而出现胸痛。对于重症心力衰竭患者,连续静脉应用会增加死亡风险。

(2) 米力农/氨力农/奥普力农,磷酸二酯酶抑制剂:这类药物主要通过抑制磷酸二酯酶活性,使细胞内环磷酸腺苷浓度增加,促进 Ca^{2+} 内流,增加心肌收缩力,主要药物是米力农,负荷剂量 25~75 $\mu g/kg(>10 min)$,随后 0.375~0.75 $\mu g/(kg \cdot min)$ 静脉滴注。不良反应为低血压和心律失常。奥普力农是 2015 年上市的新药,起效快,作用温和,不良反应发生率低,临床使用更加安全。对于存在肾功能不全、低血压或心律失常的患者,应用时需要调整剂量。慢性心力衰竭急性失代偿患者长期应用 β 受体阻滞剂,不适合使用多巴酚丁胺和多巴胺,而磷酸二酯酶抑制剂的作用位点在 β_1 受体的下游,不受 β 受体阻滞剂的限制,从药理学的角度而言是一种合适的选择。PRIME 研究证明,应用米力农后心力衰竭的病死率增加,所以只能短期应用(3~5 日)改善症状。

(3) 钙增敏剂:左西孟旦是钙离子增敏剂,通过结合于心肌细胞上的 cTnC 亚基,促进 Ca^{2+} 与 cTn 结合,发挥促进心肌细胞收缩的作用,改善心力衰竭患者的血流动力学指标,缓解症状负荷剂量 6~12 $\mu g/kg$ 静脉推注(>10 min),此后即以 0.1 $\mu g/(kg \cdot min)$ 静脉滴注,患者用药剂量可据病情酌情减半或加倍。对于收缩压<100 mmHg 的患者,不需负荷剂量,可直接用维持剂量静脉滴注,防止发生低血压。

(4) 洋地黄类药物:可轻度增加心排血量,降低左心室充盈压和改善症状,主要适应证是心房颤动伴快速心室率(>110 次/min)的急性心力衰竭。使用方法为西地兰 0.2~0.4 mg 缓慢静脉注射,2~4 h 后可再用 0.2 mg。急性心肌梗死后 24 h 内应尽量避免使用。

(五) 氨茶碱

氨茶碱是现在的指南不推荐,但国内应用广泛的药物。对 AHF 伴支气管痉挛,如哮喘和喘息型支气管炎患者,应用后可明显缓解呼吸困难症状和肺部干啰音和哮鸣音。

(六) 抗凝治疗

急性心力衰竭患者,由于活动受限、卧床以及体循环淤血等原因,深静脉血栓和肺栓塞发生风险较高。无抗凝禁忌证的患者,需用低剂量普通肝素或低分子肝素或磺达肝癸钠来预防静脉血栓栓塞症。因急性心力衰竭入院的患者如有抗凝禁忌证,则建议使用机械装置,如间歇性充气加压装置预防静脉血栓栓塞症。

(七) 改善预后的药物

慢性 HFrEF 患者出现失代偿和心力衰竭恶化,如无血流动力学不稳定或禁忌证,可继续原有的优化药物治疗方案,包括 β 受体阻滞剂、ACEI/ARB/ARNI、醛固酮受体拮抗剂,可根据病情适当调整用量。但血流动力学不稳定(收缩压<85 mmHg,心率<50 次/min),血钾>5.5 mmol/L 或严重肾功能不全时应停用。β 受体阻滞剂在急性心力衰竭患者中可继续使用,但并发心源性休克时应停用。对于首发急性心力衰竭患者,在血流动力学稳定后,应给予改善心力衰竭预后的药物(见"慢性心力衰竭药物治疗"一节)。

三、非药物治疗

(一) 主动脉内球囊反搏(IABP)

可用于下列情况:① 有效改善心肌灌注,降低心肌耗氧量,增加心排血量。② 伴血流动力学障碍的严重冠心病（如急性心肌梗死伴机械并发症）。③ 心肌缺血或急性重症心肌炎伴顽固性肺水肿。④ 作为左心室辅助装置（LVAD）或心脏移植前的过渡治疗。

（二）机械通气

（1）无创呼吸机辅助通气：有呼吸窘迫者（呼吸频率＞25 次/min，SpO_2＜90%）应尽快给予无创通气。可采用持续气道正压通气和双水平气道正压通气两种模式。无创通气不仅可减轻症状，而且可降低气管内插管的概率。无创正压通气可使血压下降，使用时应监测血压，低血压患者需谨慎使用。

（2）气道插管和人工机械通气：适用于呼吸衰竭导致的低氧血症（PaO_2＜60 mmHg）、$PaCO_2$＞50 mmHg 和酸中毒（pH＜7.35）。

（3）肾脏替代治疗：高容量负荷如肺水肿或严重外周水肿，且存在利尿剂抵抗的患者可考虑超滤治疗。难治性容量负荷过重合并以下情况时可考虑肾脏替代治疗：液体复苏后仍然少尿，血钾＞6.5 mmol/L，pH＜7.2，血尿素氮＞25 mmol/L，血肌酐＞300 mmol/L。肾脏替代治疗可能造成与体外循环相关的不良反应，如生物不相容、出血、凝血、血管通路相关并发症、感染、机械相关并发症等。应避免造成新的内环境紊乱。

（4）机械循环辅助装置：对于药物治疗无效的急性心力衰竭或心源性休克患者，可短期（数日至数周）应用机械循环辅助治疗，包括经皮心室辅助装置、体外生命支持装置（extracorporeal lifesupport，ECLS）和体外膜肺氧合装置（extracorporeal membrane oxygenation，ECMO）。其中 ECLS 或 ECMO 可作为急重症心力衰竭或心源性休克的过渡治疗，以便进一步评估是否需要接受心脏移植或长期机械循环辅助治疗。

（5）介入治疗：包括血运重建和经导管主动脉瓣置换术。

（6）外科手术：包括室壁瘤、急性瓣膜病变、主动脉窦瘤破入心室、室间隔穿孔等手术。

第四节　心源性休克的监测与治疗

对心源性休克患者应迅速进行评估和治疗，治疗目标是增加心排血量和血压，改善重要脏器的灌注。具体如下。

（1）对所有疑似心源性休克的患者立即行心电图、超声心动图检查，应迅速将患者转移至有条件（有心脏监护室/重症监护室、可进行心导管治疗、机械循环辅助装置治疗）的医疗机构。

（2）积极寻找病因，如由急性冠状动脉综合征引起，推荐行急诊冠状动脉造影，争取行冠状动脉血运重建。

（3）给予持续的心电和血压监测。

（4）治疗主要包括容量复苏与管理、正性肌力药物和血管收缩药物（见急性心力衰竭的药物治疗部分），应持续监测脏器灌注和血流动力学，及时调整治疗。补液应严格掌握补液量及速度，在血流动力学监测指导下更好。如果患者无明显容量负荷过重的表现，应快速补液（生理盐水或乳酸林格液，200 mL/15～30 min）。

（5）对于难治性心源性休克患者，应根据年龄、合并症及神经系统功能综合考虑是否进行短期机械循环辅助治疗。

第五节 急性心力衰竭稳定后的后续处理

患者病情稳定后仍需要监测，每日评估心力衰竭相关症状、容量负荷、治疗的不良反应。根据心力衰竭的病因、诱因、合并症，调整治疗方案。应注意避免再次诱发急性心力衰竭，对各种可能的诱因要及早控制。对于伴基础心脏病变的急性心力衰竭患者，应针对原发疾病进行积极有效的预防、治疗和康复。对于慢性心力衰竭失代偿的患者，应恢复或启动慢性心力衰竭的治疗方案，评估有无器械治疗的适应证，制定随访计划。

（张雅君）

参考文献

［1］ 霍勇.心力衰竭合理用药指南［J］.中国医学前沿杂志，2019，11(7)：33－43.

［2］ Lee EC，McNitt S，Martens J，et al. Long-term milrinone therapy as a bridge to heart transplantation：Safety，efficacy，and predictors of failure［J］. Int J Cardiol，2020，313：83－88.

［3］ Dobashi S，Watanabe I，Nakanishi R，et al. Comparing the effects of milrinone and olprinone in patients with congestive heart failure［J］. Heart Vessels，2020，35(6)：776－785.

［4］ Maack C，Eschenhagen T，Hamdani N，et al. Treatments targeting inotropy［J］. Eur Heart J，2019，40(44)：3626－3644.

［5］ Levy B，Buzon J，Kimmoun A. Inotropes and vasopressors use in cardiogenic shock：When，which and how much？［J］. Curr Opin Crit Care，2019，25(4)：384－390.

第十章

右心衰竭的诊断和治疗

右心衰竭是指任何原因导致的右心室结构改变和（或）功能异常［收缩和（或）舒张功能障碍］，出现右心室充盈和（或）射血功能下降，主要临床表现为体循环淤血相关的外周水肿、腹胀、腹水、心排血量减低，相关的运动耐量下降、乏力以及房性或室性心律失常。

右心衰竭多数发展较慢，称为慢性右心衰竭，而诱发右心室收缩功能急剧下降或前后负荷快速增加，常常为急性右心衰竭。所以根据发生和发展过程，分为急性右心衰竭和慢性右心衰竭。

第一节　慢性右心衰竭的病因

1. 导致右心衰竭容量与压力变化

（1）右心室压力负荷过重：① 肺动脉高压：肺部疾病导致的肺动脉高压（如慢性阻塞性肺疾病引起的肺心病和心力衰竭）、肺动脉狭窄、动脉导管未闭、大的冠状动脉-肺动脉漏、原发性肺动脉高压。② 右心室流出道梗阻：肺动脉瓣狭窄、双腔右心室、漏斗部肥厚、体循环化右心室。

（2）右心室容量负荷过重：① 肺动脉瓣和三尖瓣反流。② 房间隔缺损、室间隔缺损、肺静脉畸形引流、瓦氏窦瘤破入右心房或右心室，冠状动脉-右房漏或右室漏等。③ 类癌综合征，类癌细胞分泌释放生物活性物质累及心脏以及右心瓣膜和心内膜。

（3）右心室压力和容量负荷过重：Ebstein 畸形、艾森曼格综合征、法洛四联症、右心室双出口合并二尖瓣闭锁、大动脉转位等。

2. 右心室心肌病变导致

（1）右心室缺血或心肌梗死。

（2）右心室心肌病：① 致心律失常右室心肌病。② 右心室限制性心肌病。

3. 其他病因　缩窄性心包炎和三尖瓣狭窄、上腔静脉狭窄。

第二节 慢性右心衰竭的发病机制

1. 神经激素过度激活 目前有关神经内分泌激素系统过度激活导致右心衰竭具体机制的研究较少,推测与左心衰竭的发生机制相似,已有研究证实自主神经系统、肾素-血管紧张素-醛固酮系统、利钠肽和内皮素系统的过度活化,在独立的右心衰竭发生发展过程中,占有重要的地位。各种活化的神经内分泌激素因子作用于心血管系统,引起右心室心肌重构、水钠潴留等,继而导致右心衰竭。继发于左心衰竭的右心衰竭,神经内分泌激素系统必然起到了一定的作用。

2. 右心室重构 右心室心肌重构是心力衰竭发生发展中最主要的代偿性机制,包括结构、功能以及心肌细胞基因表型等一系列改变,同时在细胞和分子水平也发生了复杂的改变。目前相关研究显示,交感肾上腺素系统、金属基质蛋白酶、组织定向干细胞均参与了右心室重构,致右心室肥厚、心肌纤维化。

3. 氧化应激 目前有关氧化应激在右心衰竭发生机制中的研究表明,一定范围内的氧化应激对心肌细胞造成的损失是可以恢复的。但是超过一定限度,心肌将发生不可逆性损伤,甚至凋亡或坏死,导致右心功能的进行性下降,继而发生右心衰竭。

4. 心肌细胞凋亡 研究证实右心室心肌细胞凋亡增加是心力衰竭的重要发病机制,右心室心肌细胞凋亡使心肌细胞大量丧失,当心肌细胞数量减少到一定程度,最终导致右心衰竭。

5. 细胞因子的表达 细胞因子的表达肿瘤坏死因子α、结缔组织生长因子、内毒素均参与了右心衰竭的发生。多种细胞因子共同作用于受损的右心室心肌,细胞因子间相互作用,并与神经激素系统相互影响,促进右心衰竭的发生和发展。

6. 炎症反应 趋化因子表达上调、中性粒细胞和单核吞噬细胞系统浸润参与了急性肺栓塞引发的急性右心衰竭的发生和发展。炎症反应是右心衰竭的发病机制之一,贯穿右心衰竭的发生和发展全过程。

7. 胚胎基因过度表达 心肌细胞胚胎基因表达增加,心肌收缩蛋白亚型基因异常表达,以及心肌细胞代谢基因的选择性表达增强,通过调控心肌肥厚、重构、心肌细胞凋亡影响右心衰竭的整个发展过程。

第三节 慢性右心衰竭的临床表现

1. 右心衰竭容量负荷和压力负荷增加

(1)心前区抬举性搏动,心率增快,胸骨左缘第三、第四肋间舒张早期奔马律。三尖瓣区收缩期反流性杂音,吸气时增强。肺动脉高压时可有肺动脉瓣第二心音亢进、分裂,并可出现胸骨左缘第二、第三肋间的舒张期杂音。

（2）颈静脉充盈、怒张、搏动是右心衰竭的主要体征,肝颈静脉反流征阳性则更具特征性。

（3）胃肠道和肝脏淤血可引起上腹饱胀、食欲不振、恶心、呕吐及便秘等常见症状。长期肝淤血可以引起黄疸、心源性肝硬化的相应表现。

（4）低垂部位水肿,先有皮下组织水分积聚,体重增加,到一定程度后才出现凹陷性水肿,常为对称性。

（5）体静脉压力增高所致胸水、腹水和心包积液。大量腹水多见于三尖瓣狭窄、三尖瓣下移和缩窄性心包炎,亦可见于晚期心力衰竭和右心房血栓堵塞下腔静脉入口时。

（6）重度三尖瓣关闭不全时,持续慢性右心衰竭可致心源性肝硬化,肝脏触诊质地较硬,增大、压痛可不明显。

（7）营养不良表现,消瘦和恶病质。

2. 右心衰竭的相关检查

（1）心电图：提示心房扩大、心室肥厚,明确心律失常、急性肺栓塞、肺动脉高压、肺动脉瓣狭窄、右心室心肌梗死、多种累及右心的心肌疾病等均具有相应的心电图改变。

（2）X线胸片：右心房、右心室增大为主,可有腔静脉和奇静脉扩张、肺动脉段突出、胸腔积液,继发于左心衰竭者还存在左心增大、肺淤血、肺水肿等征象。

（3）超声心动图：可了解心脏的结构、功能,是否存在先天性心血管异常,估测肺动脉收缩压。新的超声技术,多普勒组织显像（DTI）最大的优点是直接反映心肌的运动,不受右室复杂几何形态的影响。心肌做功指数（MPI）测定右心室等容收缩时间（IC）＋等容舒张时间（IRT）与射血时间（ET）的比值,是评价右心室整体功能有价值的指标,且不受心率、右心室形状、前后负荷等因素影响。

（4）心脏磁共振成像（MRI）：可直接评估右心室大小、质量、形态和功能。右心衰竭时心脏MRI的表现包括右心室扩大、三尖瓣反流、右心室肥厚、室间隔变平或矛盾运动,特别是对心肌淀粉样变性、右心室心肌病变是最好的评价方法。MRI对心包疾病和心肌代谢性疾病的诊断也特别有用。

（5）右心导管检查：是确诊肺动脉高压的金标准,还能得到反映右心功能的参数：① 右心房、右心室压力和血氧饱和度。② 上下腔静脉压力、血氧饱和度和氧分压。③ 肺动脉压力、血氧饱和度。④ 右心排血量、心指数。⑤ 肺循环阻力。⑥ 肺动脉阻力。⑦ 肺毛细血管楔压（PCWP）。有助于较为准确地了解右心的功能和前、后负荷状态。

（6）6 min步行试验（6MWT）：是量化评价肺动脉高压患者运动能力、生活质量最重要的检查方法之一。6MWT比其他步行试验操作简单,患者容易接受,且能反映患者心功能状态。也可以预测肺动脉高压患者的预后。

（7）血清标志物BNP和NT-proBNP水平升高与右心扩大和功能不全密切相关,并可用于急性肺栓塞的危险分层。冠状动脉供血减少伴或者不伴有动脉粥样硬化,使得右心缺血或者发生微梗死,肌钙蛋白水平升高也有诊断价值。

第四节 慢性右心衰竭的诊断

1. 诊断标准

(1) 存在导致右心衰竭的基础病因。

(2) 右心衰竭的症状和体征:活动耐量下降和乏力,以及呼吸困难;颈静脉压力增高的表象,肝大、水肿和腔隙积液。

(3) 存在右心室结构和功能异常的客观证据,主要来自超声心动图、MRI及右心导管。

2. 右心衰竭与其他疾病的鉴别 右心衰竭应与心脏压塞、肾性水肿、肝硬化等鉴别。

(1) 急性心脏压塞:快速心包积液时可引起急性心脏压塞,出现心动过速、血压下降、脉压变小、奇脉、静脉压上升、颈静脉充盈,此时必须与急性右心衰竭相鉴别。

(2) 肾性水肿:肾源性水肿的特点,早期仅于清晨起床时发现眼睑颜面水肿,以后随病情进展自上而下发展为全身性水肿,所以又称下行性水肿。肾病综合征的全身性水肿常最明显。肾源性水肿患者常有肾脏疾病的其他表现,如不同程度的血尿、蛋白尿、肾性高血压、贫血、肾功能受损。

在右心功能不全、渗出性或缩窄性心包炎时,因体循环静脉压增高及毛细血管滤过压增加而引起水肿。心源性水肿的特点是首先发生于下垂部的水肿,常从下肢逐渐遍及全身,严重时可出现腹水或胸腔积液。水肿形成的速度较慢。

(3) 肝硬化:肝硬化腹水伴有下肢水肿应与慢性右心衰竭鉴别,非心源性肝硬化不会出现颈静脉怒张等上腔静脉回流受阻的体征。

第五节 慢性右心衰竭的治疗

目前尚未见针对单纯急性或慢性右心衰竭治疗的随机临床试验,且缺乏促进右心室功能稳定和恢复的特异性治疗,治疗要全面考虑。

1. 病因治疗

(1) 慢性阻塞性肺疾病:吸氧、解痉、积极抗炎和祛痰等综合治疗。

(2) 肺动脉高压:内皮素受体拮抗剂、前列环素和磷酸二酯酶抑制剂等。

(3) 先天性心脏病外科手术矫治。

2. 治疗方法

（1）一般治疗：纠正诱发因素，如感染、发热、劳累、情绪激动、妊娠或分娩、长时间乘飞机或高原旅行等。

（2）调整生活方式、心理治疗。

（3）氧疗：① 鼻导管吸氧，低氧流量（1～2 L/min）开始，如仅为低氧血症，可采用高流量给氧（6～8 L/min）。② 面罩吸氧，适用于伴呼吸性碱中毒患者。③ 如果呼吸窘迫、呼吸性酸中毒和（或）低氧血症持续存在，建议在没有禁忌证的情况下优先使用无创正压通气（NIPV）行初始辅助通气（Ⅱa 类，B 级）。

3. 药物治疗

（1）利尿剂治疗：为迅速缓解症状的首选药物，除传统利尿剂外，新型利尿剂如托伐普坦亦可考虑。在治疗初期，应确定患者的容量状态，如容量状态不明或血流动力学不稳定及肾功能恶化，可采用有创血流动力学监测以帮助确定和维持合适的前负荷（详见HFrEF）。

（2）洋地黄：洋地黄类尤其适合心房颤动伴快速心室率的患者使用。

（3）神经拮抗剂：ARNI/ACEI/ARB、β 受体阻滞剂能改善右心室功能，但对于动脉性肺动脉高压导致的右心衰竭患者，ACEI 不能增加其运动耐量，亦不能改善血流动力学，反而可能因动脉血压下降而使病情恶化，β 受体阻滞剂亦会使动脉性肺动脉高压患者的运动耐量下降和血流动力学不稳定，因此需根据右心衰竭的病因合理用药。

（4）减轻右心前、后负荷的血管活性药物，增强心肌收缩力药物：对于肺动脉高压导致的右心衰竭，硝酸酯类药物和硝普钠不能选择性地扩张肺动脉，反而降低主动脉及外周动脉血压而加重右心缺血、缺氧，增加肺动脉阻力，加剧心力衰竭，应避免使用。研究显示，在拟行心脏移植的患者中使用米力农能降低肺血管阻力，增加心排血量。特发性肺动脉高压、遗传性和药物毒物相关性肺动脉高压患者需要进行急性血管反应试验。阳性者可给予大剂量钙通道阻滞剂治疗，通常 3～4 个月后应再次评估。对钙通道阻滞剂反应不佳者，应予以选择性的肺血管扩张药物，如内皮素受体拮抗、磷酸二酯酶抑制剂、磷酸鸟苷环化酶激动剂、前列环素类似物及前列环素受体剂。

（5）抗凝剂：防止静脉血栓和肺栓塞，急性期用肝素抗凝，慢性期患者用口服抗凝剂华法林或新型抗凝药。

4. 非药物治疗　ICD、房间隔造口术、整体右心室切除术、右心室辅助装置和心脏移植。

第六节　急性右心衰竭的病因和发病机制

1. 急性右心室梗死　单纯右心室梗死少见，多合并下壁和后壁梗死。右心室梗死，由于心肌坏死不同程度地出现右心室功能异常,10%～15%出现血流动力学障碍。右心室收缩和舒张功能下降使右心室充盈压和右房压升高,右室排血量减少,肺毛细血管楔压下降,肺灌注不足,左室容量减低。

2. 急性肺栓塞 大面积肺栓塞,引起肺动脉压力升高,右心室后负荷急剧增加和扩张,导致右心衰竭。右心输出减少,体循环灌注不足,出现心动过缓和血压下降,冠状动脉灌注不足。肺灌注减少,影响气体交换,释放缩血管活性物质,肺动脉压力更高,形成恶性循环。

3. 右心瓣膜病 多引起慢性右心衰竭,急性加重,表现为急性右心衰竭。

第七节　急性右心衰竭的临床表现

1. 急性右心室梗死伴急性右心衰竭 下壁或后壁梗死心电图表现、胸痛、低血压、颈静脉怒张、肺部听诊呼吸音清晰、右心大、右室奔马律、三尖瓣杂音、房室阻滞等。

2. 急性肺栓塞伴急性右心衰竭 呼吸困难、剧烈胸痛、有濒死感、咳嗽和咯血、头晕和晕厥、明显发绀、皮肤湿冷、低血压或休克、右心衰竭体征、右心室大体征,肺部体征有支气管痉挛、肺不张和胸膜摩擦音等,伴颈静脉怒张、肝大、肺梗死区呼吸音减弱、肺动脉瓣区杂音。

3. 右心瓣膜病伴急性右心衰竭 右心瓣膜病伴急性右心衰竭,主要为右心衰竭的临床表现。

4. 辅助检查

(1) 右心室心肌梗死

1) 心电图:18 导联心电图,V1 和 V2 导联 ST 段抬高应考虑右心室梗死,V3 导联 ST 段抬高和 QS 波可以证实右心室梗死,常常下壁和后壁梗死。

2) 超声心动图:右心室增大、室壁运动减弱或消失、三尖瓣反流。

3) 心导管检查:上下腔静脉压力与血氧含量、心房、心室、肺动脉压力和饱和度测量、心排血量和心指数计算。

4) 心肌损伤标记物:心肌酶、BNP 和 NT-proBNP。

(2) 急性肺栓塞

1) 心电图:典型表现 SⅠ、QⅢ。

2) 超声心动图:① 右心室内径＞30 mm 或右室舒张末期内径/左室舒张末期内径＞1。② 右心室游离壁运动减弱。③ 右心室漏斗部运动减弱而右心室心尖部运动正常。④ 三尖瓣收缩期位移＜15 mm。⑤ 右房室跨瓣压差＞30 mm。上述指标≥2 个可诊断右心衰竭。

3) 肺动脉 CT 造影:确定栓塞部位和肺缺血面积。

4）心导管检查：肺动脉压力和饱和度测量、心排血量和心指数计算。

5）BNP/NT-proBNP：研究显示二者与右心室扩张和压力成正比，也与心力衰竭程度密切相关。

（3）右心瓣膜病伴急性右心衰竭：见慢性右心衰竭。

第八节　急性右心衰竭的治疗原则和急救流程

1. 容量管理　最关键的是容量管理，在治疗初期应确定患者的容量状态，如患者容量状态不明或存在血流动力学不稳定或肾功能恶化，可采用有创血流动力学监测以帮助确定和维持合适的前负荷。

2. 血管活性药物　血管活性药物在急性右心衰竭的治疗中具有重要作用，目的在于降低右心室后负荷，增加前向血流以及增加右心室灌注。主要根据血流动力学评估结果选择药物。

3. 动脉性肺动脉高压伴发右心衰竭的治疗　利尿剂效果不佳的患者，可考虑短期应用正性肌力药物和降低肺内压的药物，避免应用非选择性血管扩张药。

4. 房间隔造口术　经充分的内科治疗后临床效果不佳、等待肺移植或内科治疗无效的患者可考虑行房间隔造口术。

第九节　各种急性病因导致的右心衰竭的治疗

1. 右心室梗死伴急性右心衰竭

（1）吸氧：鼻导管或面罩吸氧。

（2）止痛：禁用利尿药、吗啡和硝酸甘油等血管扩张药，以避免进一步降低右心室充盈压。

（3）扩容治疗若存在心源性休克者，在检测中心静脉压的基础上首要治疗是大量补液，可应用羟乙基淀粉 40 氯化钠、低分子右旋糖酐或生理盐水 20 mL/min 静脉滴注，直至肺毛细血管楔压上升至 15～18 mmHg，血压回升和低灌注症状改善。24 h 的输液量为 3 500～5 000 mL。对于充分扩容而血压仍低者，可给予多巴酚丁胺或多巴胺。如在补液过程中出现左心衰竭，应立即停止补液。

2. 急性肺栓塞所致急性右心衰竭

（1）止痛：吗啡或哌替啶。

（2）吸氧：鼻导管吸氧或面罩给氧 6～8 L/min。

（3）增加心肌收缩力药物，首选多巴胺和多巴酚丁胺。

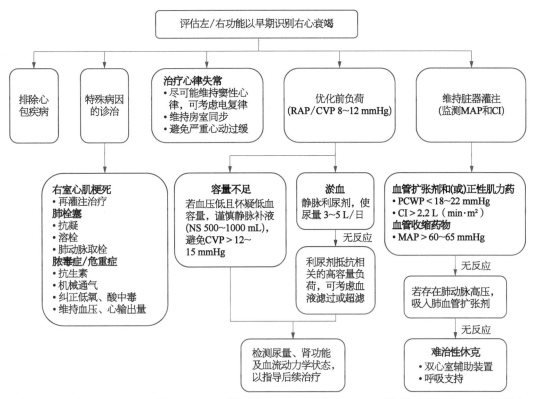

注：RAP，右房压；CVP，中心静脉压；MAP，平均动脉压；CI，心脏指数；PCWP，肺毛细血管楔压；NS，生理盐水。

图 10-1 急性右心衰竭的治疗流程

（4）抗凝与溶栓：溶栓治疗常用尿激酶或人重组组织型纤溶酶原激活药（rt-PA），停药后应继续肝素治疗。用药期间监测凝血酶原时间，使之延长至正常对照的 1.5~2.0 倍，持续滴注 5~7 日，停药后改用华法林口服数月。

（5）介入治疗：经内科治疗无效的危重患者（如休克），若经肺动脉造影证实为肺总动脉或其较大分支内栓塞，应该早期进行介入治疗。

（6）外科手术：必要时可在体外循环下紧急早期切开肺动脉摘除栓子。

3. 右心瓣膜病伴急性右心衰竭 主要应用利尿药，减轻临床症状，外科早期干预非常重要。肺动脉狭窄以及合并肺动脉瓣或三尖瓣关闭不全、感染性心内膜炎等，按相应的指南予以治疗。

（张雅君）

参考文献

[1] 陆再英,钟南山.内科学[M].7 版.北京：人民卫生出版社,2012：179-181.
[2] 霍勇.心力衰竭合理用药指南[J].中国医学前沿杂志,2019,11(7)：25-55.

［3］ 中华医学会心血管分会心力衰竭学组,中国医师协会心力衰竭专业委员会.心力衰竭诊断和治疗指南2018［J］.中华心血管病杂志,2018,46：760-783.

［4］ 张开滋,田野,肖传实,等.临床心力衰竭学［M］.长沙：湖南科学技术出版社,2014：1529-1535.

［5］ 黄峻.心力衰竭诊治新进展［M］.北京：中国协和医科大学出版社,2011：141-156.

第十一章

心力衰竭病因和并发症的处理

心力衰竭的病因众多,既可来源于心脏本身病变,也可能继发于心脏外的疾病,如肾功能不全、甲状腺功能亢进、贫血等。此外,心力衰竭患者常合并多种疾病,如贫血等。二者有时难以区分,需尽早识别并进行评估,判断其与心力衰竭预后的相关性,进行合理治疗。

一、心律失常

(一) 心房颤动

心房颤动是心力衰竭患者最常合并的心律失常,二者具有共同的危险因素,常同时存在,相互促进,互为因果。Framinghan 心脏研究显示,在新发心力衰竭患者中超过半数合并心房颤动,在新发心房颤动患者中超过 1/3 患有心力衰竭,二者同时存在时死亡风险更高。

1. 心室率控制 研究表明除外心房颤动的消融治疗,对心力衰竭患者进行心室率控制与节律控制预后相似。与心室率控制相比,节律控制并不能降低慢性心力衰竭患者的病死率和发病率。目前建议心室率控制以减少运动和静息时的症状为目的,可以控制在 60~100 次/min,不超过 110 次/min。

(1) 药物选择:NYHA 心功能Ⅱ~Ⅲ级的患者,首选口服 β 受体阻滞剂;若对 β 受体阻滞剂不能耐受、有禁忌证、反应欠佳,射血分数降低的心力衰竭(HFrEF)患者可用地高辛,射血分数保留的心力衰竭(HFpEF)患者可用非二氢吡啶类钙通道阻滞剂(维拉帕米、地尔硫草)。以上均不耐受者或心室率控制不佳者可以考虑胺碘酮,或在 β 受体阻滞剂或地高辛的基础上加用胺碘酮。NYHA 心功能Ⅳ级的患者,因不能用 β 受体阻滞剂,应考虑静脉应用胺碘酮或洋地黄类药物。

(2) 用药注意事项:① 心房颤动合并预激综合征的患者避免使用地高辛、非二氢吡啶类钙通道阻滞剂或胺碘酮,电复律是一个合理选择。② 急性失代偿性心力衰竭患者,应避免使用非二氢吡啶类钙通道阻滞剂。③ 避免 β 受体阻滞剂、地高辛及胺碘酮三者联用,因其具有导致严重心动过缓、Ⅲ度房室传导阻滞和心脏骤停的风险。④ 左心室射血分数(LVEF)≤40%的心力衰竭患者应避免使用决奈达隆及长期口服Ⅰ类抗心律失常药物。

2. 节律控制 指尝试恢复并且维持窦性心律,即在适当抗凝和心室率控制的基础上进行心脏电复律、抗心律失常药物治疗和射频消融治疗等。

(1) 适应证:① 有可逆继发原因或明显诱因的心房颤动患者。② 经心室率控制和心力衰竭治疗后仍有症状的慢性心力衰竭患者。③ 心房颤动伴快速心室率,导致或怀疑导致心动过速性心肌病和心力衰竭的患者。④ 药物治疗不理想或不耐受,拟行房室结消融和起搏器或心脏再同步化治疗的患者。

(2) 复律方法:① 心房颤动导致血流动力学异常,需要紧急电复律;如无需紧急恢复窦性心律,且心房颤动首次发作、持续时间<48 h 或经食管超声心动图未见心房血栓证据,应即刻电复律或药物复律。② 对于存在心力衰竭和(或)LVEF 下降的心房颤动患者,当症状和(或)心力衰竭与心房颤动相关时,可选择导管消融。如果心房颤动频率快且心力衰竭恶化时,药物治疗无效,电复律不能维持者,有条件的医院可紧急消融。③ 胺碘酮和多非利特可用于心力衰竭患者转复心房颤动和维持窦性心律。④ 新药维纳卡兰,心房选择性高,其阻断钾通道如超速钾电流(IKur)、乙酰胆碱钾电流(IKAch),这两种电流均主要在心房内发现,也轻度抑制其他钾通道(IKr 等),而抑制钠电流(钠通道 INa)的程度要小得多,能够延长心房有效不应期并减慢电传导速度,对心室的作用微小。其阻断效应呈浓度、频率依赖性,能够快速、有效、安全地转复新发心房颤动(非手术患者持续≤7 日,心脏手术后持续≤3 日),与传统抗心律失常药物(胺碘酮、普罗帕酮、氟卡因)比较,维纳卡兰转复心房颤动的疗效更为显著;与电复律比较,维纳卡兰转复心房颤动疗效相当。维纳卡兰转复心房颤动的效果在合并(不合并)缺血性心脏病的心房颤动患者中相似,现有的临床研究结果尚无维纳卡兰相关的尖端扭转室性心动过速或其他致命不良事件报道,但维纳卡兰对长时程心房颤动或心房扑动可能无效。目前,维纳卡兰应用于合并心功能不全的心房颤动患者尚无确切证据,将来的临床研究可能需要探讨维纳卡兰在心力衰竭患者中的疗效及安全性评价。

3. 预防血栓栓塞 心力衰竭合并心房颤动时血栓栓塞风险显著增加,抗凝治疗需要权衡获益与出血风险,建议使用 CHA_2DS_2-VASc 和 HAS-BLED 评分分别评估患者血栓栓塞和出血风险。对于肥厚型心肌病合并心房颤动的患者,无需进行 CHA_2DS_2-VASc 评分,应直接给予口服抗凝药物进行治疗。

(1) 抗凝药物:华法林为传统抗凝药物,可明确降低心房颤动相关的卒中风险和死亡风险。对于中重度二尖瓣狭窄和机械性心脏瓣膜病合并心房颤动患者,华法林目前是唯一安全有效的抗凝药物。华法林抗凝治疗的效益和安全性取决于抗凝治疗的强度和稳定性,华法林治疗期间应尽量使国际标准化比值(international normalized ratio, INR)控制在 2～3。服药期间,INR 可能控制不佳,此时应推荐新型口服抗凝药(new oral

anticoagulant，NOAC）。NOAC 包括直接凝血酶抑制剂达比加群和直接 Xa 因子抑制剂阿哌沙班、利伐沙班以及依度沙班。RE‐LY、ROCKETAF、XANTUS 等多项临床研究证实，与华法林相比，NOAC 在疗效、安全性、依从性方面具有显著优势，NOAC 可以使全身血栓栓塞的风险降低 19%，使颅内出血风险降低 50%，全因病死率降低 10%。目前欧洲心房颤动指南和国内专家共识均推荐将 NOAC 作为ⅠA类推荐，对于新启动抗凝治疗的患者，如果没有禁忌证，鉴于 NOAC 较华法林的净获益增加，推荐优先选用 NOAC。

（2）左心耳封堵（left atrial appendage closure，LAAC）：心房颤动引发的血栓栓塞事件源于左心房内形成的血栓脱落。既往研究发现，在非瓣膜性心房颤动患者中，90%以上的左心房血栓位于左心耳，而最新的一项研究显示，非瓣膜性心房颤动患者只要有心源性血栓形成，都会存在于左心耳，无论是否伴有非心耳的血栓。因此，理论上而言，通过包括 LAAC 在内的技术将左心耳隔绝于系统循环之外，就能从源头上预防绝大多数的血栓形成和脱落引起的血栓栓塞事件，这正是 LAAC 预防心房颤动卒中的重要理论基础。

1）LAAC 预防非瓣膜性房颤（non-valvular atrial fibrillation，NVAF）血栓事件的建议

适合：具有较高卒中风险（CHA_2DS_2‐VASc 评分：男性≥2 分，女性≥3 分），对长期服用抗凝药有禁忌证，但能耐受短期（2～4 周）单药抗凝或双联抗血小板药物治疗者；具有较高卒中风险，口服抗凝药期间曾发生致命性或无法/难以止血的出血事件者（如脑出血/脊髓出血，严重胃肠道/呼吸道/泌尿道出血等）。

不确定：具有较高卒中风险，长期口服抗凝治疗存在较高的出血风险（HAS‐BLED 出血评分≥3 分）；具有较高卒中风险，且服用抗凝药期间曾发生缺血性卒中或其他系统性血栓栓塞事件；具有较高卒中风险，且存在不能依从/不耐受长期口服抗凝治疗的临床情况（如独居、痴呆、残疾等），但能耐受短期（2～4 周）单药抗凝或双联抗血小板药物治疗者；无论卒中风险评分高低，既往经食管超声心动图（transesophageal echocardiography，TEE）或心脏 CT 成像（cardiac CT angiography，CCTA）检查曾探测到明确的左心耳内血栓形成，但经抗凝治疗后溶解者；具有较高卒中风险，且 HAS‐BLED 出血评分＜3 分，不存在长期抗凝治疗禁忌者，如果抗凝治疗依从性差或不愿长期坚持者，可根据患者意愿考虑 LAAC；左心耳曾进行电隔离消融治疗者，可在导管消融同期或分期行 LAAC。

不适合：具有较低的卒中风险（CHA_2DS_2‐VASc 评分≤1 分），且既往 TEE 或 CCTA 检查未曾探测到明确的左心耳内血栓形成；虽有较高卒中风险，但 HAS‐BLED 出血评分＜3 分，且没有抗凝禁忌，患者也愿意接受并坚持长期口服抗凝药者；在非瓣膜性心房颤动基础上发生严重致残性缺血性卒中，虽经积极康复治疗仍残存严重肢体活动障碍、失语、长期卧床等情形或预期寿命＜1 年，预估临床获益价值不大者，不建议行 LAAC。

2）LAAC 禁忌证及排除指征：患者存在下列任何一种情况，均不适合立即进行 LAAC 手术：术前 TEE 或 CCTA 检查探测到左心房或左心耳内血栓或疑似血栓者；术前 TEE 检查提示左心耳解剖结构复杂（如左心耳开口过小或过大，或解剖结构复杂无合适

封堵器选择），在现有技术和设备条件下不适合做心耳封堵者；经胸心脏超声心动图
（transthoracic echocardiography, TTE）检查提示 LVEF＜30％者；TTE 检查提示心底部
或后壁存在 10 mm 以上心包积液，且原因未明者；存在需要长期抗凝治疗的除心房颤动
以外的其他疾病（如机械瓣换瓣术后，自发或复发性静脉血栓栓塞等）；存在风湿性心脏瓣
膜病，二尖瓣狭窄（瓣口面积＜1.5 cm²）或机械瓣换瓣术后；存在严重的心脏瓣膜病或心
脏结构异常（如巨大房间隔缺损、室间隔缺损）需要外科处理，或者严重的冠状动脉粥样硬
化性心脏病需行冠状动脉旁路移植术者；新发缺血性卒中/短暂性脑缺血发作不伴有出血
转化，但经美国国立卫生研究院卒中量表评分和神经内科医师评估不适合启动抗凝治疗
者；急性缺血性卒中伴出血转化或口服抗凝治疗引发颅内出血，经多学科评估不适合重启
抗凝治疗者；预计生存期＜1 年；未控制的 NYHA 心功能分级 IV 级的心力衰竭。

（二）室性心律失常

首先要寻找并纠正导致室性心律失常的诱因（如低钾血症、低镁血症、心肌缺血、使用
了致心律失常的药物等）及治疗心力衰竭本身。β 受体阻滞剂是唯一可减少 HFrEF 患者
猝死的抗心律失常药物。有症状的或持续性室性心动过速、心室颤动患者，推荐植入植入
式心脏复律除颤器（implantable cardioverter defibrillator, ICD）以提高生存率。已植入
ICD 的患者，经优化药物治疗后仍有症状性心律失常发生或反复放电，可考虑胺碘酮和
（或）行导管射频消融术。对于非持续性、无症状的室性心律失常患者，除 β 受体阻滞剂
外，不建议应用其他抗心律失常药物。

急性心力衰竭患者出现血流动力学不稳定的持续性室性心动过速或心室颤动，首选
电复律或电除颤，复律或除颤后可静脉使用胺碘酮预防复发，还可加用 β 受体阻滞剂，尤
其适用于伴"交感风暴"的患者。以上药物无效时，也可应用利多卡因。发生尖端扭转型
室性心动过速时，静脉应用硫酸镁是有效的终止方法，建议血钾水平维持在 4.5～
5.0 mmol/L，血镁水平补充至≥2.0 mmol/L，通过临时起搏或药物（静脉异丙肾上腺素）
使心室率提高至≥70 次/min，室性心动过速变为心室颤动时应立即进行电复律，并停用
可能导致 QT 间期延长的药物。

（三）症状性心动过缓及房室传导阻滞

心力衰竭患者起搏治疗的适应证与其他心动过缓及房室传导阻滞患者相同，但在常
规植入起搏器之前，应考虑是否有植入 ICD 或心脏再同步化治疗（cardiac resynchronous
therapy, CRT）或 CRT‐D 的适应证。

1. CRT 适应证　充分的证据表明，心力衰竭患者在药物优化治疗至少 3 个月后仍存
在以下情况应该进行 CRT 治疗，以改善症状及降低病死率：窦性心律，QRS 波时限≥
150 ms，左束支传导阻滞（left bundle branch block, LBBB），LVEF≤35％的症状性心力
衰竭；窦性心律，QRS 波时限≥150 ms，非 LBBB，LVEF≤35％的症状性心力衰竭；窦性

心律,QRS 波时限 130～149 ms，LBBB，LVEF≤35％的症状性心力衰竭;需要高比例(>40％)心室起搏的 HFrEF 患者;对于 QRS 波时限≥130 ms，LVEF≤35％的心房颤动患者,如果心室率难以控制,为确保双心室起搏可行房室结消融;已植入起搏器或 ICD 的 HFrEF 患者,心功能恶化伴高比例右心室起搏,可考虑升级到 CRT。

2. ICD 适应证

(1) 二级预防:慢性心力衰竭伴低 LVEF,曾有心脏停搏、心室颤动或伴血流动力学不稳定的室性心动过速。

(2) 一级预防:缺血性心脏病患者,优化药物治疗至少 3 个月,心肌梗死后至少 40 日及血运重建至少 90 日,预期生存期>1 年:LVEF≤35％，NYHA 心功能Ⅱ或Ⅲ级,推荐 ICD 植入,减少心脏性猝死和总病死率;LVEF≤30％，NYHA 心功能Ⅰ级,推荐植入 ICD,减少心脏性猝死和总病死率。非缺血性心力衰竭患者,优化药物治疗至少 3 个月,预期生存期>1 年:LVEF≤35％，NYHA 心功能Ⅱ或Ⅲ级,推荐植入 ICD,减少心脏性猝死和总病死率。

二、冠状动脉粥样硬化性心脏病

冠状动脉粥样硬化性心脏病是心力衰竭最常见的病因,血运重建治疗改善了心肌梗死患者的存活率,心肌梗死后心室重构导致心力衰竭的发病率升高。对于心力衰竭患者,推荐无创影像学技术明确是否存在冠状动脉粥样硬化性心脏病,冠状动脉造影的适应证见心力衰竭的诊断和评估中特殊检查部分。合并冠状动脉粥样硬化性心脏病的慢性心力衰竭患者应进行冠状动脉粥样硬化性心脏病二级预防。HFrEF 伴心绞痛的患者,首选 β 受体阻滞剂;若 β 受体阻滞剂不耐受或达到最大剂量,窦性心律且心率仍≥70 次/min 可加用伊伐布雷定;有心绞痛症状可考虑加用短效或长效硝酸酯类药物。冠状动脉粥样硬化性心脏病合并心力衰竭患者应用曲美他嗪有助于改善 LVEF、NYHA 心功能分级、运动耐量和生活质量,降低心血管再入院和远期死亡风险,故曲美他嗪可用于合并冠状动脉粥样硬化性心脏病的 HFrEF 患者。经优化药物治疗仍有心绞痛的患者应行冠状动脉血运重建,应遵循《中国经皮冠状动脉介入治疗指南(2016)》。

急性冠状动脉综合征导致的急性心力衰竭应遵循国内外相关指南进行救治。因心肌缺血而诱发和加重的急性心力衰竭,相关治疗见急性心力衰竭部分。如果患者血压偏高、心率增快,在静脉应用利尿剂和硝酸酯的基础上谨慎应用β受体阻滞剂,有利于减少心肌耗氧量,改善心肌缺血和心功能。

三、高血压

高血压是心力衰竭的主要危险因素,我国心力衰竭患者合并高血压的比率为 50.9％,高血压伴有的心力衰竭通常早期表现为 HFpEF,晚期或合并其他病因时表现为 HFrEF。前瞻性研究证实心力衰竭患者中较高的基线收缩压、舒张压和脉压水平与较高的不良事件发生率相关。控制血压有助于改善心力衰竭患者预后,预防与高血压有关的并发症。应遵循高血压指南,优化合并高血压的心力衰竭患者的血压控制,高血压合并 HFrEF 建议将血压降到<130/80 mmHg。降压药物优选血管紧张素转换酶抑制剂(angiotensin converting enzyme inhibitor,ACEI)、血管紧张素Ⅱ受体阻滞剂(angiotensin Ⅱ receptor blocker,ARB)和β受体阻滞剂,血压仍不达标可联合利尿剂和(或)醛固酮受体拮抗剂;亦可应用血管紧张素受体-脑啡肽酶抑制剂(angiotensin receptor-neprilysin inhibitor,ARNI);若血压还不达标,可联合使用氨氯地平或非洛地平;禁用α受体阻滞剂、莫索尼定、地尔硫䓬和维拉帕米。高血压合并 HFpEF 患者的治疗见慢性 HFpEF 和 HFmrEF 的治疗部分。

四、心脏瓣膜病

(一) 药物治疗

心脏瓣膜病药物治疗对瓣膜无影响,只能对症治疗。

(二) 外科手术

对有症状的瓣膜病伴慢性心力衰竭以及瓣膜病伴急性心力衰竭的患者,有充分的证据表明其可从手术治疗中获益。建议由心内科、心外科、影像学、重症监护医生以及麻醉师等共同决策,包括诊断、评估严重程度和预后、制订治疗方案、选择干预治疗的适应证等。

(三) 经导管瓣膜置换术

1. 经导管主动脉瓣置换术(transcatheter aortic valve implantation,TAVI) 在非直视条件下,以 X 线和超声等影像技术为引导,通过不同途径,利用介入技术和工具将经导管心脏瓣膜(transcatheter heart valve,THV)释放并锚定在自体或人工主动脉瓣上的手术技术,也称经导管主动脉瓣置换术(transcatheter aortic valve replacement,TAVR)。

(1) 手术适应证

1) 主动脉瓣狭窄(aortic stenosis,AS):2017 年美国心脏协会(American Heart Association,AHA)/美国心脏病学会(American College of Cardiology,ACC)瓣膜病指南更新了 TAVI 手术推荐级别。Ⅰ类推荐,传统外科手术禁忌或高危、预期寿命>1 年、症状性钙化性重度 AS。Ⅱa 类推荐,传统外科手术中危、预期寿命>1 年、症状性钙化性重度 AS。传统外科手术禁忌是指预期术后 30 日内死亡或发生不可逆合并症风险>50%,传统外科手术高危定义为美国胸外科医师协会(Society of Thoracic Surgeons,STS)评分≥8 分、中危为 STS 评分≥4 分。

建议同时满足以下条件为 AS 患者 TAVI 的强适应证:老年性退行性主动脉瓣钙化

狭窄,超声心动图显示主动脉瓣流速≥4 m/s,或主动脉瓣平均压差≥40 mmHg(1 mmHg=0.133 kPa),或主动脉瓣瓣口面积<0.8 cm²;患者有明显症状,如胸痛、呼吸困难或晕厥史等;由 AS 导致患者 NYHA 心功能分级Ⅱ～Ⅳ级;患者传统外科手术风险为禁忌、高危或中危;AS 解除后预期寿命>1 年;解剖上适合 TAVI。

2) 主动脉瓣反流(aortic regurgitation, AR):目前,国外指南尚未把单纯无钙化性AR 作为 TAVI 的适应证,但国产新型经导管心脏瓣膜 J - Valve 在治疗单纯无钙化性AR 上展现出独特的优势,取得了优异的临床结果,也是目前唯一获批具有治疗单纯AR 适应证的经导管心脏瓣膜。我们建议单纯 AR 的 TAVI 适应证为需要进行手术治疗的症状性重度 AR,患者传统外科手术风险为禁忌、高危或中危;AR 解除后预期寿命>1 年。

3) 二叶式主动脉瓣畸形:国外多个临床研究表明二叶式主动脉瓣畸形适合 TAVI。根据现有 TAVI 手术经验,中国 TAVI 患者中二叶式主动脉瓣畸形比例明显高于西方国家,可将其纳入 TAVI 适应证,但建议根据术前影像学资料,由多学科心脏团队详细评估其解剖分型、钙化情况、冠状动脉开口高度、升主动脉扩张情况等,以个体化判断是否适合TAVI。

4) 主动脉瓣人工生物瓣结构衰败:主动脉瓣位生物瓣置换术后人工瓣结构衰败也为TAVI 手术的适应证,但冠状动脉开口堵塞、瓣膜移位、跨瓣压差增高等风险相对较大,需个体化评估。

(2) 手术禁忌证:由于经导管心脏瓣膜的耐久性尚不明确,因此目前建议对于年龄<70 岁且不具有明显外科手术高危因素的患者选择传统外科手术治疗。以下情况也建议纳入 TAVI 手术相对禁忌证:30 日内急性心肌梗死病史、左心室附壁血栓合并严重左心室流出道梗阻、有破裂风险的升主动脉瘤、其他解剖形态不适合 TAVI 手术者、预期寿命<1 年者。

2. 经导管二尖瓣介入治疗

(1) 经导管二尖瓣修复术(transcatheter mitral valve repair, TMVR):MitraClip,经导管二尖瓣钳夹术,美国心脏瓣膜指南将外科手术高危或禁忌(STS 评分>8 分)、解剖合适、预期生存时间超过 1 年的症状性重度 MR 纳入 MitraClip 适应证。MitraClip 在改善MR 方面劣于传统外科手术,但安全性更高,在改善临床终点方面二者效果类似。近期研究还显示,MitraClip 治疗三尖瓣反流(tricuspid regurgitation, TR)也是可行的,MitraClip有望成为治疗 TR 的一种新方法。

(2) 经导管二尖瓣植入术(transcatheter mitral valve implantation, TMVI):虽然有效性较高,但安全性仍值得关注,距广泛用于临床仍有较长时间。

五、糖尿病

心力衰竭与糖尿病常同时存在,相互增加发生风险。心力衰竭患者糖尿病的患病率为 10％～47％。住院 HFrEF 患者中约 40％合并糖尿病。我国是糖尿病第一大国，糖尿病患者心力衰竭患病率是普通人群的 4 倍，糖尿病引起的心力衰竭数量可想而知。糖尿病显著增加缺血性心脏病患者心力衰竭的风险；糖尿病本身也可能引起糖尿病心肌病，后期也可能出现收缩功能障碍。合并糖尿病的心力衰竭患者的心力衰竭住院、全因死亡和心血管病死率较无糖尿病心力衰竭患者更高。

对心力衰竭合并糖尿病的患者应逐渐、适度控制血糖，目标应个体化（一般糖化血红蛋白应＜8％），尽量避免低血糖事件，因其可降低恶性心律失常阈值、增加猝死风险。常用降糖药物包括二甲双胍、磺脲类药物、胰岛素、二肽基肽酶 4 抑制剂、胰高血糖素样肽-1 受体激动剂。不同降糖药物对心力衰竭的影响不同，应用要个体化。荟萃分析显示二甲双胍可降低心力衰竭患者全因病死率和心力衰竭住院率。建议二甲双胍作为糖尿病合并慢性心力衰竭患者一线用药，禁用于有严重肝肾功能损害的患者，因其存在乳酸性酸中毒的风险。噻唑烷二酮类（罗格列酮和吡格列酮）可引起水钠潴留、增加心力衰竭恶化或住院风险，应避免用于慢性心力衰竭患者。钠-葡萄糖协同转运蛋白 2 抑制剂达格列净、卡格列净和恩格列净类药物能够降低具有心血管高危风险的 2 型糖尿病患者的全因病死率、心血管病死率、心力衰竭发生率和心力衰竭住院率，这在 CVD - REAL 试验、EMPA - REG OUTCOME 试验和 CANVAS 试验中提供了可靠和令人信服的证据。所以，钠-葡萄糖协同转运蛋白 2 抑制剂将成为心力衰竭合并糖尿病治疗的新靶点。

六、贫血与铁缺乏症

贫血在心力衰竭患者中很常见，与心力衰竭的严重程度独立相关，并且与预后差和活动耐力下降有关，故应积极寻找贫血病因。对于 NYHA 心功能Ⅱ～Ⅲ级的 HFrEF 且铁缺乏（铁蛋白＜100 μg/L 或转铁蛋白饱和度＜20％时，正常铁蛋白为 100～300 μg/L）的患者，静脉补充铁剂有助于改善活动耐力和生活质量；对于心力衰竭伴贫血的患者，使用促红细胞生成素刺激因子不能降低心力衰竭病死率，反而增加血栓栓塞的风险。

七、肾功能不全

心力衰竭与慢性肾病常合并存在，慢性肾病和肾功能不全可以引起心力衰竭，而心力衰竭尤其是急性心力衰竭可以引起肾功能障碍，二者互为因果，而且合并肾功能不全的心力衰竭患者预后更差。治疗时应同时兼顾心脏和肾脏。心力衰竭患者住院期间出现的肾功能恶化，严重时称为急性肾损伤，主要与应用利尿剂或其他损害肾功能的药物（如对比剂、非甾体抗炎药等）相关。心力衰竭患者在启动 ACEI/ARB/ARNI 或增加剂量时，出现肌酐升高的处理见 ACEI 的不良反应部分，并需要对患者进行评估，包括潜在的肾动脉狭窄、血容量过高或过低、伴随药物等因素。肾脏排泄的药物（地高辛、胰岛素和低分子量肝素等）在肾功能恶化时需要调整剂量。

八、肺部疾病

心力衰竭与慢性阻塞性肺疾病(chronic obstructive pulmonary diseases，COPD)、哮喘的症状有重叠，鉴别诊断存在一定困难。有研究报道肺部超声的"彗星尾征"有助于鉴别 COPD 和哮喘与心力衰竭引起的呼吸困难。建议肺功能检查在心力衰竭患者病情和容量状态稳定 3 个月后进行，以避免肺淤血引起肺泡和支气管外部阻塞对检测指标的影响。心力衰竭合并 COPD 的患者或怀疑有气道高反应的患者，建议使用心脏选择性 β_1 受体阻滞剂，如比索洛尔、美托洛尔。对哮喘稳定期的 HFrEF 患者，可考虑在专科医生的密切监护下，从小剂量开始应用，同时密切观察气道阻塞症状。

九、睡眠呼吸暂停

睡眠呼吸暂停在心力衰竭患者中常见，并与其严重程度和预后相关。心力衰竭怀疑存在睡眠呼吸障碍或白天嗜睡的患者，需进行睡眠呼吸监测，并鉴别阻塞性与中枢性睡眠呼吸暂停。对于伴有心血管疾病的阻塞性睡眠呼吸暂停患者，持续气道正压通气治疗有助于改善睡眠质量和白天嗜睡情况。NYHA 心功能 Ⅱ～Ⅳ 级的 HFrEF 患者伴有中枢性睡眠呼吸暂停时，给予湿化通气会增加患者的病死率，故不推荐用于 HFrEF 伴中枢性睡眠呼吸暂停的患者。

十、甲状腺功能变化

甲状腺功能亢进或甲状腺功能减退都与心力衰竭有密切的联系。

(一) 甲状腺功能亢进症

甲状腺功能亢进症患者，升高的甲状腺激素(thyroid hormone，TH)水平能激活儿茶酚胺及肾素-血管紧张素-醛固酮系统，同时刺激促红细胞生成素血浆含量增加，这种病理途径使耗氧量、液体潴留和血容量增加，心脏收缩功能增强，导致心排血量增加、心率加快，这些体液及血流动力学的改变会导致心脏超负荷，冠状动脉供血相对不足，促进或加重心力衰竭。在具有潜在缺血性心脏病的患者中容易发生。高动力状态可导致高输出量心力衰竭，同时心动过速导致心动过速性心肌病。

甲状腺功能亢进患者有至少 1 项下述心脏异常症状者，可诊断为甲状腺功能亢进性心脏病：心脏增大、心律失常、心力衰竭、心绞痛或心肌梗死。诊断时需排除同时存在其他原因引起的心脏改变，甲状腺功能亢进控制后上述心脏情况好转或明显改善。

甲状腺功能亢进必须针对病因治疗，积极治疗原发病，合并甲状腺功能亢进的心力衰竭患者需用 β 受体阻滞剂，并加用抗心力衰竭的常规药物，以免心力衰竭进一步加重。

(二) 甲状腺功能减退症

甲状腺功能减退症患者，最普遍发生的是在活动或休息状态下左室舒张功能受损。

除此之外,低三碘甲状腺原氨酸(triiodothyronine,T3)对心血管系统产生不良的影响包括心动过缓、心肌收缩力减弱、舒张充盈延迟、心脏前负荷减小、心脏后负荷增加、外周血管阻力增加、心脏正性肌力作用和变时性功能下降、心排血量减少,脉压减小等。患者可伴有血压增高,久病者易并发动脉粥样硬化症及冠状动脉粥样硬化性心脏病。由于心肌耗氧量减少,很少发生心绞痛及心力衰竭。原发性甲状腺功能减退出现心脏扩大、心包积液,称之为甲状腺功能减退性心脏病。

心力衰竭患者可以表现为甲状腺功能正常病态综合征(euthyroid sick syndrome,ESS),也称低 T3 综合征,非甲状腺疾病引起,而是在严重的慢性消耗性、全身性疾病的情况下,机体对疾病的适应性反应。主要表现在血清 TT3、游离 T3(free triiodothyronine,FT3)水平减低,反 T3(reverseT3,rT3)水平增高,血清促甲状腺素(thyroid-stimulating hormone,TSH)水平正常或轻度升高。疾病的严重程度一般与 T3 降低的程度相关,严重病例也可出现甲状腺素(thyroxine,T4)水平降低。ESS 的发生是由于 5'-脱碘酶的活性受到抑制,外周组织中 T4 向 T3 转换减少;T4 的内环脱碘酶被激活,T4 转换为 rT3 增加,故血清 T3 减低,血清 rT3 增高。ESS 患者不需甲状腺激素替代治疗。

心力衰竭与 T3 变化是一个恶性循环,低 T3 能使心功能恶化,而心力衰竭反过来可导致 T3 水平下降。ESS 在心血管疾病尤其是心力衰竭中很常见,并且是心血管疾病不良预后的独立危险因子。目前医学界对 TH 替代治疗心力衰竭的利益和危险一直争论不休,需通过更多大规模的长期临床研究来证实这些治疗方法的远期疗效、不良反应和适应证等,从而进一步改善心力衰竭患者的心功能,提高患者的生存质量。

(孟庆智　葛小蔚)

参考文献

［1］ 中华医学会心血管病学分会心力衰竭学组,中国医师协会心力衰竭专业委员会,中华心血管病杂志编辑委员会.中国心力衰竭诊断和治疗指南 2018[J].中华心血管病杂志,2018,46(10):760-789.

［2］ 董艳,李小荣,周秀娟,等.心房颤动抗凝治疗的指南更新和实践运用[J].中国心脏起搏与心电生理,2019,33(2):95.

［3］ 中华医学会心血管病学分会,中华心血管病学杂志编辑委员会.中国左心耳封堵预防心房颤动卒中专家共识(2019)[J].中华心血管病杂志,2019,47(12):937-955.

［4］ 国家心血管病专家委员会微创心血管外科专业委员会.中国经导管主动脉瓣置入术(TAVI)多学科专家共识[J].中华胸心血管外科杂志,2018,34(12):705-712.

［5］ Liu H, Yang Y, Wang W, et al. Transapical transcatheter aortic valve replacement for aortic regurgitation with a second-generation heart valve[J]. J Thorac Cardiovasc Surg, 2018,156(1),:106-116.

［6］ 中华医学会,中华医学会杂志社,中华医学会全科医学分会,等.甲状腺功能亢进症基层诊疗指南(2019 年)[J].中华全科医师杂志,2019,18(12):1022-1028,1118-1128.

第十二章

顽固性心力衰竭的诊断和治疗

顽固性心力衰竭(refractory heart failure，RHF)也称难治性心力衰竭，又称进展性心力衰竭(advanced heart failure)，是指 NYHA 心功能Ⅲ～Ⅳ级患者，经优化内科治疗或指南指导下治疗(GDMT)后，心力衰竭症状仍持续存在或进展。这些患者的特点是在休息或轻度体力活动时出现症状，包括乏力，不能从事大部分日常活动，严重者有心源性恶病质，且需反复长期住院强化治疗，病死率高。

一、顽固性心力衰竭的相关因素

诊断难治性心力衰竭必须慎重，对患者进行系统检查和评估，一明确 RHF 的诊断(包括病因诊断)，查找诱发 RHF 的因素，排查有无其他参与因素，以及是否已经恰当使用了各种治疗措施。以便及时去除诱因，采用药物和非药物方法矫正病因与合并症。

1. 病因与合并症

(1) 如为瓣膜病，区分原发或继发，是否可以矫治。

(2) 瓣膜病 RHF，要确定有无风湿活动或感染性心内膜炎。

(3) 排除容易误诊的缩窄性心包炎和复发性肺栓塞。

(4) 呼吸困难应排除肺、肺血管和胸膜疾病。

(5) 检测甲状腺功能情况，鉴别病因。

(6) 扩张性心肌病，应排除心肌炎，或继发性心肌病；如为缺血性心肌病，要明确有无缺血并采用相应的处理(药物、介入或手术)。

(7) 恶液质者，排除肿瘤疾病并存。

(8) 水肿、腹水、胸腔积液和心包积液，要排除低蛋白、肝源性和肾源性等。

2. 诱发因素

(1) 贫血或缺铁未纠正。

(2) 钠盐和液体摄入情况。

(3) 心律失常，尤其是快速心律失常介导。

(4) 是否存在感染，控制情况，尤其是感染部位不明确者。

（5）高血压和糖尿病控制情况。

3. 治疗方案

（1）患者接受足量指南指导下药物，评估以往的治疗方案对诊疗效果的不足之处、查明病因、去除病因、合理足量应用药物。

（2）患者服药顺应性和依从性如何，加强患者教育，强调药物合理应用的重要性。

（3）HFrEF 是否接受了洋地黄类和（或）其他正性肌力药物治疗，如果是，重新考虑治疗方案是否合理，如果否，可以考虑加入此类药物。

（4）是否并用抑制心肌收缩力的药物，钙通道阻滞剂、抗心律失常药、非甾体抗炎药等，如果是要停用这类药物。

二、难治性心力衰竭的诊断标准

（1）轻微活动或静息时呼吸困难和（或）乏力。

（2）发作性液体潴留（肺和全身淤血，末梢水肿伴静息时低灌注）。

（3）严重心功能不全的客观证据，符合下列 5 项之一：① LVEF＜30%。② 二尖瓣口血流减少。③ 平均 PCWP＞16 mmHg 和（或）右房压＞12 mmHg。④ 除外心外原因，BNP/NT-proBNP 升高。

（4）心功能严重受损表现，符合下列 3 项之一：① 不耐受运动。② 6 min 步行试验＜300 m。③ 心肺功能测试，最大摄氧量（$VO_2 mas$）＜10～15 mL/(min·kg)。

三、基础治疗

（1）休息：避免不能耐受的体力活动和精神负荷。但要有适量活动，预防静脉血栓和肺栓塞、减缓肌肉萎缩和消化功能减退。床上和床边活动、室内活动等。

（2）生活方式：戒烟戒酒，杜绝毒品，减肥，控制高血压、高血脂和高血糖。少食多餐，进易消化、多维生素和微量元素饮食。

（3）限盐和适量饮水：中度心力衰竭患者，每日盐摄入量＜3 g/日，重度＜2 g/日；入水量 1.5～2 L。每日测量体重，保持干重状态，及时发现液体潴留。

（4）处理隐匿性病因、诱因和合并症。

四、控制液体潴留的处理

难治性终末期心力衰竭患者通常有明显的水钠潴留和电解质紊乱，容易合并利尿剂抵抗。推荐如下治疗措施。

（1）纠正低钠、低钾血症（详见 HFrEF 治疗部分）。

（2）选择利尿剂：① 多选袢利尿剂而不用噻嗪类利尿剂；半衰期短药物多次给药；用利尿剂时注意补钾、补镁；联合保钾利尿，增加利尿效果和电解质平衡。② 必要时静脉给药，静脉给药不应＞4 mg/min。③ 低钠血症患者首选托伐普坦。④ 注意利尿剂抵抗。

⑤ 利尿剂和神经拮抗剂合用效果更佳。

（3）排液：胸腔、腹腔和心包积液量大，有压迫症状时，引流排液。

（4）床旁超滤：床旁超滤治疗，以减轻液体潴留。

五、神经内分泌抑制剂的应用

（1）患者对 ACEI/ARB/ARNI 和 β 受体阻滞剂耐受性差，如果已经停药，一旦液体潴留缓解，ACEI/ARB/ARNI 和 β 受体阻滞剂从极小剂量开始应用，甚至从 1/8 剂量开始。

（2）收缩压 90 mmHg 不是 RAAS 拮抗剂/脑啡肽酶抑制剂和 β 受体阻滞剂的禁忌证，判断有无灌注不足的症状，必要时需加用正性肌力药物。

（3）已用 RAAS 拮抗剂时，建议选用长效制剂从小剂量开始加用 β 受体阻滞剂，缓慢加量。二者合用对缓解症状和减低病死率，优于单一用药。

（4）ACEI/ARB/ARNI 和 β 受体阻滞剂用量不足是心力衰竭进展的原因之一，应不断调整剂量，力争达到目标剂量。但小剂量也有效，所用难治性心力衰竭不排除小剂量应用。

（5）β 受体阻滞剂应从小剂量开始，缓慢增量（比一般心力衰竭加量要慢），维持心率不低于 50 次/min，无症状血压>80 mmHg 的低血压无需停药。

（6）已经应用 RAAS 拮抗剂、β 受体阻滞剂效果不好或不能耐受者，并不意味着不能今后再用。

（7）当使用利尿剂、RAAS 拮抗剂剂量恒定时，加用醛固酮拮抗剂，注意高血钾和肾功能不全。

（8）此类药物作用缓慢，与患者沟通，坚持服药，增加用药顺应性。

（9）应用 RAAS 拮抗剂效果不佳时或可以考虑应用 ARNI，替代已经应用的 RAAS 阻断性药物，可能收到较好的效果。注意也要从小剂量开始，逐渐加量。

（10）伊伐布雷定减低心率：在充分 ACEI/ARB/ARNI 和 β 受体阻滞剂以及醛固酮拮抗剂应用的前提下，症状持续存在、LVEF<35%、心率>70 次/min 可用伊伐布雷定 5 mg，2 次/日，2~4 周，心率减低不明显，可加至 7.5 mg，2 次/日。

六、静脉应用正性肌力药物和血管扩张药物

详见急性心力衰竭的治疗。

（1）洋地黄类药物正性肌力药：短期应用（3~5 日），有快速心房颤动者效果更佳。

（2）非洋地黄类药物正性肌力药：① 多巴酚丁胺和多巴胺通过兴奋心脏 β₁ 受体产生正性肌力作用，正在应用 β 受体阻滞剂的患者不推荐应用多巴酚丁胺和多巴胺。② 磷酸二酯酶抑制剂通过抑制环磷酸腺苷（cyclic adenosine monophosphate，cAMP）降解，升高细胞内 cAMP 浓度，增强心肌收缩力，同时有直接扩张血管的作用，主要药物为米力

农/奥普力农。只能短期应用,因其可增加病死率。③ 左西孟旦是钙增敏剂,与心肌肌钙蛋白 C 结合产生正性肌力作用,不影响心室舒张,还具有扩张血管的作用。

(3)静脉应用血管扩张药物:血管扩张剂应用于作为姑息疗法短期(3～5 日)治疗,以缓解症状。使用剂量见急性心力衰竭药物治疗。

七、心力衰竭合并心房颤动的处理

在新发心房颤动患者中超过 1/3 患有心力衰竭,二者同时存在时死亡风险更高。治疗从如下几个方面进行。

1. 控制心室率　心室率控制以缓解运动和静息时的症状为目的,可以控制在 60～100 次/min,不超过 110 次/min。具体建议如下。

(1)NYHA 心功能分级Ⅰ～Ⅲ级的患者,首选口服 β 受体阻滞剂;若对 β 受体阻滞剂不耐受、有禁忌证、反应欠佳,HFrEF 患者可使用地高辛,以上均不耐受者可以考虑胺碘酮,或在 β 受体阻滞剂或地高辛的基础上加用胺碘酮。

(2)NYHA 心功能分级Ⅳ级的患者,应考虑静脉应用胺碘酮或洋地黄类药物。用药注意事项:① 心房颤动合并预激综合征的患者不能使用地高辛、非二氢吡啶类钙通道阻滞剂、胺碘酮注射液。② 急性失代偿性心力衰竭患者,应避免使用非二氢吡啶类钙通道阻滞剂。③ 避免 β 受体阻滞剂、地高辛及胺碘酮三者联用,因其具有导致严重心动过缓、Ⅲ度房室传导阻滞及心搏骤停的风险。④ LVEF≤40% 的心力衰竭患者应避免使用决奈达隆及长期口服Ⅰ类抗心律失常药物。

2. 节律控制　尝试恢复并且维持窦性心律,即在适当抗凝和控制心室率的基础上进行心脏电复律、抗心律失常药物治疗及射频消融治疗等。适应证如下。

(1)有可逆继发原因或明显诱因的心房颤动患者。

(2)经心室率控制和心力衰竭治疗后仍有症状的慢性心力衰竭患者。

(3)心房颤动伴快速心室率,导致或怀疑导致心动过速性心肌病的患者。

(4)房室结消融＋起搏器恢复窦性节律药物治疗不理想或不耐受,拟行房室结消融和起搏器治疗或心脏再同步化治疗的患者。

(5)若心房颤动导致血流动力学异常,需要紧急电复律;如无需紧急恢复窦性心律,且心房颤动首次发作、持续时间<48 h 或经食管超声心动图检查未见心房血栓证据,应电复律或药物复律。胺碘酮和多非利特可用于心力衰竭患者转复心房颤动和维持窦性心律。

3. 心力衰竭合并心房颤动时抗凝　心力衰竭合并心房颤动血栓栓塞风险显著增加,抗凝治疗需要权衡获益与出血风险,建议使用 CHA_2DS_2 - VASc 和 HAS - BLED 评分分别评估患者血栓栓塞和出血风险。评分见 CHA_2DS_2 - VASc 表 HAS - BLED 评分。

(1)华法林:口服华法林时国际标准化比值(INR)的调整应遵循个体化原则,使 INR 维持在 2.0～3.0。华法林初始剂量一般为 2～3 mg/日,老年人、肝功能受损、心力衰竭及出血高风险患者初始剂量可适当降低。2～4 日起效后开始监测 INR,多数患者在 5～7

日达治疗高峰。在开始治疗时,每周至少监测 1～2 次,抗凝强度稳定后(连续 3 次 INR 均在监测窗内),每月复查 1～2 次,可于 2～4 周达到目标范围 INR。INR 在 2.0～3.0 时华法林剂量不变,如超出范围则应调整华法林原服用剂量的 10%～15%,调整后重新监测 INR。华法林药物代谢受基因组学、多种食物及药物的影响,故需长期监测和随访,尽量保证 INR 达标。

(2) 新型口服抗凝药物:适用于非瓣膜病心房颤动患者,主要包括 II 因子抑制剂达比加群酯和 Xa 因子抑制剂利伐沙班、阿哌沙班及依度沙班,可在保证抗凝效果的同时降低出血风险,无需频繁监测抗凝强度,颅内出血的风险低于华法林。因其应用时间较短,在特殊心房颤动人群如 80 岁以上人群中尚缺乏足够的循证医学证据。

(3) 达比加群酯:每次 110 mg,2 次/日的抗凝效果与华法林相似,并可降低大出血发生率;每次 150 mg,2 次/日的大出血发生率与华法林相似,但可进一步减少卒中和系统性血栓栓塞事件,故可以根据患者的血栓栓塞风险和出血风险选择适当剂量。对于高龄($\geqslant$75 岁)、中度肾功能损害[eGFR 30～50 mL/(min·1.73 m^2)]以及存在其他出血高危因素者可以选择低剂量(每次 75 mg,2 次/日)。

(4) 利伐沙班:常用剂量为每次 20 mg,1 次/日,中度肾功能损害者建议选择低剂量(每次 15 mg,1 次/日)。新型口服抗凝药物的临床应用为心房颤动患者血栓栓塞并发症的预防提供了安全有效的新选择,但对于中度以上二尖瓣狭窄及机械瓣置换术后的心房颤动患者只能应用华法林进行抗凝。

八、贫血和缺铁的处理

缺铁和贫血在心力衰竭患者中很常见,慢性心力衰竭患者贫血的发病率在不同研究中的差异较大,为 15%～50%。其发病机制尚不完全明确,病因可能与血液稀释、铁摄入不足、胃肠道吸收障碍、ACEI/ARB 的应用减少促红细胞生成素、炎症性免疫激活等因素有关。

贫血与心力衰竭的严重程度独立相关,合并贫血的心力衰竭患者通常再住院率高且生存率低。所有心力衰竭患者的常规基线评估中均包括对贫血的评估。对于心力衰竭合并贫血的患者,应积极寻找贫血病因,如失血、铁缺乏、维生素 B$_{12}$/叶酸缺乏、恶病质等。由于给予轻中度贫血的 HFrEF 患者促红细胞生成素治疗不能改善临床预后且增加血栓风险,故不建议对这类患者进行该治疗。

对于心力衰竭合并贫血患者的输血治疗时机与获益尚缺乏充分的循证医学证据。已有研究表明,对于 NYHA 心功能分级 II～III 级且铁缺乏(铁蛋白<100 μg/L 或转铁蛋白饱和度<20%时铁蛋白为 100～300 μg/L)的 HFrEF 患者,静脉补充铁剂有助于改善患者活动耐力,提高其生活质量。

HFpEF 和 HFmrEF 以及血红蛋白>150 g/L 的患者进行补铁治疗的安全性和有效性仍有待进一步研究。静脉补充铁剂通常每周给予 200 mg 铁剂,达到足量后改用每 4 周 1 次进行维持。

九、植入电器械治疗

心脏再同步化治疗已成为心室间或左心室壁各节段运动不同步的常规治疗之一,但符合植入标准的慢性心力衰竭患者比例不足 30％。

(1) 三腔起搏器(CRT)的适应证:心力衰竭患者,心电图 QRS 波时限＞120 ms(最好＞150 ms,或者超声心动提示左右室不同步),射血分数＜35％,心功能 Ⅱ 或 Ⅲ 级患者;心功能Ⅳ级,但患者为非卧床者。三腔起搏器可以改善左右心室的同步性,减轻心力衰竭的症状,有时还能使心腔变小,提高射血分数。三腔起搏器对 PR 间期延长综合征、不良房室同步、后乳头肌功能不全、室内分流导致的心力衰竭也有治疗效果。

(2) 植入式心脏复律除颤器(ICD)的适应证:心力衰竭与自发性持续性室性心动过速者;发生心肌梗死≥40 日,NYHA 心功能Ⅱ～Ⅲ级,LVEF＜35％者;NYHA 心功能Ⅰ级,但 LVEF＜30％者;NYHA 心功能Ⅱ～Ⅲ级且 LVEF≤35％的非缺血性扩张型心肌病者;心肌梗死后发生非持续性室性心动过速,LVEF＜40％,且心脏电生理检查中可诱发心室颤动或持续性室性心动过速者。

(3) 心脏收缩调节器(CCM)的适应证:目前 CCM 的适应人群和排除标准尚未在慢性心力衰竭治疗指南中予以确定,采纳的适应证是年龄≥18 岁,LVEF≤35％,NYHA 心功能 Ⅲ～Ⅳ级,接受充分药物(ACEI 或 ARB、利尿剂和 β受体阻滞剂,最大耐受剂量 3 个月以上)治疗效果不佳的慢性心力衰竭患者。

十、其他治疗方法

(1) 迷走神经刺激-迷走神经刺激器(vagus nerve stimulation，VNS):通过电刺激上调迷走神经活性,纠正心力衰竭患者自主神经功能的失衡,以期改善心力衰竭症状及预后。

(2) 肾脏去神经治疗:去肾神经有望应用于临床治疗复杂难治性心力衰竭,该技术有望改善对 β受体阻滞剂、ACEI 或 ARB 耐药的慢性心力衰竭患者的心功能。去肾神经可能会使耐药性高血压合并慢性心力衰竭患者获益更多,去肾神经对耐药性高血压合并心肌梗死性心力衰竭和心房颤动患者有治疗效果。

(3) 其他:硬膜外麻醉、颈动脉窦刺激、主动脉弓刺激和脊髓刺激还未大规模用于临床。

(4) 介入治疗:见第十三章心力衰竭的介入治疗。

(5) 心外科治疗:见第十四章心力衰竭的外科治疗。

(张雅君)

参考文献 ···········

[1] 中华医学会心血管分会心力衰竭学组,中国医师协会心力衰竭专业委员会.心力衰竭诊断和治疗指南 2018[J].

中华心血管病杂志,2018,46：760-783.

［2］　霍勇.心力衰竭合理用药指南［J］.中国医学前沿杂志,2019,11(7)：25-55.

［3］　Yancy CW，Jessp M，Bozkrt B，et al. 2017 ACC/AHA/HFSA focused update of the 2013 ACCF/AHA guideline for the management of heart failure：A report of the American College of Cardioloy/American Heart Association Task Force on Clinical Practice Guidelines and the Heart Failure Society of America［J］. Circulation，2017，136：e137-e161.

［4］　国家卫生计生委合理用药专家委员会,中国药师协会.心力衰竭合理用药指南(第2版)［J］.中国医学前沿杂志(电子版),2019,11(7)：1-78.

［5］　Nishimura RA，Otto CM，Bonow RO，et al. 2017 AHA/ACC focused update of the 2014 AHA/ACC guideline for the management of patients with valvular heartdisease：A report of the American College of Cardiology/American Heart Association Task Forceon Clinical Practice Guidelines［J］. Circulation，2017，135(25)：e1140-1168.

［6］　Kosiborod M，Lam CSP，Kohsaka S，et al. Cardiovascular events associated with SGLT-2 inhibitors versus other glucose-lowering drugs：The CVD-REAL 2 Study［J］. J Am Coll Cardiol，2018，71(23)：2670-2679.

［7］　Gupta VK，Brauneis D，Shelton AC，et al. Induction therapy with bortezomib and dexamethasone and conditioning with high-dose melphalan and bortezomib followed by autologous stem cell transplantation for AL amyloidosis：Long-term follow-up analysis［J］. Biology of Blood and Marrow Transplantation，2019，25(5)：e169-e173.

［8］　托伐普坦临床研究协作组.常规治疗基础上联用托伐普坦片治疗心源性水肿的有效性和安全性的多中心随机、双盲、安慰剂对照研究［J］.中华心力衰竭和心肌病杂志(中英文),2017,1(1)：10-21.

［9］　Fitchett D，Butler J，van de Borne P，et al. Effects of empagliflozin on risk for cardiovascular death and heart failure hospitalization across the spectrum of heart failure risk in the EMPA-REG OUTCOME trial［J］. Eur Heart J，2018，39：380-390.

第十三章

心力衰竭的介入治疗

众所周知,随着人们对发生机制的认识的深化,慢性充血性心力衰竭的治疗已经发生了根本性演进。最初,为了改善心肌收缩力,采用传统的增加心肌收缩力的药物,虽然可短期改善血流动力学和缓解症状,但对预后并无影响。后来,应用血管活性药物,减轻心脏的后负荷,更有利于心力衰竭患者的心功能,但疗效也并不尽如人意。近年来,心力衰竭的治疗有了突破性进展,β受体阻滞剂、ACEI、醛固酮受体拮抗剂,以及晚近出现的双通道阻滞剂 ARNI 用于临床,从生物学角度打断心力衰竭的恶性循环,逆转心室的结构重构和电重构。循证医学的结果也证实了其可以有效地改善心功能,提高患者的生活质量和降低病死率。然而,部分患者疗效仍然不佳,因此心力衰竭的非药物治疗引起了人们的普遍关注。

第一节　植入电器械

药物治疗具有一定的局限性,尤其是对 NYHA 心功能Ⅲ～Ⅳ级患者的症状改善有限,且对长期生存率的改善不理想。约 1/3 心力衰竭患者心电图有 QRS 波时限延长,QRS 波时限＞120 ms,这种心室传导异常的心电图表现,提示可能存在心室收缩不同步。对于存在左右心室显著不同步的心力衰竭患者,心脏再同步化治疗(cardiac resynchronous therapy, CRT)可恢复正常的左右心室及心室内的同步激动,减轻二尖瓣反流,增加心排血量,改善心功能。

心力衰竭患者的主要死因,除心力衰竭进展或恶化外,心律失常也是常见原因,尤其是持续性室性心动过速和心室扑动(颤动),可引起心脏猝死(sudden cardiac death, SCD)。植入式心脏复律除颤器(implantable cardioverter defibrillator, ICD)可以对血流动力学不稳定的室性心动过速(心室颤动)患者立即实施复律(除颤),是处理这类患者的最有效手段,采用 ATP 或除颤的方式治疗心力衰竭患者的恶性室性心律失常,防止 SCD 的发生。此外,临床研究显示射血分数＜35％的心力衰竭患者植入 ICD,可以有效地预防 SCD,为心力衰竭 ICD 的一级预防提供了理论基础。最近研发的植入电器械将 CRT 和 ICD 功能融为一体,既可以治疗心力衰竭,又能预防 SCD,明显地降低了心力衰竭的病死率。

现在的 ICD,既可以达到电复律的目的,还可以检测和储存患者的生理参数,为心力衰竭的诊断和治疗提供可靠的依据,所以患者植入了 CRT 器械或 ICD 后,远程监测就显得尤为重要。首先是监测患者心脏电活动的异常,随时了解器械的干预情况;其次是探查器械的各种参数和功能状态;还能远程获取各种生理指标,比如血压、血氧、心阻抗、血流动力学、患者的活动和心室率变异等,以便了解心功能变化,及时指导患者的治疗和生活。

一、心室不同步:心脏再同步化治疗的靶点

(一) 心力衰竭患者的心脏不同步

心脏作为一个血液泵出的器官,其功能在很大程度上依赖电与机械的同步功能。房室的不同步、左右心室的不同步以及心室内的不同步收缩均会影响到心脏的泵血功能。

1. 房室不同步 窦房结或房室结的异常可导致房室收缩功能的不同步,根据文献报道,心力衰竭患者房室不同步的发生率在 31%～53%。房室不同步对血流动力学的影响包括以下几个方面:PR 间期延长导致 E 峰与 A 峰的融合使心脏的舒张期充盈减少,PR 间期延长导致 E 峰与 A 峰融合使二尖瓣关闭延迟,舒张期二尖瓣反流使左室舒张末期压力升高,dP/dt 峰值降低。

2. 心室间不同步 主要是左束支传导阻滞导致左右心室功能不同步,右室收缩提前导致右室在左室舒张期射血,室间隔矛盾运动,结果是左心室充盈减少,室间隔对收缩的贡献减少,增加功能性二尖瓣反流,最终结果是左室前向射血减少。双室不同步是心室不同步的最常见表现,存在于 HFrEF 伴左束支传导阻滞的 30%～50% 的患者中,在体表心电图上表现为 QRS 波群的增宽。QRS 波群宽度与左室收缩、舒张时间及二尖瓣反流时间成正相关,而与左室收缩期峰压力呈负相关。QRS 波群的形态(典型的右束支传导阻滞、左束支传导阻滞或非特异性阻滞)与异常的程度并无直接关系。总体而言,大概 65% 的心力衰竭患者伴有电轴的左偏。PR 间期延长及 QRS 综合波的增宽均是心力衰竭患者预后的独立危险因素。宽 QRS 波群(>200 ms)的心力衰竭患者的病死率是窄 QRS 波群(<90 ms)患者的 5 倍。

3. 心室内不同步 室内不同步是指左室各节段收缩顺序的不协调一致,这样就会产生早收缩的节段不能对射血产生作用,而后收缩的节段必须产生更大的室壁张力以尽力维持正常射血,从而导致早收缩节段的矛盾运动。随之产生的结果是左室收缩功能受损,心排血量减少,左室收缩末期容积及左室张力增加。另外,左室重构会导致二尖瓣反流增加,乳头肌附着处收缩延迟会产生收缩早期的二尖瓣反流。

(二) 心脏再同步化治疗的随机临床试验

1. 心肌病多点刺激临床试验(MUSTIC) MUSTIC 研究是一项多中心、随机对照、

单盲研究,旨在评估双心室起搏在 12 个月内对生活质量的影响。入选标准为 NYHA 心功能Ⅲ级或 LVEF<35%,或舒张直径 60 mm,其中窦性心律者 QRS 波时限至少为 150 ms,且在入选前均接受优化药物治疗,均给予双室起搏治疗,最终共 76 例完成了生活质量评估。长期随访(9~12 个月),结果表明双室起搏可改善窦性心律分组患者的生活质量及运动耐力。

2. 多中心 InSync 评估试验(MIRACLE) InSync 研究是心室多部位起搏治疗慢性心力衰竭的多中心临床研究。该研究由欧洲和加拿大 14 个医学中心参加,为多中心、前瞻性、非随机临床研究。入选标准:心功能Ⅲ~Ⅳ级,LVEF<0.35,LVEDD>60 mm,QRS 波时限≥150 ms。研究共入选 81 例心力衰竭患者,68 例(84%)成功地经冠状静脉窦途径起搏左心室。平均随访 10 个月,证实 CRT 后心功能分级和生活质量显著改善,6 min 步行距离增加。研究肯定了 CRT 改善心功能的疗效。

3. 心力衰竭心脏再同步化治疗试验(CARE-HF) CARE-HF 研究为一项具有里程碑意义的前瞻性、随机对照、多中心研究,共有 82 个欧洲医学中心参加。入选标准:心功能Ⅲ~Ⅳ级,LVEF≤35%,QRS 波时限≥120 ms。研究共入选患者 813 例,随机分为药物治疗组(404 例)、药物联合 CRT 组(409 例),平均随访 29.4 个月。研究证实 CRT 除了缩短室间机械延迟、降低收缩末期容积指数以及控制二尖瓣反流、增加射血、改善症状和生活质量之外,还可明显降低全因病死率达 36%。

4. 对比心力衰竭药物治疗、起搏和 ICD 试验(COMPAPANION) COMPANION 为随机、开放试验,入选 NYHA 心功能Ⅲ级或Ⅳ级,LVEF≤35%,QRS 波时限≥120 ms 的慢性心力衰竭患者 1 520 人,以 1:2:2 比例随机分成优化药物治疗组、CRT 组和 CRT+ICD 组,比较药物组、单独 CRT 组和 CRT-D 组 3 组患者的疗效。结果发现与药物组比,CRT 组和 CRT-D 组全因病死率和住院联合终点均明显降低,34%($P<0.002$)和 40%($P<0.001$)。CRT 组降低全因病死率 24%(但无统计学意义,$P=0.059$);而 CRT-D 组则显著降低全因病死率 36%($P=0.003$)。这一研究证明了慢性心力衰竭患者采用 CRT 和 CRT-D 均优于药物治疗,在 CRT 的基础上,激活 ICD 可以明显降低病死率。所以此试验为 CRT-D 的治疗提供了可靠证据,也就是说,有 CRT 适应证的患者最好选择带有除颤功能的器械,以达到最佳疗效。

5. CRT 逆转左心室收缩功能不全心脏重构试验(REVERSE) REVERSE 研究共纳入 610 例心功能Ⅰ或Ⅱ级的心力衰竭患者,在成功置入 CRT 或 CRT-D 后随机分为 CRT 打开组和 CRT 关闭组。主要研究终点是心力衰竭临床症状改善与否,次要终点是左心室收缩末容积指数、心力衰竭住院率。研究证实,针对无症状或轻度心功能不全患者的 CRT 治疗,可改善心力衰竭临床症状,抑制心室重构,改善心功能,延缓心功能不全发展进程。即研究肯定了 CRT 对轻中度心功能不全患者的疗效。

6. 多中心 CRT 患者 ICD 植入试验(MADIT-CRT) MADIT-CRT 试验为多中心、随机临床试验,评价 CRT 对 NYHA 分级Ⅰ或Ⅱ级心力衰竭患者存活率和并发症的影响。1 820 例患者在 2.4 年的随访中,CRT－D 组总病死率为 17.2%(36 例死亡,151 例心力衰竭事件),而 ICD 组为 25.2%(18 例死亡,167 例心力衰竭事件),相对危险降低 34%,其中心力衰竭事件减低 41%。需要强调的是女性和 QRS 波时限>150 ms LBBB 患者获益更大,如图 13－1。由于治疗效果显著试验提前结束。

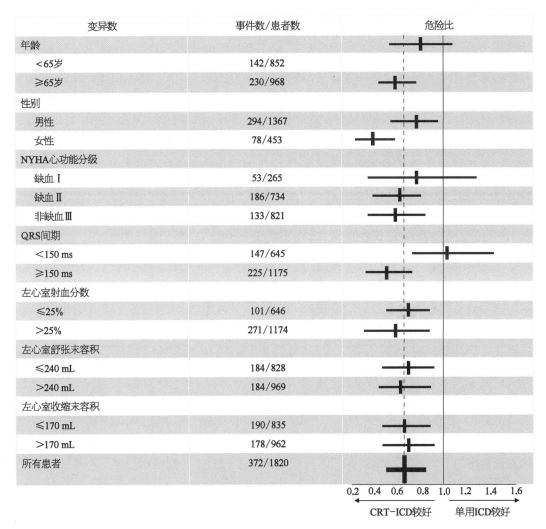

图 13－1　亚组分析显示 CRT－ICD(左侧)和 ICD(右侧)死亡或心力衰竭的危险性的差异

7. 多中心纵向观察研究(MILOS)　CRT 主要应用于窦性心律的心力衰竭患者,但目前欧洲 CRT 植入者中大约 1/5 合并永久性心房颤动。2008 年发表在《欧洲心脏杂志》的 MILOS 研究是一项多中心纵向观察研究,旨在比较窦性心律与心房颤动患者对 CRT 的反应情况。研究纳入 1 042 名窦性心律的心力衰竭患者及 243 例合并心房颤动的心力衰竭患者,分别为 CRT 联合药物控制心室率组和 CRT 联合房室结消融组。随访 34 个月后,后者心力衰竭病死率下降,且患者远期生存率显著高于前者,随访结果证实房室结消融术叮通过调节心房颤动患者的心室率来提高 CRT 疗效。心房颤动组中 125 例采用药物控制心室率,118 例采用了房室结消融,随访 34 个月后,结果发现 CRT 能显著降低心房颤动组和窦性心律组的心力衰竭患者全因病死率及心源性病死率,而且两组之间非常接近。而对心房颤动组进行亚组分析发现,与抗心律失常药物相比,房室结消融能够显著提高 CRT 心力衰竭患者的生存率。该项研究的结论是心力衰竭合并心房颤动患者 CRT 治疗的病死率与窦性心律相似;心房颤动患者经房室结消融后 CRT 治疗的生存率明显高于未进行消融组(全因死亡、心脏原因死亡及因心力衰竭死亡,消融组均低于未消融组)。该研究表明,房室结消融术能使合并心房颤动的心力衰竭患者从 CRT 治疗中获益更多。

(三) 心力衰竭患者心脏再同步化治疗的适应证

2014 年中国心力衰竭指南中 CRT 适应证为适用于窦性心律,经标准和优化的药物治疗至少 3～6 个月仍持续有症状,LVEF 降低,根据临床状况评估预期生存超过 1 年,且状态良好,并符合以下条件的患者:① NYHA 心功能Ⅲ或Ⅳa 级患者:LVEF≤35%,且伴 LBBB 及 QRS 波时限≥150 ms。② NYHA 心功能Ⅱ级患者:LVEF≤30%,伴 LBBB 及 QRS 波时限≥150 ms,推荐置入 CRT,最好是 CRT - D,为Ⅰ类 A 级推荐。③ 针对永久性心房颤动、NYHA 心功能Ⅲ或Ⅳa 级,QRS 波时限≥120 ms,LVEF≤35%,能以良好的功能状态预期生存>1 年的患者,固有心室率缓慢需要起搏治疗(Ⅱb 类,C 级)。④ 房室结消融后起搏器依赖(Ⅱb 类,B 级)。⑤ 静息心室率≤60 次/min、运动时心率≤90 次/min(Ⅱb 类,B 级)时,可以考虑置入 CRT 或 CRT - D。⑥ 2016 年欧洲心脏病学会心力衰竭指南对于 QRS 波时限更为严格,其将对于窦性心律,QRS 波时限≥150 ms,QRS 波呈左束支传导阻滞形态,在优化药物治疗下仍 LVEF≤35%的症状性心力衰竭患者,建议置入 CRT 以改善症状、降低心力衰竭发生率和病死率,列为Ⅰ类 A 级推荐。并新提出了对于 HFrEF 患者,无论 NYHA 心功能分级如何,如存在心室起搏适应证和高度房室传导阻滞,建议置入 CRT 而不是右心室起搏,以降低心力衰竭发病率,包括合并心房颤动的患者也作为Ⅰ类 A 级推荐。

1. 目前 CRT 治疗的适应证　已明确的是符合 NYHA 心功能分级的Ⅱ、Ⅲ级或不卧床的Ⅳ级,伴有不同步或起搏适应证的患者。

(1) NYHA 心功能分级Ⅱ、Ⅲ级或不卧床Ⅳ级,伴有不同步的患者:大规模临床研究提示,对于 NYHA 心功能分级Ⅲ/Ⅳ级的慢性心力衰竭、EF<35%、QRS 波时限>130 ms 的患者,CRT 治疗的优势在于:① CRT 可提高生活质量、NYHA 心功能分级及改善运动耐量。② CRT 可逆转心脏重构,改善心脏功能,阻止病情进一步进展。③ CRT 可减少因心力衰竭住院的频率。④ CRT 可降低泵功能衰竭所致的病死率。因此,美国心脏协会(AHA)\美国心脏病学会(ACC)\美国心律学会(HRS)2008 年版指南将 LVEF≤35%、QRS 波时限≥120 ms、窦性心律、NYHA 心功能分级Ⅲ级或动态Ⅳ级、经优化药物治疗的患者作为 CRT 或 CRT - D 的Ⅰ类适应证(证据等级 A)。但符合Ⅰ类指征的患者仅占15%～30%，因此临床医生在临床实践中要拓宽CRT的指征，以使更多心力衰竭患者获益。

（2）NYHA心功能分级Ⅱ、Ⅲ级或不卧床Ⅳ级，伴有起搏适应证的患者：具有传统起搏指征的患者，右室心尖部起搏可导致心室不同步，出现左束支阻滞形态心电图，进而导致左室重构。右心室心尖部起搏还可导致心脏电激动的不同步、灌注缺陷、二尖瓣反流，导致每搏做功减少、心脏泵功能减退、心脏射血分数降低等一系列功能性改变，进而可导致蛋白表达异常、心肌纤维紊乱、非向心性肥厚、增加收缩末期和舒张末期容量等结构性异常。心室不同步所致心脏重构的临床结果表现为心房颤动发生率增加、心力衰竭恶化/心力衰竭住院率增加、室性心律失常增多、病死率增加。因此，对存在传统起搏指征且无其他CRT指征，预计良好存活时间>1年，NYHA心功能分级Ⅲ或Ⅳ级，EF≤35%，无论QRS波长短，可考虑CRT来减少心力衰竭恶化的风险，为Ⅱa分级C类证据水平推荐；而对于NYHA心功能分级Ⅱ级，EF≤35%，无论QRS波长短，可考虑CRT来减少心力衰竭恶化的风险，为Ⅱb分级C类证据水平推荐。

（3）低EF患者起搏器升级或具有起搏适应证患者CRT植入：① 从传统的起搏器或ICD升级为CRT，适用于LVEF<35%，高心室起搏百分比，NYHA心功能分级Ⅲ级和非卧床Ⅳ级，优化药物治疗的心力衰竭患者，为Ⅰ类B级证据水平。② 起始应用CRT，心力衰竭患者EF降低，预计高心室起搏百分比，为降低心力衰竭恶化风险可考虑CRT，为Ⅱa类B级证据水平。

2. 目前仍不明确的CRT适应证　包括心房颤动伴心力衰竭的患者、窄QRS波的心力衰竭患者、完全性右束支传导阻滞（CRBBB）的心力衰竭患者。

（1）心房颤动伴心力衰竭的患者：2013年欧洲心脏病学会（ESC）指南推荐对于EF≤35%、NYHA心功能分级Ⅲ～Ⅳ级、QRS波时限≥120 ms的心房颤动患者，可考虑CRT植入，但必须保证心室100%起搏。为达到这一目的，推荐进行房室结消融，以保证治疗效果，为Ⅱa类B级证据水平推荐。CRT对于心房颤动患者的疗效，目前仍无强有力的临床证据，有待进一步随机对照试验的证实。

（2）CRBBB的心力衰竭患者：MADIT-CRT研究结果提示，CRT对右束支阻滞（RBBB）患者疗效差。可能原因是这类患者以缺血性心脏病居多且病情较重，传导延迟在右室而非左室，RBBB可能是右室病变的一个指标，CRT可能使RBBB的患者病情恶化。因此，2013年ESC指南推荐非左束支传导阻滞（LBBB）且QRS波时限>150 ms在慢性心力衰竭和LVEF<35%，NYHA心功能分级Ⅱ、Ⅲ级和非卧床Ⅳ级，优化药物治疗的患者中应该考虑CRT治疗，为Ⅱa类B级水平推荐；而非LBBB患者且QRS波时限在120～150 ms，慢性心力衰竭和LVEF<35%，NYHA心功能分级Ⅱ、Ⅲ级和非卧床Ⅳ级，优化药物治疗的患者中可以考虑CRT，为Ⅱb类B级水平推荐。

总之，相信随着治疗理念的进步、CRT植入技术和智能化程度的提高，CRT将使更多的心力衰竭患者获益。

二、心力衰竭的心源性猝死：ICD 选择的依据

（一）心力衰竭与恶性室性心律失常

心力衰竭患者由于心肌的病变、血流动力学的异常、神经内分泌功能的改变以及水和电解质失衡，很容易出现室性心律失常。动态心电记录发现心力衰竭室性早搏超过80%，室性心动过速约50%，后者可以发展为心室颤动，引起心源性猝死（SCD）。Albert等发现在心源性猝死中，心律失常是主要原因，占88%，其他原因仅占12%，故对心律失常的干预至关重要。来自荷兰的一项院外心脏骤停（SCA）研究，从1997年到2000年收集了492例心脏骤停者，发现冠心病和心肌梗死发生最多（70%和72%），心力衰竭的比例也达到了26%，这些心力衰竭的患者心功能分级多较差和LVEF降低，从心力衰竭的第一次发作到SCA的时间间期为（4.3±6.3）年。从而验证了泵功能差增加了SCA的风险的假设，而且多数SCA者以前有心力衰竭和心功能分级较差，得出了心力衰竭、LVEF及心功能分级与SCA相关的结论。心力衰竭和射血分数减低对SCD的影响很大，该类人群是SCD的高发人群，无论是发生率还是事件的绝对值都占很大的比率。

（二）心力衰竭与心源性猝死

在心力衰竭死亡原因中，除心功能恶化外，由恶性室性心律失常引起的SCD占很大的比例，主要因为心力衰竭和左心室收缩功能障碍增加了SCD的危险，慢性心力衰竭患者SCD是普通人群的6～9倍，Framinghanm研究也得出相同的结论，与无心力衰竭患者相比，无论是男性还是女性，慢性心力衰竭明显增加患者的总病死率，也增加SCD的发生率，此外，如果慢性心力衰竭合并冠心病或年龄＞75岁，SCD增加更显著（图13-2）。

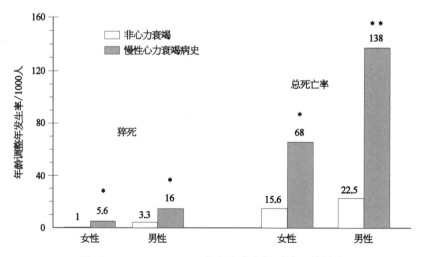

图 13-2　Framinghanm 研究心力衰竭对猝死的影响

注：＊P＜0.01，＊＊P＜0.001。

　　总病死率与心力衰竭的程度有关,随着 NYHA 心功能分级的升高,病死率也增加。总病死率还与左心室功能相关,EVADEF 研究就证实了 LVEF 减低增加了病死率。该研究在法国 22 个中心入选 1 030 例心力衰竭患者,NYHA 心功能 Ⅱ 级,植入 ICD 患者。平均随访(22±6)个月,发现 SCD 1.2%/2 年,心力衰竭进展死亡 5.4%,QRS 波时限≥120 ms,LVEF 减低是死亡的独立预测因子(HR=2.7,P=0.000 8),而 β 受体阻滞剂有保护作用(HR=0.6,P=0.04)。需要指出的是这个研究入选的心力衰竭患者都植入了 ICD,由于 ICD 的有效性,防止了 SCD 的发生率,故主要死因为心力衰竭的进展,所以,此研究 SCD 发生率并不代表自然条件下 SCD 发生状态。

　　上边提到的荷兰院外 SCD 研究,根据 LVEF 将分成 4 级,0～30%、31%～40%、41%～50% 和>50%,分析它与心脏骤停的关系。结果发现随着 LVEF 的减低心脏骤停的发生率在增加,LVEF 0～30% 极显著增加,与 LVEF>50% 组相比,增加 6 倍多,P<0.001。说明了左心室收缩功能减低和血流动力学障碍的结果伴随的是心脏骤停的机会增大,尤其严重的血流动力学障碍者更是 SCD 高危人群,应予关注,及早干预,以防止死亡特别是猝死的发生,如表 13-1。

表 13-1　SCD 发生率与 LVEF 的关系

LVEF(%)	例数 $n=9\,258$	发生率(%)	P 值
0～30	508	7.5	0.000
31～40	628	5.1	
41～50	1 050	2.8	
>50	7 072	1.4	

(三) ICD 一种预防慢性心力衰竭患者猝死的有效方法

　　心力衰竭不仅发病率高,其并发症和病死率也很高,危害性极大。心力衰竭死亡中,心律失常性猝死占 50%～60%。众所周知,在 CAST 等研究中,发现传统的抗心律失常药物,并不能减少病死率,而且可能增加死亡的机会,比如氟卡尼和因卡尼,这可能与这些药物的致心律失常作用有关。所以,防止和治疗导致 SCD 的室性心律失常就显得至关重要,在药物无法有效的条件下,ICD 是可供选择的防治 SCD 的措施。

　　传统抗心律失常方法与 ICD(AVID)、德国汉堡心脏骤停研究(CASH)、加拿大 ICD 研究(CIDS)几个二级预防研究,分别证实了 ICD 的安全性,而且与公认的有效药物相比,可以明显降低总病死率和心律失常病死率,而且几个 ICD 一级预防心力衰竭死亡的试验也提供了循证医学的依据:ICD 是最有效的手段。

　　对于没有发现持续性室性心动过速、心室扑动、心室颤动的心力衰竭的患者是否也存在恶性室性心律失常,采用 ICD 是否也能预防 SCD? 换句话说,心力衰竭患者 ICD 的一级预防是否有效呢? 这是每个起搏电生理医生、从事心力衰竭临床的医生和普通心脏病专家都特别关注的问题。为了回答这个问题几个临床研究相继完成,尤其是 DEFINITE、MADIT-II 和 SCD-HeFT 等研究,为 ICD 的一级预防提供了有力的试验依据和理论基础。

(四) 心力衰竭 ICD 植入的随机对照临床试验

1. 多中心 ICD 植入 II 试验(MADIT) MADIT II 为大规模、多中心、前瞻、对照临床研究(1997—2001),主要入选 1 232 名心肌梗死后至少 1 个月,LVEF≤30%,按照 3:2 原则随机分入 ICD 植入组($n=742$)和传统药物治疗组($n=490$),主要终点为任何原因的死亡。

结果两组患者基本临床情况相似,平均随访 20 个月,ICD 植入组和传统药物治疗组病死率分别为 14.2% 和 19.8%。ICD 植入组与传统药物治疗组相比,死亡危险指数(hazard ratio)为 0.69(95% 可信区间 0.51~0.93,$P=0.016$),表明 ICD 植入组患者死亡危险下降 31%;亚组分析发现 ICD 植入组降低死亡风险在不同的年龄、性别、LVEF、NYHA 心功能分级以及 QRS 间期方面相似。经过 8 年随访,累积的全因病死率在 ICD 组和非 ICD 组分别为 45% 和 61%($P<0.001$),8 年期间,每植入一台 ICD 每年可挽救 1.2 个生命。多因素分析表明,植入 ICD 8 年期间,ICD 可明显提高存活率(HR=0.63,$P<0.001$)。当把随访分为早期(前 4 年)和晚期(后 4 年)阶段时,早期阶段,ICD 可明显提高存活率(HR=0.59,$P<0.001$);而晚期阶段,可获得额外的生命挽救益处(HR=0.71,$P=0.02$)。

试验结束后 ICD 的有效性,与实验结束时患者心力衰竭状态相关:试验期间无症状性心力衰竭患者,试验结束后获得明显更长的存活率(HR=0.52,$P=0.002$);而试验期间症状性心力衰竭患者,试验结束后 ICD 有效性明显减弱(HR=0.87,$P=0.34$)。

2. 非缺血性扩张型心肌病预防性植入 ICD 试验(DEFINITE) DEFINITE 为大规模、前瞻、随机、多中心临床试验,是第一个非缺血性心肌病 ICD 预防试验。在 45 个中心入选 458 例非缺血性心肌病且 LVEF≤35% 的患者,有心力衰竭症状和自发性心律失常(>10 个室性早搏/h 或 3~15 个频率>120 次/min 的非持续性室性心动过速)。随机分成标准药物治疗组(229 例)和标准药物加 ICD 组(229 例),随访 1~2 年,观察的一级终点为病死率。结果在(29.0±14.4)个月的随访中,ICD 组(229 例)28 例死亡(2 年病死率 7.9%),而对照组死亡 40 例(2 年病死率 14.1%),ICD 有降低病死率的趋势,危险降低 38%,但无统计学意义($P=0.08$)。SCD 17 例,ICD 组 3 例,对照组 14 例,ICD 明显减少 SCD(HR=0.20,$P=0.006$)。从而证明了在标准药物治疗基础上植入 ICD,可以减低非缺血性心力衰竭患者的病死率。

3. 心力衰竭心脏猝死研究(SCD-HeFT) SCD-HeFT 为多中心、随机对照研究。

在美国、加拿大和新西兰入选 NYHA 心功能 Ⅱ～Ⅲ级，LVEF≤35% 的心力衰竭患者 1 521 例，缺血性心力衰竭 52%，非缺血性心力衰竭 48%。随机分为 3 组：胺碘酮组 845 例、对照组 847 例和 ICD 组 829 例。其中 70% 患者 NYHA 心功能 Ⅱ级，30% 患者 NYHA 心功能 Ⅲ级。随访至少 2 年，最长者 72.6 个月，中位数 45.5 个月。结果发现 ICD 组效果最佳，与对照组相比病死率降低 23%，缺血性心力衰竭（降低 21%）和非缺血性心力衰竭（降低 27%）效果相似，而胺碘酮与对照组相比无明显差异。ICD 治疗 5 年可使全因死亡绝对减少 7.2%（$P=0.007$）。亚组分析发现心功能不全的程度对 ICD 预防猝死有影响，NYHA 心功能 Ⅱ级 ICD 获益明显，而 NYHA 心功能 Ⅲ级患者获益则不明显。

（五）心力衰竭患者预防性植入 ICD 的适应证

1. ICD 在 SCD 一级预防中的推荐　Ⅰ类适应证：① 心肌梗死后 40 日后及血运重建 90 日后，经优化药物治疗后心功能 Ⅱ级或Ⅲ级，LVEF≤35%，或者心功能 Ⅰ级，LVEF≤30%（证据水平 A）。② 既往心肌梗死导致的非持续性室性心动过速，LVEF≤30%，电生理检查能够诱发出持续性室性心动过速、心室颤动患者（证据水平 B）。③ 非缺血性心脏病患者，经优化药物治疗 3～6 个月后心功能 Ⅱ级或Ⅲ级，LVEF≤35%（证据水平 B）。

2. ICD 在 SCD 二级预防中的推荐　Ⅰ类适应证：① 非可逆原因导致的特发性心室颤动或血流动力学不稳的持续性室性心动过速，引起心脏骤停后的存活者（证据水平 A）。② 伴有器质性心脏病的自发性持续性室性心动过速或心室颤动患者，无论血流动力学是否稳定（证据水平 B）。③ 心肌梗死 48 h 后发生的非可逆性原因导致的心室颤动或血流动力学不稳的室性心动过速患者（证据水平 A），以及血流动力学稳定的持续性单形性室性心动过速患者（证据水平 B）。④ 心肌梗死 48 h 后不明原因的晕厥，电生理检查能够诱发出持续性单形性室性心动过速患者（证据水平 B）。⑤ 非缺血性心脏病，出现非可逆原因的持续性室性心动过速患者（证据水平 A），以及血流动力学稳定的持续性单形性室性心动过速患者（证据水平 B）。⑥ 各种离子通道疾病，如出现过心脏骤停或持续性室性心动过速，药物（如 β 受体阻滞剂）治疗无效或无法耐受者（证据水平 B）。⑦ 不明原因的晕厥患者，电生理检查诱发出血流动力学不稳定的持续性室性心动过速或心室颤动（证据水平 B）。

三、CRT－P 和 CRT－D 的选择

（一）轻中度心力衰竭同步化——除颤研究（RAFT）

RAFT 在加拿大、欧洲和澳大利亚 34 个中心，入选 1800 NYHA 心功能 Ⅱ、Ⅲ级，LVEF≤30%，QRS 波时限≥130 ms 患者，ICD 组 904 例，CRT－D 组 894 例，平均随访 40 个月，观察全因死亡或心力衰竭住院。结果与只用 ICD 相比，CRT－D 降低 25% 全因死亡或心力衰竭住院复合终点，亚组分析显示了心力衰竭住院 CRT－D 比 ICD 组降低 27%（$P=0.001$），死亡的风险降低 29%（$P=0.006$）。

(二) 多中心再同步化除颤起搏器研究(MEDIT - CRT)

MADIT - CRT 纳入 1 820 例缺血性 NYHA 心功能 I 或 II 级症状或非缺血性 NYHA 心功能 II 级的心肌病患者,射血分数不超过 30%,QRS 波持续时间至少为 130 ms。大多数(93%)患者接受植入物作为一级预防指征,而其余 7% 的患者有证据证明存在二级预防指征的快速心律失常。患者按 3∶2 的比例随机接受 CRT - D 或 ICD 治疗。在此之前均接受最佳的药物治疗。

对 12 导联心电图进行 QRS 形态学评价,心力衰竭事件或死亡是试验的主要终点,死亡、心力衰竭事件、室性心动过速和心室颤动是次要终点。1 817 例有窦性心律心电图的患者中,左束支传导阻滞 1 281 例(70%),右束支传导阻滞 228 例(13%),非特异性脑室内传导障碍 308 例(17%),后两组为非 LBBB 组。比较 CRT - D 患者与仅接受 ICD 患者的主要终点危险比,LBBB 患者(0.47,$P = 0.001$)明显低于非 LBBB 患者(1.24,$P = 0.257$)。有 LBBB 的 CRT - D 患者发生室性心动过速、心室颤动或死亡的风险显著降低,而非 LBBB 患者则无显著性差异。超声心动图参数显示 LBBB 患者左室容积减少,射血分数增加($P < 0.001$)。

结论：NYHA 心功能 I 级或 II 级、射血分数为 30% 和 LBBB 的心力衰竭患者从 CRT - D 中获得大量临床益处,减少心力衰竭进展和降低室性心动过速的风险。无 LBBB QRS 波形(右束支传导阻滞或心室内传导障碍)的患者没有观察到临床益处。

MEDIT - CRT 研究显示对于 NYHA 心功能 I 级或 II 级的患者,LVEF≤35%,QRS 波时限≥120 ms,窦性心律或心房颤动的患者,CRT - D 较 ICD 明显提高生存率,进一步扩大了 CRT 的适应证。

四、HIS 和 LBBB 起搏

1970 年,Narula 等就已提出了通过起搏希氏束达到生理性心室同步激动的可行性。直到 2000 年,Deshmukh 等在左心室收缩功能减低的心房颤动患者中行房室结消融,首次尝试希氏束起搏并取得了成功。随后,随着特制的鞘管和电极导线等植入工具的不断发展,希氏束起搏越来越多地应用于临床,其适应证亦得到逐步扩充,其安全性、有效性及优越性也在越来越多的试验中得到证实。

(一) 希氏束起搏(HBP)

1. 直接希氏束起搏的定义　希氏束起搏成功的标志为：① 由希氏束-浦肯野纤维系统介导的心室除极和复极,表现为起搏的 QRS - T 波形态和间期与正常的自身心律时的 QRS - T 波完全一致。② 起搏后 PV 间期与电生理检查时的 HV 间期接近。③ 增加输出电压后可使部分患者 QRS 波增宽,为其激动周围心肌之故。④ 起搏导线上可以记录到希氏束电位。

2.心力衰竭希氏束起搏　目前已有的临床试验证明希氏束起搏可能在以下几种临床情况下提供更好的起搏效果,并且可改善部分心力衰竭患者的临床预后:① 治疗缓慢性心律失常。② 房室结消融结合希氏束起搏,可用于治疗持续性心房颤动伴快心室率的患者。③ 需再同步化治疗的完全性左束支传导阻滞(CLBBB)患者。

3.希氏束起搏的评价　希氏束起搏已经展示了在心力衰竭治疗中良好前景的端倪,有待大规模临床试验的验证。具有的优势:① 唯一能模拟正常心脏激动和传导的起搏方式,最大限度地实现了心室的电-机械同步,改善心功能。② 纠正近端室内阻滞,使宽QRS变窄并正常化,因而对于部分患者希氏束起搏可以代替 CRT 来实现心室同步化治疗。③ 由于希氏束起搏导线定位于三尖瓣瓣叶上方心房侧,不超过三尖瓣,与传统的右室起搏相比更少引起三尖瓣的反流。

(二) 左束支起搏(LBBP)

LBBP 的概念是黄伟剑最先在 2017 年提出。其团队对 1 例合并 LBBB 的心力衰竭患者多次尝试希氏束起搏,但因起搏阈值过高且纠正 LBBB 失败,遂尝试将起搏电极头端朝心室方向移动 15 mm,最终以较小的起搏阈值(0.5 V/0.5 ms)纠正了 LBBB,起搏心电图呈 RBBB 的图形。1 年后的随访显示,患者心功能、心脏结构得到明显改善。

左束支起搏作为一种较为理想的生理性起搏方式,理论上可以用于所有缓慢性心律失常、有起搏器植入适应证的患者以及所有心力衰竭伴心室不同步、有 CRT 适应证的患者,尤其是以下患者可从中获益:① 不适用于希氏束起搏的患者,如阻滞部位在希氏束以下、希氏束起搏失败以及纠正束支传导阻滞阈值较高的患者。② 有心动过缓起搏适应证、射血分数降低、预计心室起搏比例高的患者。③ CRT 植入失败或 CRT 无反应的患者。

希浦系统起搏是近年来飞速发展的一种新的起搏治疗方法,可通过顺序激动心脏传导系统,从而保证双心室同步激动,理论上最符合生理性起搏的定义。目前,希浦系统起搏已被证明在大多数患者中都是可行的,并且已在多个小规模,主要是非随机的临床研究中显示出了有前景的结果。希氏束起搏可作为心力衰竭患者双心室起搏和纠正 LBBB 的替代治疗方法,也可应用于需房室结消融控制心室率的心房颤动伴心力衰竭患者,左束支起搏可作为希氏束起搏操作困难患者的补充。

第二节　心律失常的导管消融

一、快速心律失常引起心力衰竭的原因

持续性心室率加快或不规则可致心肌能量耗竭,激活 RAS 系统,引起心脏交感神经

反应能力下降及心肌结构和细胞外基质重构;快速心律失常也会引起心肌耗氧量增加,导致心肌收缩储备功能下降及心脏扩大与泵血功能下降。若快速性心律失常每日发作超过总时间的 10%～15%,数周或数月即可导致心肌病。

常见心动过速类型和发病机制:① 心动过速介导的心力衰竭。② 房室不同步,心房颤动和室性心动过速。③ 左右心室不同步,频发室性期前收缩、室性心动过速或心房颤动伴差异传导。④ 心肌缺血,心房颤动和室性心动过速/心室颤动。

二、消融方法

(一) 能量选择: 冷冻和射频

心律失常导管消融可供选择的能量有射频电能、微波、超声、激光、冷冻和 β 射线。目前,选择的常用能量有射频电能、冷冻。

传统的射频消融将射频能量传输给心内膜,进而使心肌组织产热,"热死"细胞组织,使心肌组织出现凝固性坏死。电流损害范围在 1～3 mm,不会造成机体危害,射频消融术目前已经成为根治阵发性心动过速最有效的方法。决定消融成功的关键因素是有无造成透壁性损伤,而透壁性损伤主要取决于导管贴靠力量、功率和时间。

冷冻球囊消融是液态氧化亚氮在球囊中汽化而吸收了大量的热量,导致邻近心肌组织骤然冷却,"冻死"细胞组织,从而破坏电生理活动异常的组织。温度和消融时间是决定损伤程度的有效指标。冷冻球囊消融导致组织损伤主要包括直接损伤和间接损伤:① 直接损伤是在球囊冷却阶段,球囊表面形成的冰晶使组织脱水、坏死,而冰晶产生的切应力可以直接破坏细胞结构。② 间接损伤是在复温阶段,冰晶融化导致微循环障碍,微环境稳态的严重破坏使组织产生不可逆损伤。冷冻球囊消融产生的组织损伤在中心区域表现为均质性凝固性坏死,而在周围区域则表现为不均匀损伤。在损伤急性期,细胞外液渗透压升高、细胞脱水,周围组织发生充血水肿、坏死和凋亡;在组织修复时,修复由外周开始,初期表现为炎性细胞浸润,新生血管生成,数周至数月后开始出现纤维增生、胶原形成,逐渐完成组织修复的慢性期。

研究发现冷冻球囊消融和射频消融在有效性方面并无差异,且两种消融手段的安全性相近。虽然膈神经麻痹主要发生在冷冻球囊消融组患者,但多数都可以自行恢复。只是在使用第二代球囊时膈神经恢复时间需要比第一代球囊更长,持续性膈神经麻痹总体发生率为 2.8%。一项研究报道,冷冻球囊消融术后发生持续性医源性房间隔缺损的比例比射频消融术后高,但目前这种缺损的临床意义尚不明确。近期的数据提示冷冻球囊消融术,肺静脉电隔离的维持时间短于射频消融。此外,冷冻球囊消融术式相对简单,临床效果受到术者经验影响较小。因此,对于缺乏有经验术者和年导管消融例数较少的中心,开展冷冻球囊消融更加适宜。但是,射频导管消融术可以在术中根据病例特征施行个性化手术策略,故而对持续性心房颤动治疗更加有利。

（二）手术选择：紧急和择期

对于无休止性室性心动过速或快速性心房颤动伴预激综合征等经电复律或药物治疗难以控制者，可以紧急行射频消融治疗，如药物治疗能暂时控制的快速性心动过速，可择期行射频消融治疗。

三、消融效果

这里只列举心房颤动＋心力衰竭的循证结果：ESC2017 的前瞻性随机对照研究 CASTLE－AF 试验入选了 363 例心力衰竭合并心房颤动的患者，其中 189 例接受消融治疗，174 例接受传统药物治疗。两组患者的基线特征（NYHA 心功能分级、心房颤动类型、CRT－D 植入、ICD 植入）相似，使用 ACEI 或 ARB、β受体阻滞剂、利尿剂、口服抗凝剂和抗心律失常药的比例基本相同。结果显示导管消融治疗与药物治疗相比，全因病死率及心力衰竭住院率明显降低，对于降低心房颤动负荷与改善心功能、降低住院率有显著意义。

第三节 介入治疗

一、冠心病血管成形术

冠心病是心力衰竭的主要病因，由冠心病引起的心力衰竭居各种疾病的首位。心肌缺血是心力衰竭的主要发病机制之一，心肌缺血触动心力衰竭的过程，最终可导致心力衰竭，而心力衰竭患者又因心肌缺血而恶化。所以，作为冠心病的主要治疗方法之一的冠状血管介入治疗，凸显了它在心力衰竭治疗的价值。

经皮冠状动脉介入术（percutaneous coronary intervention，PCI）是指经导管通过各种方法扩张狭窄的冠状动脉，从而达到解除狭窄，改善心肌血供目的的治疗方法。自 1977 年 Andreas Gruentzig 首次使用经皮腔内冠状动脉成形术以来，PCI 迅速发展，已成为治疗冠心病的重要手段。既往人们常采用单纯的球囊扩张术，目前球囊扩张后支架植入术是最常用的 PCI 手段。已经常规应用于急性冠状动脉综合征、多支病变和左心室功能障碍等高危患者。

介入治疗指征：① 对于慢性稳定型冠心病有较大范围心肌缺血证据的患者，介入治疗是缓解症状的有效方法之一。② 不稳定心绞痛和非 ST 段抬高性心肌梗死的高危患者，提倡尽早介入治疗。③ 对于急性 ST 段抬高性心肌梗死患者早期治疗的关键在于开通梗死相关血管（IRA），尽可能挽救濒死心肌，降低患者急性期的死亡风险并改善长期预后。稳定性冠心病患者、非 ST 段抬高型急性冠状动脉综合征（NSTE－ACS）患者、ST 段抬高型心肌梗死（STEMI）患者的血运重建推荐分别见 表 13－2、表 13－3 和表 13－4。

表 13‐2　稳定性冠心病患者血运重建推荐

冠心病程度(解剖/功能)	推荐类别	证据水平
针对预后		
左主干直径狭窄>50%[a]	I	A
前降支近段直径狭窄>70%[a]	I	A
二支或三支冠状动脉直径狭窄>70%[a]，且左心室功能受损(LVEF<40%)[a]	I	A
大面积缺血(缺血面积>左心室10%)	I	B
单支通畅冠状动脉直径狭窄>50%[a]	I	C
针对症状		
任一冠状动脉直径狭窄>70%[a]，表现为活动诱发的心绞痛或等同症状，并对药物治疗反应欠佳	I	A

注：[a]且该冠状动脉直径狭窄<90%，并有缺血证据，或血流储备分数≤0.8；LVEF，左心室射血分数。

表 13‐3　NSTE‐ACS 患者冠状动脉造影和血运重建推荐

患　　者	推　　荐	推荐类别	证据水平
极高危患者 (1) 血液动力学不稳定或心源性休克。 (2) 顽固性心绞痛。 (3) 危及生命的心律失常或心脏停搏。 (4) 心肌梗死机械性并发症。 (5) 急性心力衰竭伴难治性心绞痛和 ST 段改变。 (6) 再发心电图 ST‐T 动态演变，尤其是伴有间歇性 ST 段抬高	进行紧急冠状动脉造影(<2 h)	I	C
高危患者 (1) 肌钙蛋白升高。 (2) 心电图 ST 段或 T 波动态演变(有或无症状)。 (3) GRACE 评分>140 分	早期行冠状动脉造影，根据病变情况决定是否行侵入策略(<24 h)	I	A
中危患者 (1) 糖尿病。 (2) 肾功能不全，eGFR<60 mL/(min·1.73 m²)。 (3) 左心室功能下降(LVEF<40%)或慢性心力衰竭。 (4) 心肌梗死后早发心绞痛。 (5) 近期行 PCI 治疗。 (6) 既往行 GABG 治疗。 (7) 109 分<GRACE 评分<140 分。 (8) 无创性负荷试验时再发心绞痛症状或出现缺血性心电图改变	侵入策略(<72 h)	I	A

续　表

患　　　者	推　　　荐	推荐类别	证据水平
低危缺血患者	先行非侵入性检查（首选心脏超声等影像检查），寻找缺血证据，再决定是否采用侵入策略	Ⅰ	A
根据患者临床情况、合并症、冠状动脉病变严重程度（如 SYNTAX 评分），由心脏团队或心脏内、外科联合会诊制订血运重建策略		Ⅰ	C

注：NSTE-ACS,非 ST 段抬高型急性冠状动脉综合征；eGFR,估算的肾小球滤过率。

表 13-4　STEMI 患者 PCI 治疗推荐

推　　　荐	推荐类别	证据水平
直接 PCI		
（1）发病 12 h 内（包括正后壁心肌梗死）或伴有新出现左束支传导阻滞的患者。	Ⅰ	A
（2）伴严重急性心力衰竭或心源性休克（不受发病时间限制）。	Ⅰ	B
（3）发病＞12 h 仍有缺血性胸痛或致命性心律失常。	Ⅰ	C
（4）对就诊延迟（发病后 12～48 h）并具有临床和（或）心电图缺血证据的患者行直接 PCI	Ⅱa	B
溶栓后 PCI		
（1）建议所有患者溶栓后 24 h 内送至 PCI 中心。	Ⅰ	A
（2）建议溶栓成功 24 h 内行冠状动脉造影并根据需要对 IRA 行血运重建。	Ⅰ	A
（3）溶栓后出现心源性休克或急性严重心力衰竭时,建议行急诊冠状动脉造影,并对相关血管行血运重建。	Ⅰ	B
（4）建议对溶栓失败患者（溶栓后 60 min ST 段下降＜50％或仍有胸痛）行急诊补救性 PCI。	Ⅰ	A
（5）溶栓成功后出现再发缺血、血液动力学不稳定、危及生命的室性心律失常或有再次闭塞证据时建议急诊 PCI。	Ⅰ	A
（6）溶栓成功后血液动力学稳定的患者 3～24 h 行冠状动脉造影	Ⅱa	A
非 IRA 的 PCI		
STEMI 多支病变患者在血液动力学稳定情况下		
择期完成非 IRA 的 PCI	Ⅱa	B
可考虑非 IRA 的 PCI,与直接 PCI 同期完成	Ⅱb	B

注：STEMI,ST 段抬高型心肌梗死；IRA,梗死相关动脉。

二、先天性心脏病的封堵术

20 世纪 60 年代,Porstmann 等尝试海绵封堵动脉导管未闭,开先天性心脏病介入治疗的先河,经过临床工作者的不懈努力,到 20 世纪 90 年代中后期介入器材取得突破进展,Amplatzer 的房间隔缺损、动脉导管未闭封堵器成功应用于临床,并逐渐成熟,形成规模,目前可以进行介入治疗的有房间隔缺损、室间隔缺损、动脉导管未闭、主动脉窦瘤破裂、动静脉瘘等。介入治疗以其疗效确切、创伤小、少有瘢痕、不需输血等优点迅速为临床医师和患者所接受。近年来,我国每年约有 2 万例先天性心脏病患者通过介入方法得到治疗,笔者所在单位每年可完成先天性心脏病的封堵术 100～300 例。

三、梗阻性肥厚型心肌病的化学消融

梗阻性肥厚型心肌病是肥厚型心肌病的亚型,它有显著的室间隔心肌肥厚,导致左心室流出道狭窄与梗阻,常见症状有心绞痛、心力衰竭、心律失常、反复昏厥、猝死等。消除或减轻左心室流出道梗阻可缓解或减轻症状,并可能改善预后。经皮腔内室间隔心肌消融术(percutaneous transluminal septal myocardial ablation, PTSMA),向冠状动脉的室间隔支内注射无水乙醇,使肥厚的室间隔坏死和萎缩,从而消除或减轻左心室流出道梗阻。

(一) PTSMA 适应证

1. 临床症状　① 患者有明显临床症状,且乏力、心绞痛、劳累性气短、晕厥等进行性加重,充分药物治疗效果不佳或不能耐受药物副作用。② 外科间隔心肌切除失败或PTSMA 术后复发。③ 不接受外科手术或外科手术高危患者。

2. 有创左心室流出道压力阶差　① 静息 LVOTG≥50 mmHg。② 激发 LVOTG≥70 mmHg。③ 有晕厥可除外其他原因者,LVOTG 可适当放宽。

3. 超声心动图　① 超声心动图证实符合肥厚型梗阻性心肌病(HOCM)诊断标准,梗阻位于室间隔基底段,并有与 SAM 征相关的左心室流出道梗阻,心肌声学造影确定拟消融的间隔支动脉支配肥厚梗阻的心肌。② 室间隔厚度≥15 mm。

4. 冠状动脉造影　间隔支动脉适于行 PTSMA。

(二) PTSMA 方法

置入临时起搏电极至右心室心尖部,调试临时起搏器工作良好,备用。肝素 50～100 IU/kg,使活化凝血时间(ACT)达到 250～300 s,防止血栓形成。用左冠状动脉导引导管和置于左心室的猪尾型导管持续监测 LVOTG,送入 0.036 cm 导引导丝至拟消融的间隔支动脉,根据该间隔支血管粗细、大小选择合适直径、长度的整体交换型球囊(over the wire, OTW),沿导丝将其送至间隔支动脉近端。在选择球囊直径前,建议根据血压情况,先经导引导管向冠状动脉内注入硝酸甘油 100～200 μg,以扩张冠状动脉,防止选择球囊直径偏小。加压扩张球囊封堵拟消融的间隔支动脉,通过球囊中心腔快速注射造影剂 1～3 mL,行超选择性间隔支血管造影,了解局部血管供应区域,排除该间隔支至前降

支或右冠状动脉的侧支循环。用生理盐水 5～10 mL 经球囊中心腔清除造影剂后,建议尽可能采用心肌声学造影(myocardial contrast echocardiography,MCE)。经球囊中心腔快速注射心肌声学造影剂六氟化硫微泡(商品名:声诺维)1～2 mL,在经胸超声心动图监测下完成 MCE,确定拟消融血管与肥厚梗阻区域的匹配关系,若 MCE 确定拟消融的间隔支动脉支配肥厚梗阻的基底部室间隔,即可确定为消融靶血管。另外,球囊封堵 10～15 min 后,患者心脏听诊杂音明确减轻和导管测压 LVOTG 下降,也是确定消融靶血管的一种方法。

PTSMA 是 HOCM 一种介入治疗方法,长期随访研究显示其可以改善患者的临床症状和心功能,提高生活质量。

(三) 瓣膜病经导管成形术(Clip)和替换术(TAVI)

随着心导管技术的发展,经皮经导管采用 MitraClip 行二尖瓣缘对缘修补术在欧美已成为现实,EVEREST、EVEREST Ⅱ研究及欧洲和美国的注册研究显示,MitraClip 的操作方案成功率高达 75%,有良好的安全性和耐受性,在临床状况较差的患者中也可以有不错的效果。随访 1 年显示 55% 的患者避免了死亡、再次二尖瓣手术和中度以上二尖瓣反流的威胁。导管二尖瓣修复术(TMVR)是一种基于外科手术原理的心导管技术。该技术通过股静脉入口穿刺房间隔,使用导管将 MitraClip 送到二尖瓣尖,夹住前后尖瓣,从而减少二尖瓣反流。

2012 年欧洲心脏病学会瓣膜病治疗指南对于经皮经导管采用 MitraClip 行二尖瓣缘对缘修补术的适应证:① 经心血管团队评估不能耐受手术或高危手术风险,且预期寿命超过 1 年的经心脏超声明确瓣膜解剖结构合适的原发性重度有症状的二尖瓣反流患者(Ⅱb 类推荐,证据水平 C)。② 经心血管团队评估不能耐受手术或高危手术风险,且预期寿命超过 1 年的经心脏超声明确瓣膜解剖结构合适的并已接受规范化治疗(包括有指征行 CRT 治疗)的继发性重度有症状的二尖瓣反流患者(Ⅱb 类推荐,证据水平 C)。

经导管主动脉瓣置换术(TAVR)是近年来研发的一种全新的微创瓣膜置换术。2002 年法国医生 A. Cribier 成功完成人体首例手术后,TAVR 取得快速发展。《中国经导管主动脉瓣置换术临床路径专家共识》发表于 2018 年 12 期《中国循环杂志》。

一系列大型注册研究结果显示,TAVR 总体是安全、有效的。PARTNER - B 研究显示,对于外科手术禁忌的重度冠状动脉粥样硬化患者,TAVR 优于传统保守治疗,1 年随访显示 TAVR 组病死率明显低于保守治疗组(30.7% 比 50.7%)。而 PARTNER - A 研究证实,对于外科手术高危的重度冠状动脉粥样硬化患者,TAVR 与外科手术效果相当,1 年随访显示 TAVR 组和外科手术组病死率分别为 24.2% 和 26.8%。研究显示,患者术前 EuroSCORE 评分、NYHA 心功能分级及术后瓣周漏是患者远期生存的独立预测因素。

(徐东进　吕洋波)

参考文献

［1］ Federico Vancheri, Sergio Vancheri, Michael Henein, et al. Relationship between QRS measurements and left ventricular morphology and function in asymptomatic individuals［J］. Echocardiography, 2017: 1 - 7.

［2］ Pablo Morina-Vazquez, María Teresa, Moraleda-Salas, et al. Early improvement of left ventricular ejection fraction by cardiac resynchronization through his bundle pacing in patients with heart failure［J］. European Society of Cardiology, 2019: 1 - 8.

［3］ Yasuhiro Shudo, Hanjay Wang. Evaluation of risk factors for heart-lung transplant recipient outcome［J］. Circulation, 2019, 140: 1261 - 1272.

［4］ Fukata M, Yamasaki H. Impact of adaptive cardiac resynchronization therapy in patients with systolic heart failure: Beyond QRS duration and morpholog［J］. J Cardiol, 2022,(3): 79.

［5］ Maria A, Baturova, Valentina Kutyifa, et al. Usefulness of electrocardiographic left atrial abnormality to predict response to cardiac resynchronization therapy in patients with mild heart failure and left bundle branch block (a MADIT-CRT sub-study)［J］. The American Journal of Cardiology, 2017, 3: 364.

［6］ Galli E, Smiseth OA. Prognostic utility of the assessment of diastolic function in patients undergoing cardiac resynchronization therapy［J］. Int J Cardiol, 2021, 5(15): 331.

［7］ Clémence Riolet, Aymeric Menet. Clinical and prognostic implications of phenomapping in patients with heart failure receiving cardiac resynchronization therapy［J］. Archives of Cardiovascular Disease, 2021, 114: 197 - 210.

［8］ Francesco Zanon, Lina Marcantoni1. Hemodynamic comparison of different multisites and multipoint pacing strategies in cardiac resynchronization therapies［J］. Journal of Interventional Cardiac Electrophysiology, 2018, 53: 31 - 39.

［9］ Cheng L, Zhang J, Wang Z, et al. Efficacy and safety of left bundle branch area pacing versus biventricular pacing in heart failure patients with left bundle branch block: Study protocol for a randomised controlled trial ［J］. BMJ Open, 2020, 10: e036972.

［10］ Zainali S, Chunawala. Clinical and echocardiographic characteristics of patients hospitalized with acute versus chronic heart failure with preserved ejection fraction (from the ARIC study)［J］. Am J Cardiol, 2021: 1 - 7.

［11］ Sérgio Barra, Rui Providência. Time trends in sudden cardiac death risk in heart failure patients with cardiac resynchronization therapy: A systematic review［J］. European Heart Journal, 2019: 1 - 11.

［12］ Ali-Hassan S, Mirhosseini SJ. Cardiac resynchronization therapy in patients with mild heart failure is a reversal therapy［J］. Indian Heart J, 2017: 69.

［13］ Plesinger F, Jurak P. Ventricular electrical delay measured from body surface ECGs is associated with cardiac resynchronization therapy response in left bundle branch block patients from the MADIT-CRT trial (multicenter automatic defibrillator implantation-cardiac resynchronization therapy)［J］. Circ Arrhythm Electrophysiol, 2018, 11: e005719.

［14］ Tayal B, Sogaard P. Interaction of left ventricular remodeling and regional dyssynchrony on long-term prognosis after cardiac resynchronization therapy［J］. J Am Soc Echocardiogr, 2017, 30(3): 5.

［15］ Aquilani S, Di Fusco SA, Colivicchi F, et al. 2021 European guidelines on pacing and cardiac resynchronization therapy: Practical considerations for an appropriate therapeutic approach［J］. G Ital Cardiol (Rome), 2022, 23(3): 10.

［16］ Virani SS, Alonso A. Heart disease and stroke statistics-2021 update: A report from the American Heart Association［J］. Circulation, 2021, 2(23): 143.

［17］ Halvor Langeland, Daniel Bergum. Characteristics of circulatory failure after out-of-hospital cardiac arrest: A prospective cohort study［J］. Open Heart Heart failure and cardiomyopathies, 2022, 9: e001890.

［18］ P Markwerth, T Bajanowski. Sudden cardiac death—update ［J］. International Journal of Legal Medicine, 2021: 135.

［19］ Ben Ahmed, Ben Khelil. Sudden cardiac death in women, data from the northern Tunisian sudden cardiac-death registry［J］. Ann Cardiol Angeiol, 2021, 70(1): 10.

［20］ Anna F, Peter Karl. Risk of arrhythmias after myocardial infarction in patients with left ventricular systolic dysfunction according to mode of revascularization: A Cardiac Arrhythmias and Risk Stratification after Myocardial infArction (CARISMA) substudy[J]. Europace Society of Cardiology, 2020: 1 – 8.

[21] Fernando Chernomordik, Christian Jons. Death with an implantable cardioverterdefibrillator: A MADIT-II substudy[J]. Europace Society of Cardiology, 2019: 1 – 8.

[22] Waqas Javed Siddiqui, Sandeep Aggarwal. Prophylactic use of the implantable cardioverter defibrillator and its effect on the long-term survival, cardiovascular and sudden cardiac death in nonischemic cardiomyopathy patients—a systematic review and meta-analysis[J]. Heart Failure Reviews, 2018, 23: 181 – 190.

[23] Au-Yeung W-TM, Reinhall PG, Bardy GH. Development and validation of warning system of ventricular tachyarrhythmia in patients with heart failure with heart rate variability data [J]. PLoS ONE, 2018, 13(11): e0207215.

[24] Kosiuk J, Krause M. Outcome in patients undergoing upgrade to cardiac resynchronization therapy: Predictors of outcome after upgrade to CRT[J]. Heart Vessels, 2020, 35(1): 6.

[25] Luigi Padeletti, Alberto Aimo. The prognostic benefit of cardiac resynchronization therapy is greater in concordant vs. discordant left bundle branch block in the Multicenter Automatic Defibrillator Implantation Trial-Cardiac Resynchronization Therapy (MADIT-CRT)[J]. Europace, 2017: 1 – 7.

[26] Huang W, Su L, Wu S, et al. A novel pacing strategy with low and stable output: Pacing the left bundle branch immediately beyond the conduction block[J]. Canadian Journal of Cardiology, 2017, 33 (12) : 1736.

[27] Andrade JG, Deyell MW. Randomised clinical trial of cryoballoon versus irrigated radio frequency catheter ablation for atrial fibrillation-the effect of double short versus standard exposure cryoablation duration during pulmonary vein isolation (CIRCA-DOSE): Methods and rationale[J]. BMJ Open, 2017, 7(10): 10.

[28] Syed Raza Shah, Palwasha Ghulam Moosa, Mazia Fatima, et al. Atrial fibrillation and heart failure-results of the CASTLE-AF trial[J]. Journal of Community Hospital Internal Medicine Perspectives, 2018, 8: 4, 208 – 210.

[29] 中华医学会心血管病学分会.经皮冠状动脉介入治疗指南[J].中华心血管病杂志,2016,44(5):382 – 400.

[30] 中华医学会心血管病学分会.中国成人肥厚型心肌病诊断与治疗指南[J].中华心血管病杂志,2017,45(12): 1015 – 1032.

[31] Thomas G, Gleason. 5-Year outcomes of self-expanding transcatheter versus surgical aortic valve replacement in high-risk patients[J]. Journal of The American College of Cardiology, 2018, 72(22): 2688 – 2696.

第十四章

心力衰竭的外科治疗

心力衰竭是全球唯一呈增长趋势的心血管疾病,其病因主要包括缺血性心肌损害(冠心病等)、心肌疾病(扩张型心肌病、心肌炎等)、心脏压力或容量负荷过重(瓣膜疾病、先天性心脏病等)以及心肌代谢障碍性疾病(心肌淀粉样变性、血色病等)。心脏外科主要是以手术治疗心脏病,如心脏搭桥术、先天性心脏病手术、瓣膜置换术等可以预防心力衰竭的发生,而且外科处理心力衰竭患者出现的内科无法解决的并发症也非常有效。本章论述心力衰竭外科干预的方式,如缺血性心肌病各种并发症的外科处理、动力性心肌成形术、左心室减容术、体外膜肺氧合器、心室辅助装置和心脏移植。

第一节 缺血性心肌病

缺血性心肌病(ischemic cardiomyopathy, ICM)是指由冠状动脉疾病引起的心肌变性、坏死和纤维化,并导致严重左心室功能障碍,其左心室射血分数(left ventricular ejection fraction, LVEF)≤(35%~40%),是导致心力衰竭最常见的原因。2010 年全球疾病负担研究报告显示,缺血性心脏病是 1990—2010 年全世界最常见的死亡原因。近几十年,随着经济的快速发展和人口老龄化,中国心血管危险因素的流行病学也发生了变化,缺血性心脏病发病率总体呈升高趋势。2016 年中国医院心脑血管病出院总人次数为 2 002.19 万人次,其中心血管病占 50.08%,为 1 002.63 万人次。在心脑血管病出院人次中,以缺血性心脏病为主,占 36.87%,为 738.24 万人次。尽管 ICM 的药物疗法近年来不断发展,但单纯的药物疗法无法逆转心肌重构。通过外科手段来治疗 ICM,仍是目前逆转心肌重构、改善患者预后的主要方向之一。

一、冠状动脉旁路移植术

冠状动脉旁路移植术(coronary artery bypass graft, CABG)是治疗冠心病最常用的手术方法之一,能延长患者的寿命,改善预后,提高生活质量。冠状动脉旁路移植术始于

1964年,是一项用于替换梗阻冠状动脉以改善心肌血供、缓解心绞痛、预防和治疗心力衰竭、提高生活质量和减少冠心病死亡风险的手术。其方法为用移植的血管即桥血管(常为大隐静脉及带蒂的乳内动脉,也有用桡动脉,带蒂胃网膜动脉和其他肢体动静脉)在升主动脉根部与病变冠状动脉梗阻远端建立一条血管通路,使心脏搏出的血从主动脉经过所架的血管桥,绕过冠状动脉病变部位,流向冠状动脉狭窄或梗阻处的远端,到达缺血的心肌,从而提高冠状动脉灌注,增加心肌氧供,带蒂动脉不必与升主动脉根部相接。

1. 应用情况　我国自1974年第1例CABG成功开展以来,该法已经得到较为广泛的普及。桥血管分为动脉和静脉两种。国外报道,左乳内动脉桥10年通畅率为90%～96%,大隐静脉桥则为50%,可见大隐静脉桥的远期通畅率远低于动脉桥,尤其是乳内动脉桥,因此左乳内动脉成为冠状动脉旁路移植的首选移植材料。

2. CABG的手术指征　包括:① 左主干狭窄>70%。② 严重心绞痛正规内科治疗不能控制,冠状动脉已证实明显狭窄。③ 三支病变,症状明显。④ 急性心肌梗死并发室壁瘤、室间隔穿孔、乳头肌功能障碍。⑤ 内科介入治疗失败。

二、二尖瓣关闭不全的外科处理

缺血性二尖瓣反流(ischemic mitral regurgitation,IMR)是缺血性心肌病最常见的并发症之一,常提示预后不良。心肌梗死后,25%的患者出现明显的IMR,发病率和病死率均升高,且与反流程度成正比。IMR的病理生理机制复杂,整体或局部左室重构,二尖瓣各组成部分形态多层次改变,以及上述因素的相互作用是IMR发生的主要机制。IMR的直接影响是左心室前负荷增加,心室扩大,收缩力减弱,最终出现心力衰竭,甚至危及生命。目前认为,外科治疗是IMR最有效的治疗方式,但其发病机制的特殊性,导致不同外科治疗方案各有优劣,不同程度IMR最佳手术方式的选择存在争议。

1. 轻度IMR的外科治疗　IMR施行CABG后能有效地改善心肌血运及室壁的异常运动,恢复左心功能,IMR也会得到明显改善。与CABG同时施行二尖瓣手术相比,单独CABG手术风险小,手术病死率低。也有研究指出,轻度IMR不会从任何二尖瓣手术中获益。所以,轻度IMR施行CABG治疗可以获得令人满意的疗效。

2. 中度IMR的外科治疗　美国心脏超声心动图学会指南中指出,满足有效反流口面积(the effective orifice area,ERO)0.2～0.4 cm^2,每搏反流量30～60 mL,腔静脉收缩宽度3～7 mm或MR指数30%～70%中至少一条标准时,诊断为中度IMR。目前,中度IMR的治疗方式主要是CABG和CABG联合二尖瓣成形术(mitral valve plasty,MVP),但哪种术式具有优势,以往的研究报道结论不一。

支持施行单独CABG治疗的学者认为,中度IMR的二尖瓣结构和功能受损较轻,心肌缺血区域血运改善后,左室功能得以提高,反流可以得到改善,并且MVP增加了手术风险,不适用于中度IMR。有研究对301例施行单独CABG和CABG联合MVP的中度IMR患者进行了为期2年的随访,比较两组患者手术前后心功能改善及不良心脑血管事件发生的情况,随访1年的结果:相比单独CABG,联合手术没有更高程度地改善左室重构,但确实降低了二尖瓣中重度反流的发生率,同时也增大了不良心脑血管事件的发生率,从临床意义角度来说,联合手术并没有明显的优势;随访2年的结果:MVP纠正反流更具持久性,但没有显著地改善左室重构,对术后存活率及不良事件发生率及再次入院率也没有显著改善,反而增加了早期心脑血管事件及室上性心律失常的发生风险。故以上观点认为,CABG联合MVP与单独CABG相比,对左室功能和术后存活率改善没有优势,单独CABG更适合中度IMR。

但是一些研究提出了相反的结论。有些研究者认为,单独CABG不是中度IMR外科治疗的最佳选择,应在改善血运的基础上,同期对二尖瓣进行干预。研究指出CABG联合MVP在短期和中期对反流改善效果确切,术前心功能差的患者施行单独CABG术后反流复发率高。一项纳入99例轻中度IMR患者的回顾性研究发现,左心功能受损的患者中联合手术的术后存活率令人满意,在反流改善程度及降低术后复发方面也优于单独CABG,且残余反流与术后中期存活率降低密切相关。所以,中度IMR仅施行CABG不足达到纠正反流、改善心功能的目的。以上研究认为纠正中度IMR患者的反流及预防术后反流复发,联合手术优于单独CABG。然而,也有报道指出,尽管联合手术对改善反流效果明显,但早期和远期的生存质量改善方面仍缺少有力的证据证明联合手术是中度IMR最佳的外科治疗方式。

中度IMR的治疗策略应权衡患者手术风险及长期获益,需结合术前患者健康状况、左室重构、左心功能受损、二尖瓣形态改变等方面的综合评定及术中探查二尖瓣结果,确定是否CABG同期施行MVP,给予二尖瓣干预。

3. 重度IMR的外科治疗 2014年,美国瓣膜病治疗指南建议,有临床表现的重度IMR患者施行CABG的同时需给予二尖瓣干预,但未指明应选用哪种二尖瓣手术方式更具优势,对于重度IMR的二尖瓣处理选用MVP还是二尖瓣置换术(mitral valve replacement,MVR)存在争议。

以往研究认为,MVP保留完整的瓣下结构,左室收缩功能恢复优于MVR,且手术创伤小,短期和长期病死率相对较低,而且,机械瓣膜置换者需终身服用抗凝药物,生物瓣使用寿命有限,推荐MVP。但也有观点认为,MVR纠正反流效果更为明显且持久,术后反流复发率低,而两种手术方式的远期存活率是否有差异还需进一步探究。也有报道指出,影响手术病死率及术后存活率的主要因素是IMR的发生机制及患者临床特点,与手术方式无关。

以往一直缺少强有力的一级临床随机对照研究证据指导IMR的外科治疗,大多数报道都是小样本非随机对照的回顾性研究。第1个研究MVP与MVR对重度IMR治疗效果的心胸外科试验网络(cardiothoracic surgical trials network,CTSN)临床随机试验已经开展,随访1~2年的结果均显示,早期MVP与MVR改善左室收缩容积指数及降低病死率方面没有明显差异,但是两种手术方式的远期结果仍不清楚,也意外发现随访1年时,MVP 组中重度反流复发率为 32.6%(其中 4 级 27.6%,5 级 4.3%),要比以往报道中 MVP 术后反流复发率高很多,但其没有影响左室收缩末期容积指数及心力衰竭症状的改善,且相比术后 6 个月时反流复发率,12 个月时并没有增高。所以,CABG 同期施行 MVP 或 MVR 治疗重度 IMR 哪一方更具有优势,仍缺乏显著的证据予以评定。

三、左室室壁瘤的外科处理

现代冠状动脉外科迅速发展,对冠心病合并室壁瘤的外科治疗认识不断提高。严重心肌梗死造成坏死心肌的反向运动、心肌纤维化、左室心腔扩大及左室形态改变,进而导致心室壁张力增高和心肌氧耗量增加。如同时合并二尖瓣关闭不全,可导致左室功能严重受损。临床表现为心绞痛、顽固性心力衰竭、心律失常等,重症患者可发生猝死。室壁瘤单纯药物治疗 5 年生存率<50%,故现在多主张积极手术治疗,以提高该类患者的治疗效果。外科手术的目的是缩小左室容积、重塑左室形态、减小室壁张力和矛盾运动,进而改善心室收缩功能。

1958 年 Cooly 采用室壁瘤切除和线性修补的方法外科治疗室壁瘤,取得良好近期效果。但随着人们对室壁瘤外科治疗研究的不断深入,研究人员发现室壁瘤切除后左室几何形态重构对术后近远期心功能恢复尤其重要。1989 年,Dor 等采用补片成形术治疗室壁瘤,取得良好近远期效果,该研究小组认为,当室壁瘤累及室间隔时,补片成形术被认为比线性修补更能够改善左室形态,可获得稳定的血流动力学。但无论何种手术方式,其解剖基础都是争取恢复左室的生理形态,术者需要掌握几何成形的理念,综合各种手术方式,对患者做到个体化治疗。

四、室间隔穿孔的外科处理

室间隔穿孔是急性心肌梗死的严重机械并发症之一,虽然其发病率仅 0.2%~2.0%,但预后却很差。研究表明,未经治疗的急性心肌梗死并发室间隔穿孔患者在发生穿孔后 1 日内病死率约 24%,1 个月内病死率近 80%,外科手术能显著改善这部分患者的预后。

自 1957 年 Cooley 报道一例外科修补室间隔穿孔手术以来,目前,手术仍是治疗室间隔穿孔的确切有效治疗方式。然而,虽然由于冠状动脉介入治疗技术的发展,目前心肌梗死后室间隔穿孔的发生率已有了显著的下降,但室间隔穿孔手术围手术期病死率却并没有有效的改善。一篇基于 STS 2 976 例数据的综述表明其整体的围手术期病死率为 42.9%。日本胸外科医师协会(The Japanese Association for Thoracic Surgery,JATS)2010—2013 年共 1 138 例病例总结表明其整体病死率为 52%。

正因为室间隔穿孔手术治疗的高危性,外科手术的时机就显得尤为重要。是否存在着穿孔修补的最佳时机,目前仍存在着争议。穿孔后早期,穿孔边缘不清,组织糟脆,容易出现修补失败、出血等并发症导致患者死亡。研究表明在急性心肌梗死后 1 周内手术的病死率为 54.1%,而心肌梗死后 1 周以上再行手术治疗的病死率仅为 18.4%。JATS 的数据也证实了这一点,其心肌梗死后 2 周内手术的病死率为 35.3%,2 周以上手术的病死率为 16.0%。

第二节　动力性心肌成形术

动力性心肌成形术是近 30 年来国际上出现的一种新的辅助循环方法,主要用于治疗对药物效果不佳的心力衰竭晚期患者。手术将患者自身的背阔肌移植包绕在心脏上,利用埋植式心脏同步刺激器,经过一定时间的训练,起搏骨骼肌辅助心肌收缩,从而改善心力衰竭及左室功能。自 1985 年 Carpentier 等首次将该术式应用于临床后,这项研究性的外科手术对严重心力衰竭的治疗价值受到世界各国的关注。

动力性心肌成形术主要在不适合作心脏移植术的患者中选择,其适应证包括:① 主要治疗扩张型心肌病、缺血性心肌病心力衰竭,修补心脏肿瘤、巨大室壁瘤切除术后造成的大面积心脏缺损,或是缺血性心肌病行冠状动脉搭桥或室壁瘤切除的同时行动力性心肌成形术。② NYHA 心功能Ⅲ级或一过性 NYHA 心功能Ⅳ级者,LVEF 在 15%~30%。③ 窦性心律,以保证背阔肌和心脏的活动有很好的同步性。④ 没有严重的瓣膜病变。⑤ Carpentier 等指出＜70 岁,左心室舒张末期容积(LVEDV)＜250 mL 也列为手术适应证。

禁忌证:① 持续的 NYHA 心功能Ⅳ级。② 严重的难治性室性心律失常,慢性心房颤动患者也不适合。③ 肺动脉高压。④ 严重的瓣膜病变。⑤ 严重的呼吸功能不全。⑥ 神经血管病变或恶液质,由于这类患者的背阔肌的工作效率很难保证,因此不适合手术。Moreira 等认为,术前已接受静脉正性肌力药物治疗的患者由于很难度过术后的辅助前期,所以不能实施手术。此外,术前已有多器官功能不全的患者术后病死率很高,也不应手术。

第三节　左心室减容术

左心室减容术(left ventricular volume reduction，LVVR)是一种新的有效的治疗终末期心力衰竭的外科手术,由巴西医生巴迪斯达(Batista)于 1995 年首先报道,故又称 Batista 手术。其主要方法是切除左心室部分肌肉,使扩张的左心室缩小;因此又称左心室部分切除术(partial left ventriculectomy，PLV)。

Batista 手术的适应证目前仍在继续探讨之中,世界各地心脏中心的选择标准各不相同。有些中心仅将需心脏移植而因其他原因无法接受心脏移植术的高危患者列为 Batista 手术的适应证,有些中心的适应证要宽些。总的来说,Batista 手术适应于各种多病因引发的晚期心力衰竭,如扩张型心肌病、缺血性心肌病、瓣膜病、Chagas 病等。以下几点可作为选择此手术时的参考:① 扩张型心肌病经系统内科治疗 NYHA 心功能Ⅲ～Ⅳ级。② 心力衰竭病史 1 个月以上。③ 至少 1 次超声心动图检查 LVEDV＜70 mm。④ LVEF＜25%。⑤ 无其他手术禁忌证。术前有顽固性心律失常列为手术禁忌,多脏器功能衰竭患者及急诊手术风险大,病死率高,应慎重。

第四节　体外膜肺氧合器

急性心力衰竭是引起死亡的常见原因,常规的抗心力衰竭药以及其他辅助方式并不能完全奏效。在这种情况下,体外膜肺氧合(extracorporeal membrane oxygenation,ECMO)成为一项有效手段。ECMO 又称人工膜肺(artificial membrane oxygenation)可以在体外进行血液氧合,并提供全部或部分的心肺支持。ECMO 基本构成包括血液流出及流入的管路通道、驱动泵、气体交换器(氧合器)以及保持血液温度的制热-冷却器。

按照 ECMO 与患者血管的连接方式,可分为静脉-静脉 ECMO(V‑V ECMO)和静脉-动脉 ECMO(V‑A ECMO)。前者主要用于呼吸辅助,后者对循环衰竭亦有支持作用。

最初 ECMO 主要用于呼吸衰竭的支持治疗,可以为心肺功能的恢复或器官移植赢得时间。对于心脏疾病,ECMO 可用于一系列疾病,如急性心肌梗死、急性心肌炎、慢性心力衰竭的急性恶化、心脏手术后的心力衰竭、肺栓塞及致命性心律失常等。ECMO 并不能用来使原来衰竭的心功能得到恢复,但其能为后续的治疗如左室辅助装置(LVAD)和心脏移植赢得过渡时间。

ECMO 是危重心脏疾病的有效抢救措施,可以在较长时间内提供有效心肺功能的支持,使心肺得到休息,并为随后的临床进一步治疗赢得时间和机会,其适应证主要包括:① 原发性心源性休克,如无机械支持可能在数小时内死亡。② 心功能持续下降,可能在数日内死亡的病例。特别当合并有低氧血症时,应当立即使用 ECMO。

研究表明,接受 ECMO 前的左心室功能、血压、乳酸水平等对成功脱机有明显影响。因而早期使用 ECMO 可以获得更好的临床收益及住院生存率,在心脏手术时,如果出现血流动力学不稳定或需要大剂量正性肌力药物时,应当尽早使用 ECMO。

ECMO 的心脏适应证主要有:① 心脏手术中支持。② 高危心脏手术或心肺移植前的过渡。③ 心脏手术后急性心肺功能衰竭,预期短时间内可以恢复者。④ 非缺血性心源性休克(包括暴发性心肌炎及心肌病)。⑤ 心肺复苏后其他治疗无效。⑥ 心肌炎、心肌病、先天性心脏病等。

在不同中心,ECMO 的应用指征并不完全一致,当出现以下情况时,可考虑应用:① 心指数＜2 L/(m² · min)。② 应用大剂量正性肌力药多巴胺＜15 μg/(kg · min)、肾上腺素<0.1 μg/(kg·min)或去甲肾上腺素<0.1 μg/(kg·min),血流动力学仍不稳定。③ 收缩压<90 mmHg,平均动脉压<60 mmHg。④ 血乳酸水平进行性升高。⑤ 尿量<0.5 mL/(kg·h)或<20 mL/h。⑥ 体循环血管阻力>2 100 dyn/(s·m³)。⑦ 主动脉内球囊反搏(intra aortic balloon pump,IABP)治疗无效。患者是否进行 ECMO 治疗,需要根据实际情况权衡利弊后再做出决策,也需要避免一味治疗,而后续治疗(LVAD、心脏移植等)无法实现,造成进退两难的局面。

ECMO 的禁忌证在各中心亦不完全一致,主要有以下几点:① 无法控制地出血。② 不可逆的神经损害或终末期疾病。③ 无法治愈的肿瘤。④ 终末期心脏疾病,不能接受心脏移植或 LVAD。⑤ 缺乏适合 ECMO 的血管。

除上述情况外,出现以下情况,一般不考虑 ECMO:① 禁忌抗凝者。② 潜在的中重度慢性肺疾病。③ 高龄合并慢性多器官功能衰竭。④ 对治疗无反应的脓毒性休克。⑤ 无法控制的代谢性酸中毒。⑥ 中枢神经系统损伤。⑦ 重度免疫抑制。

第五节　心室辅助装置

20 世纪 70 年代开始开发的辅助人工心脏,从 20 世纪 90 年代中期开始在心脏移植治疗后广泛用于临床。后来主要用于终末期心力衰竭患者和等待心脏移植的患者,作为心脏移植供体心脏的桥梁,完成心脏移植的桥接(接续)治疗,也可作为可逆的重症心力衰竭的短期治疗,以后可能完全代替生物心脏,作为独立的长久的治疗方法存在。但是,第一代仪器缺点明显,从第二、三代开始人工心脏才用于临床。具体来说,在第一代脉动流型仪器的基础上,更加小巧的轴流泵(第二代)和离心泵(第三代)的恒流型仪器开始使用。由于第二、三代辅助人工心脏体积小,手术侵袭性小,据报道减少了感染等合并症。

一、脉动流泵

第一代脉动流型(pulsatile)泵大体分为体外型(paracorporeal)和体内植入型(implantable)。一般体内植入型左室辅助人工心脏(left ventricular assist system,LVAS)与体外型 LVAS 比较,由于血液泵埋入腹部等体内,感染的危险性较小,而且患者的生活质量(quality of life,QOL)高,适于数月以上的长期辅助治疗。但是,长期以来在日本仅针对急性心力衰竭以暂时性辅助为目的的长时间体外型脉动流泵列入医保范围内。对于心肌病引起的严重心力衰竭可以暂时辅助性地应用体外型,结果往往需要长期应用。2004 年体内植入型中的驱动流泵的一种,Novaeor® 作为移植的过渡使用进入保险。但是,由于严格的医院标准,目前仅有少数几家进行心脏移植的医院能够使用。因此,目前日本使用最多的辅助人工心脏是东洋纺社制造的国立循环系统疾病中心型(Toyobo)的体外型泵。

除了东洋纺社制造的国立循环系统疾病中心型外,体外型的空气驱动型辅助人工心脏还有 Thoratec® VAD(Thoratec,USA)。这些体外型 LVAS 与长期植入体内型相比 QOL 差,作为心脏移植过渡与体内植入型泵作用相同。特别是对于体表面积<1.5 m² 的体格较小的患者或小儿病例;或者右心衰竭严重,不仅左心室,右心室也有必要安装人工辅助心脏的,即两个心室都必须人工辅助的患者有效。现在的体内埋植泵是按左室辅助设计的,不能同时辅助右心室。另外,目前有代表性的体内植入型脉动流泵是 HeartMate®(Thoratec,USA)和 Novacor®(World Heart,Canada),两种机器在世界范围内应用达 5 000 例以上。

二、轴流泵(axial flow pump)

植入型轴流泵、离心泵等恒流泵从 20 世纪 90 年代开始研发。与目前的脉动流泵相比,其优点是体积小、构造简单、不需要人工瓣膜和造价低。目前 MicroMed DeBakeyVAD®,HeartMate® Ⅲ(Thoratec,USA)、Jarvik 2000 FlowMaker®(Jarvik Heart,USA)等在欧美已应用于临床约 500 例。

三、离心泵(centrifugal pump)

是恒流泵中利用旋转机的涡轮旋转产生的离心力,向与之呈垂直方向送血的系统。期望其中无接触轴的磁悬浮型离心泵能够耐用。其中一种由 Temmo 公司制造的 DuraHeart® 在欧洲已经应用于临床。在日本 EVAHEART™(Sun Medical,Japan)作为新的体内植入型小型离心泵开始临床治疗,目前为止用于 4 例患者,据报道效果较好。

适应证:心肌病等引起的晚期严重心力衰竭患者是机械循环辅助治疗的适应证,虽然是最大限度地应用内科治疗,但是仍然表现低每搏输出量综合征的 NYHA 心功能 Ⅳ 级状态。若这种状况持续下去,肝、肾等心脏以外的重要脏器就会由于低每搏输出量综合征而恶化,如果肝、肾功能不全已达不可逆状态时才安装人工辅助心脏就失去了意义,所以安装辅助人工心脏的适应证不仅应该在血流动力学满足上述条件,而且其他的重要脏器损害程度可逆,通过辅助人工心脏治疗改善全身血流状态,从而改善其他脏器功能不全。

但是目前没有判断是否可逆的可靠指标。有时对已用气管插管进行人工呼吸、人工透析且伴有急性肾衰的严重心力衰竭患者,通过安装人工辅助心脏,脏器功能得到完全恢复。因此,大多根据临床经验综合评价患者状态。正井等报道血清总胆红素>3.0 mg/dL 以上的肝功能不全患者,即使安装人工辅助心脏多数情况下该值也不会降低。此外,凭借单一的指标评价患者全身状态比较困难,Oz 等报道了用呼吸功能不全、感染、肝功能、肾功能等进行综合评分的方法。

无论如何,当其他的脏器发生不可逆性功能不全时,安装左室辅助人工心脏的手术病死率高,所以,在需要多巴胺、多巴酚丁胺 10 μg/(min·kg)以上治疗的慢性心力衰竭急性加重情况下,即在开始出现临床显性肝、肾功能不全之前就应该抓住时机,考虑安装人工辅助心脏。

第六节 心脏移植术

人类心脏移植术经历了半个世纪的历程。1964 年,Hardy 等进行了世界上首例人类异种心脏移植术。在此之前,Hardy 的医疗小组已经对心脏移植术进行了大约 8 年的动物实验研究。Hardy 原本计划采用人类心脏作为供体,但是选好的受体(68 岁的老年男性,患有终末期缺血性心脏病、心源性休克伴呼吸衰竭、意识模糊,并且不久前刚实施了坏疽大腿的截肢术)由于病情太过严重,可能等不到人类供体心脏就会死亡。因此,Hardy 和其医疗小组只好借鉴以往实施的动物器官移植实验,选用黑猩猩的心脏作为供体移植给该患者。异种移植的心脏在体外循环的支持下搏动良好,但是黑猩猩的心脏实在太小了以至于不能有效维持人体的血液循环,患者在体外循环中断约 1.5 h 后就去世了。

1967 年,Barnard 成功施行了世界上首例人类同种异体原位心脏移植术,因此 Barnard 被誉为"心脏移植之父"。1968—1971 年,全世界先后有 56 家医院共同实施了 180 例心脏移植术,但由于供心保存、术后排斥反应、感染及心功能维持等问题未能得到很好解决,大多数患者于手术后短期内死亡,远期存活率极低,心脏移植术进入低潮。

1972 年,Castaneda 和 Reitz 通过实验研究总结了心肺联合移植的经验,为成功实施人类心肺联合移植奠定了基础。1973 年,Caves 发明了心肌活检技术监测心脏移植术后排斥反应,解决了早期排异的诊断问题。1981 年,Stanford 大学率先将环孢素应用于临床心脏移植,有效控制了移植后急性排异反应,明显提高了患者的远期存活率,随着移植技术的提高和其他相关学科发展,心脏移植的疗效有了很大改善,心脏移植术再次进入了高潮。

适应证:① 年龄<65 岁,药物治疗不能控制的终末期心力衰竭,并能积极配合移植手术者。② 肺动脉压<60 mmHg。③ 精神状态稳定。④ 患有心力衰竭,但其他重要脏器的功能基本正常或能逆转者,预期寿命<12 个月。⑤ 心力衰竭合并顽固性、难治性心律失常,内外科治疗无效。⑥ 已经安装机械循环辅助装置,心功能仍不能恢复者。显然终末期心力衰竭的客观指标很难确定,多数学者提出,患者预期生存时间<1 年者为终末期;另有学者认为当 LVEF 值<25%,而肺毛细血管楔压<25 mmHg 时多数患者半年内将发生死亡或猝死。

禁忌证:① 严重肺动脉高压,肺动脉压力<60 mmHg,肺血管阻力<6 woods 单位。② 不可逆的肝、肾功能不全。③ 活动性感染。④ 其他器官状态未定的肿瘤。⑤ 治疗配合差。⑥ 年龄在 70 岁以上。⑦ 合并增生性视网膜病变、严重的外周神经病变、糖尿病肾病、慢性感染等病变的糖尿病患者不适合做心脏移植。糖尿病可以增加受体感染的发生

机会,促进供体心脏发生冠状动脉病变。

总之,理想的心脏移植受体应当具有常规医疗措施及(或)外科手术不能治疗的严重心力衰竭和心律失常疾病,无应用免疫抑制药而产生的严重并发症,各脏器功能无明显损害,心理状态稳定以及有足够信心支持自己和家庭度过围手术期。

心力衰竭治疗是全世界医疗界共同面临的一个难题,现阶段外科治疗的心力衰竭患者还侧重于经内科药物治疗后仍无法缓解症状的少数患者,因此未来外科治疗发展空间巨大。相信随着临床医学、生物医学工程、材料学、电子学和机械加工的进步,更多心力衰竭外科治疗装置会给终末期心力衰竭患者带来福音。

（肖亦敏）

参考文献

[1] Jamal NE, Abi-Saleh B, Ismáeel H. Advances in telemedicine for the management of the elderly cardiac patient [J]. Geriatr Cardiol, 2021, 18(9): 759 - 767.

[2] Vickneson Keeran, Chan Siew-Pang, Li Yue, et al. Coronary artery bypass grafting in patients with low ejection fraction: What are the risk factors? [J]. The Journal of Cardiovascular Surgery: Official Journal of the International Society for Cardiovascular Surgery, 2019, 60(3): 396 - 405.

[3] Piskulic D, McDermott S, Seal L, et al. Virtual visits in cardiovascular disease: A rapid review of the evidence [J]. European journal of Cardiovasc Nurs, 2021, 20(8): 816 - 826.

[4] Silva-Cardoso J, Juanatey JRG, Co min-Colet J, et al. The future of telemedicine in the management of heart failure patients[J]. Card Fail Rev, 2021, 28(7): e11.

[5] Pagliaro BR, Cannata F, Stefanini GG, et al. Myocardial ischemia and coronary disease in heart failure[J]. Heart Fail Rev, 2020, 25(1): 53 - 65.

[6] Rayol SC, Sá MPBO, Cavalcanti LRP, et al. Current practice of state-of-the-art coronary revascularization in patients with heart failure[J]. Braz J Cardiovasc Surg, 2019, 34(1): 93 - 97.

[7] Cabral J, Vasconcelos H, Maia-Araújo P, et al. Sacubitril/valsartan in everyday clinical practice: An observational study based on the experience of a heart failure clinic[J]. Cardiovasc Diagn Ther, 2021, 11(6): 1217 - 1227.

[8] Brownell NK, Ziaeian B, Fonarow GC. The gap to fill: Rationale for rapid initiation and optimal titration of comprehensive disease-modifying medical therapy for heart failure with reduced ejection fraction[J]. Card Fail Rev, 2021, 26(7): e18.

[9] Cavallari I, Maddaloni E, Nusca A, et al. SGLT-2 inhibitors on top of current pharmacological treatments for heart failure: A comparative review on outcomes and cost effectiveness[J]. Am J Cardiovasc Drugs, 2021: 17.

[10] Bright RA, Lima FV, Avila C, et al. Maternal heart failure[J]. J Am Heart Assoc, 2021, 10(14): e021019.

[11] Incze A, Kaló Z, Espín J, et al. Assessing the consequences of external reference pricing for global access to medicines and innovation: Economic Analysis and policy implications[J]. Front Pharmacol, 2022, 13: 815029.

[12] Xue EZ, Zhang MH, Liu CL. Efficacy of ivabradine for heart failure: A protocol for a systematic review of randomized controlled trial[J]. Medicine (Baltimore), 2019, 98(14): e15075.

[13] Zakiyah N, Sinuraya RK, Kusuma ASW, et al. Cost-effectiveness analysis of sacubitril/valsartan compared to enalapril for heart failure Patients in indonesia[J]. Clinicoecon Outcomes Res, 2021, 13: 863 - 872.

第十五章

心力衰竭的预后、预防和康复

心力衰竭是一个进行性发展的疾病,如何减缓心力衰竭的发展、延长患者的寿命始终是一个重要的课题。近年来大家认识到心力衰竭的预防比治疗更重要。明确哪些是影响心力衰竭预后的因素,有助于减少心力衰竭的发生、恶化和死亡。

第一节　心力衰竭的预后

一、心力衰竭患者存活情况

近几年来心力衰竭的治疗进展使患者的生存率较以前明显提高。虽然大部分有关心力衰竭预后的研究为高度选择的患者(很多重症患者被排除在外),会低估心力衰竭的实际病死率,但它仍然是一个预后很差的疾病。SOLVD 研究中心功能在Ⅰ~Ⅱ级的安慰剂量组的年病死率在 5.1%,心功能在Ⅲ~Ⅳ级者的年病死率则达到 11.6%。COPERNICUS 研究入选的都是重症心力衰竭,观察在服用 ACEI 的基础上联用 β 受体阻滞剂是否优于单用 ACEI,其安慰剂组的年病死率仍高达 19.7%。REACH 注册临床研究调查了美国近 3 万例心力衰竭的病死率情况,显示年病死率为 17.1%,平均生存时间为 4.2 年。荷兰的一项研究,6.6 万多例住院心力衰竭患者病死率高达 44.5%,平均生存时间为 1.47 年。来自欧美国家的 3 项以社区人群为基础的研究,目的是观察在社区人群中发现的心力衰竭患者的生存情况,结果显示这些心力衰竭患者的预后要比临床研究中的更差,Framingham 心脏研究的第一年生存率在男性和女性分别为 57% 和 64%,第五年生存率则分别为 25% 和 48%,在发现心力衰竭后平均生存时间男性和女性分别为 1.7 年和 3.2 年;Hillingdon 研究的第一年生存率为 62%,Rotterdam 研究的第一年、第二年、第五年的生存率分别为 89%、79% 和 59%。

二、心力衰竭预后的影响因素

影响心力衰竭预后的因素众多,但很多是依赖性的,与其他因素相互作用的结果。目前认为有独立预后意义的影响因素包括以下几个方面。

(一) 年龄与性别

心力衰竭是老年病,无疑随着年龄的增加心力衰竭的发生率增加,已有心力衰竭的患者的病死率也增加,这是因为老年患者冠心病、糖尿病、高血压、肾功能异常、心房颤动等影响心力衰竭发生、发展的疾病发生率也在增加。Framingham 心脏研究资料显示,年龄每增加 10 岁,4 年心性死亡的危险增加 1.7 倍,心性猝死的危险增加 1.26 倍,总死亡危险增加 1.99 倍。左心室功能障碍研究(SOLVD)发现,年龄>64 岁的心力衰竭患者,1 年的病死率是年龄<64 岁患者的 1.5 倍。IN-CHF 注册研究显示年龄每增加 1 岁,1 年病死率升高 2.8%。

性别对心力衰竭预后的影响目前尚不确定,大部分研究表明女性心力衰竭患者的总病死率低于男性,可能是因为女性具有生物学优势,对泵衰竭有较好的适应性。Rotterdam 研究显示女性心力衰竭患者的 4 年心性病死率比男性低 31%,猝死率低 29%,总病死率低 26%。REACH 研究也显示,女性心力衰竭患者的平均生存时间(4.5 年)较男性长(3.7 年)。Framingham 研究资料中,心力衰竭患者 2 年病死率男、女性相似(38%比 37%),但 6 年时男性病死率高于女性(82%比 67%)。但也有不同的结论,Scotland 研究显示对于冠心病心力衰竭的患者,女性预后较男性差;SOLVD 研究中的心力衰竭的年病死率和年再住院率女性更高,分别为 22%比 17%和 37%比 33%。上述研究不同的结果与入选的对象和伴随疾病的差异有关。此外,女性心力衰竭患者冠心病所占比例相对较低,同时在女性心力衰竭患者中舒张功能异常者比例较高,临床研究中入选的女性比例较低等都是造成研究结果不同的原因。

(二) 种族

美国心力衰竭患者的病死率黑种人是白种人的 1.5~2.0 倍,这与黑种人高血压和左心室肥厚更常见以及社会、经济因素的影响有关。其他人种之间是否有差别尚不清楚。

(三) 体重

尽管肥胖增加心力衰竭的危险,但低体重却是增加心力衰竭死亡的危险因素。Framingham 心脏研究和 Rotterdam 研究均显示体重指数过低的心力衰竭患者的预后更差。其他一些研究也显示消瘦是心力衰竭患者预后恶化的一个标志。

(四) 心力衰竭的病因

心力衰竭的病因,也与心力衰竭的预后有关。冠心病是最常见的病因,占总体的40%,老年患者中比例更高。有研究显示冠心病引起的心力衰竭,长期预后显著差于非冠心病者,但 SOLVD 研究发现有症状用药治疗组并未显出缺血性和非缺血性心力衰竭在预后上的差异。其他原因引起的心力衰竭在预后上是否有差别目前尚缺乏资料。有些疾病引起的心力衰竭似乎预后更差，如有症状的主动脉瓣狭窄、家族性扩张型心肌病、暴发性心肌炎、家族性肥厚型心肌病、心肌浸润性心肌病如淀粉样变性和含铁血黄素沉着症等。

（五）伴随疾病

1. **糖尿病** 糖尿病在心力衰竭中常见，心力衰竭中约 30% 的患者有糖尿病，临床印象及临床研究都认为伴有糖尿病的心力衰竭预后差。Rotterdam 研究显示，合并糖尿病的心力衰竭患者，4 年心性病死率是非糖尿病患者的 3.25 倍，总病死率是非糖尿病患者的 3.19 倍。SOLVD 研究显示糖尿病与缺血性心肌病的病死率密切相关，而与非缺血性心脏病的死亡无明显关系，提示糖尿病主要影响冠心病引起的心力衰竭的预后。

2. **高血压** 高血压是导致心力衰竭的常见病因之一，上海的调查资料显示高血压导致的心力衰竭占所有心力衰竭病因的 36%，明显高于欧美国家的比例。有研究显示高血压患者一旦发生心力衰竭则预后不良，5 年存活率男性为 24%，女性则为 31%。

3. **肾功能不全** 慢性心力衰竭患者的晚期常发生肾功能不全，即心肾综合征。且与肾功能正常的患者相比，多数研究显示肾功能不全的心力衰竭患者校正后死亡危险性增加。肾小球滤过率每下降 $1\ mL/(min \cdot 1.73\ m^2)$，病死率增加 1%。Rotterdam 研究显示，肌酐清除率每下降 $10\ mL/min$，心力衰竭患者 4 年的心源性死亡、心源性猝死和心源性总病死率分别增加 25%、29% 和 21%。

4. **睡眠呼吸障碍** 50% 左右的心力衰竭患者有睡眠呼吸障碍，其中又有约 50% 的患者以中枢性睡眠呼吸障碍为主，在中枢性睡眠呼吸障碍中很多患者可出现陈-施呼吸。出现陈-施呼吸预示着死亡的危险性增高，在调整了各种影响心力衰竭预后的影响因素后，它仍然是心力衰竭死亡的独立预测因子，呼吸暂停低通气指数（AHI）≥30 的患者病死率明显高于 AHI≤30 者。

5. **甲状腺功能减退** 心力衰竭患者出现甲状腺激素水平降低，尤其 T3 的降低常见于较严重的心力衰竭，预示着预后不良。一些小规模的研究报告，当 T3 浓度低于 $80\ ng/dL$，心力衰竭患者发生心脏事件的风险比为 9.8。

6. **贫血** 贫血也是心力衰竭死亡的独立预测因素。进入 RENAISSANCE 研究的 912 例心力衰竭患者中，12% 的患者符合贫血的诊断血红蛋白≤120 g/L，血红蛋白越低，心脏质量指数越大，心力衰竭越严重，病死率的危险性下降 15.8%。因心力衰竭死亡或住院的危险性下降 14.2%。

7. **心房颤动** 随着心力衰竭的加重，心房颤动的发生率增加，NYHA 心功能分级Ⅰ～Ⅱ级时，心房颤动的发生率约在 10%，而心功能在Ⅳ级时，可高达 50%。心房颤动的发生导致心力衰竭恶化，难以治疗，病死率增加。Rotterdam 研究显示，心房颤动的患者 4 年心性病死率、猝死率及总死亡率分别是非心房颤动患者的 2.08 倍、1.06 倍和 2.32 倍，而

Scotland 研究显示却得出相反的结论。

8. 心率　心率与病死率有关,基础心率快者病死率高,随着心率增加,病死率也随之增加。

三、心力衰竭预后的判断

预后的判断有多种方式,临床上采用心功能分期和分级、超声检查、BNP 等综合判别: ① 稳定性心力衰竭多采用 NYHA 心功能分级和 6 min 步行距离分级判断预后,分级高者和步行距离短者,预后差。② 急性心力衰竭根据 Killip(适用于急性心肌梗死)分级、Forrester 分级和临床表现分级,进行预后判别,分级高者预后差。③ 分期为 D 期的患者预后差。④ BNP 高或 LVEF 低者预后差。

第二节　心力衰竭的预防

心力衰竭的预防是现代心脏病领域的主要目标,因为一旦发生心力衰竭则预示预后不良。

一、控制危险因素

积极防治高血压、糖尿病、代谢综合征、动脉粥样硬化等心脏和非心脏病致心力衰竭的危险因素,是预防心力衰竭的有效手段,预防得越早引起心血管疾病和心力衰竭的机会越少。

(一) 高血压

高血压是心力衰竭发生和发展的主要危险因素,已有很多大型随机对照研究表明,理想的高血压控制可使新发心力衰竭的危险下降约 50%,对有多重心血管危险因素的患者降压治疗获益更大,如合并心肌梗死的患者降压治疗使心力衰竭的发生下降 81%。我国高血压发病率高,接近 20%,人口基数大,因此控制高血压,预防心力衰竭的发生对我国更为重要。

(二) 糖尿病和代谢综合征

糖尿病与代谢综合征都是心力衰竭的主要危险因素。糖尿病对心力衰竭危险性的影响存在性别差异,对男性心力衰竭的危险性仅轻度增加,但对女性的相对危险性增加超过 3 倍。虽然无证据表明控制血糖可以降低心力衰竭的危险,但仍应努力控制血糖,尤其对那些并发其他心血管病危险因素的患者,其中包括代谢综合征。钠-葡萄糖协同转运蛋白 2(SGLT2)抑制剂(达格列净、卡格列净和恩格列净)类药物能够降低具有心血管高危风险的 2 型糖尿病患者的全因病死率、心血管病死率、心力衰竭和心力衰竭住院率,这在 CVD‐REAL 试验、EMPA‐REG OUTCOME 试验和 CANVAS 试验中提供了可靠和令人信服的证据。

美国第三次健康与营养调查报告显示,＞20 岁的人群中代谢综合征发生率为 23.7％,并随年龄逐渐升高,而在＞40 岁的人群中发生率超过 40％。我国缺少全国范围的调查资料,综合各地的资料,代谢综合征的发病率在 12.5％～18％,并也随年龄逐渐升高。代谢综合征能增加新发心力衰竭的发病率。当高血压、糖尿病和脂质代谢异常单独发生时给予适当治疗可显著降低心力衰竭的发生率。有关代谢综合征的最佳干预试验正在进行。

(三) 动脉硬化

已知存在动脉粥样硬化疾病的患者(如冠状动脉、脑和周围血管动脉粥样硬化)较易发展为心力衰竭,如高脂血症的治疗可以降低心肌梗死患者病死率和心力衰竭发生率。ACEI 是否可以降低心力衰竭的发生率,还缺少证据。因此,美国 2005 年的心力衰竭指南将 ACEI 在 A 期患者的推荐级别从 2001 年指南的 Ⅰ 类改为 Ⅱa 类。

二、去除或减少引起心脏损害的因素

许多治疗药物和消遣品具有心脏毒性作用并可引起心力衰竭。应当严格控制患者吸烟、酗酒,使用利多卡因、异苯丙胺和其他非法药物,对含麻黄素类物质的药物也应控制。酗酒可引起酒精性心肌病,故应节制饮酒。一些治疗肿瘤的方法或药物可导致心力衰竭,甚至在治疗后数年才发生,包括纵隔离子放疗、某些化疗药物(如蒽环类、环磷酰胺,其中阿霉素制造心力衰竭动物模型就是有力的证据)、某些免疫治疗药物(如曲妥单抗)等,而联合使用时危险性更大。

三、早期识别心脏结构的异常

无症状心室扩张和 LVEF 下降的患者发病率和病死率明显升高,但目前还没有很好的方法在心力衰竭高危患者中早期识别这些异常,尽管按照费‐效比原则,发现这些患者并降低他们的危险性是最佳选择。BNP 曾被认为是费‐效比较好且能在大范围内发现这些患者的一个有前途的指标,但研究结果不统一。对于有高度心肌病危险(如有很强的心肌家族史或接受心脏毒性药物治疗)而没有结构性心脏病的患者应进行超声心动图评估。

四、其他措施

在国内控制 A 组溶血性链球菌感染、预防风湿热和瓣膜性心脏病是个重要措施,但也难推广。限制钠盐或有规律的运动是否可以防止心力衰竭还无证据,然而,有高血压或其他血管疾病的患者,经常锻炼可以提高健康状态。也没有证据表明营养品可以预防心功能不全和心脏损害。

五、消除病因

很多疾病，包括心血管疾病和非心血管疾病，如果不及时治疗，可以引起心力衰竭。所以这些疾病的控制，对心力衰竭的预防很重要。

（一）心肌梗死

刚发生急性心肌梗死的患者，及时再灌注治疗（输注溶栓药物或行冠状动脉介入治疗）可以降低心力衰竭的发生危险。晚期再灌注治疗是否可以减少心力衰竭的发生还存在争议，2006 年公布的 OAT 研究显示急性心肌梗死后 3～28 日再开通梗死相关动脉并不能减低病死率和心力衰竭。在急性心肌梗死早期，无论是否接受再灌注治疗，或心肌梗死而无心力衰竭症状者是否存在左心室重构证据，联合应用 β 受体阻滞剂和 ACEI 或 ARB 均可以降低再梗死或死亡的发生率。急性心肌梗死尚未发生心力衰竭的患者应使用阿司匹林，可以降低再梗死的发生率及发生心力衰竭的危险性。新近的一项研究还显示氯吡格雷也有类似的作用。

（二）无症状伴收缩功能下降

无症状伴收缩功能下降长期使用 ACEI 治疗可以延缓心力衰竭症状的发生，并降低无症状左心室收缩功能不良性心力衰竭患者的病死率和住院率，不论其病因是曾有心肌缺血性损害还是非缺血性心肌病变。ARB 可以作为替代药物用于那些 ACEI 不能耐受的患者。尽管缺少临床对照性研究，无症状的 LVEF 降低的患者，尤其是冠心病，也建议使用循证的 β 受体阻滞剂。

无症状左心室功能不全患者不宜使用地高辛，除非合并心房颤动，因为地高辛并无预防心力衰竭发生的作用。钙通道阻滞剂也不应使用，因为可能产生不良影响，但可用于合并高血压者，而心肌梗死，EF≤40％的患者不宜用有负性肌力作用的钙拮抗剂。医生更应注意那些合并快速室上性心律失常（如心房扑动或心房颤动）的心肌病患者。有心房颤动的患者，应努力控制心室率或恢复窦性心律。

（三）高血压性心脏肥厚

左心室肥厚的高血压患者易于发生心力衰竭，尤其舒张功能不全性心力衰竭，对这类患者应更积极地治疗，ACEI、ARB、钙通道阻滞剂及 β 受体阻滞剂都有减少心室肥厚的作用。

（四）瓣膜病

严重主动脉瓣或二尖瓣狭窄或反流的患者，只要心室功能已经受损，就应当考虑瓣膜置换手术或修复。严重主动脉瓣反流不能进行外科手术的患者可以考虑经导管主动脉瓣替换术(TAVR),或长期使用血管扩张的药物。有研究显示,严重主动脉瓣反流而左心室功能完好的患者,长期使用肼苯达嗪和硝苯地平可以减少心室的结构改变而延缓对手术的需求。

第三节　心力衰竭的康复

慢性心力衰竭是发病率仍在显著上升的心血管疾病,且医疗费用比较高。近年来,康复治疗作为慢性心力衰竭治疗的一个重要组成部分,正越来越受到人们的关注。

一、一般措施

养成良好的生活习惯,包括按时吃药,改变饮食习惯,预防诱因,定期复查,适量运动,完成日常活动,如做家务、工作、社会交往等。

合理饮食:① 平衡膳食:原则为清淡易消化,足量维生素,碳水化合物、无机盐、适量脂肪,少食多餐,饱食可诱发或加重心力衰竭。② 禁烟酒。③ 限制钠盐:如果患者轻度活动后就有气短(中度心力衰竭),此时每日的摄入钠盐量限制在 1.0 g,实际相当于食盐 2.5 g;如果患者轻度活动后没有症状(轻度心力衰竭),此时每日的摄入钠盐量限制在 2.0 g,实际相当于食盐 5.0 g。④ 饮水:对于轻中度患者,不强调绝对限水,总体原则是不渴不喝,喝了不渴,对于严重心力衰竭患者,液体摄入量限制在 1.5～2.0 L/日,有助于减轻症状和充血。另外化验血钠低于 130 mmol/L 的患者,24 h 入液量也不应该超过 2 L/日。

二、心理治疗与康复

心力衰竭患者多会合并烦躁、抑郁、焦虑、恐惧、绝望等心理问题,研究表明我国心力衰竭患者抑郁与焦虑的发病率均为 40.1%,且心功能级别与抑郁的发生呈正向关系。

心理预防:① 正确处理生活变故事件,避免强大的心理刺激给人们造成的心理压力。② 积极协调、正确处理和保持协调的人际关系。③ 积极参加社会、文娱活动,消除心理疲劳,增强抗病能力。

心理治疗:采用精神分析法、认知法、行为疗法等来完成。

三、运动康复

运动康复治疗是一种安全有效、简便易行的整理方法,能改善心力衰竭患者活动耐量、生活质量,并降低病死率和再住院率,也是心力衰竭康复治疗过程中不可或缺的必要环节。

（一）康复运动治疗的作用及机制

康复运动对心血管系统的作用，包括：① 外周效应：提高并改善骨骼肌对氧的摄取能力及利用能力，提高机体的最大摄氧量，改善血流动力学。② 心脏本身：促进冠状动脉侧支形成和冠状动脉舒缩，增加心搏量和冠状动脉血流量，增加心脏射血分数及电稳定性。③ 降低危险因素，改善脂肪及糖代谢，降低血小板聚集。康复运动对心血管疾病的主要改变是周围系统循环的练习效应。增加冠状动脉的血流和血管储备能力，并可延缓动脉粥样硬化的发生和发展。

（二）康复运动治疗的意义

1. 改善运动耐量　慢性心力衰竭患者的运动耐力显著下降。通过康复运动治疗可以改善心力衰竭患者的运动耐力，主要与以下几方面有关：① 康复运动可提高心力衰竭患者的最大摄氧量，使运动时的血乳酸值下降。② 康复运动改善肌肉的灌注及代谢，可使慢性心力衰竭患者肌肉纤维强度和力量增强。③ 康复运动可使慢性心力衰竭患者肌纤维细胞中的线粒体总容量密度及细胞色素 C 氧化酶的容量密度增加。这些氧化能力的增加与最大运动耐量的增加及亚极量运动状态中无氧代谢的延迟有关。

2. 改善生活质量　慢性心力衰竭患者的生活质量较差。慢性心力衰竭患者在日常生活中，轻微的活动量就会感到呼吸困难和疲劳。患者生活不能完全自理，且对疾病产生恐惧心理。伴随自我丧失、整体想象力的丧失、工作能力的丧失以及与家人和朋友交往能力的丧失。这种对生活失控的感觉会导致焦虑和抑郁的情绪。这样反复恶性循环，慢性心力衰竭患者的生活质量将逐渐下降。康复运动可以改善慢性心力衰竭患者的呼吸困难及易疲劳性，也可以改善患者的心理异常，从而改善患者的生活质量。

3. 改善呼吸功能　康复运动可改善心力衰竭患者的最大心排血量。同时，进行有选择性呼吸肌的训练，可改善呼吸肌的耐力，改善呼吸功能及最大运动量。坚持进行有氧运动还有减轻呼吸困难的作用，其机制包括影响骨骼肌酶活性及提高氧的运输能力。

4. 改善神经激素失调　有规律的康复运动可以使交感神经激活的程度下降和迷走神经激活的程度加强。还有一些研究表明，通过运动训练可以明显降低血管紧张素Ⅱ、心钠素、醛固酮及抗利尿激素的水平。

（三）康复方法

1. 现代运动疗法

（1）呼吸训练：慢性心力衰竭患者大多合并有不同程度的肺淤血，影响肺泡通气和换气功能，从而导致呼吸困难、气促、气喘等症状。呼吸训练能够锻炼呼吸肌，增加肺泡通气量和潮气量，提高患者呼吸效率。

（2）运动训练：运动训练是指在患者耐受的情况下，针对患者病情采取个体化运动方案,从小运动量开始逐渐增加运动强度,以提高患者运动耐量,改善生活质量。对慢性心力衰竭患者进行运动训练,能改善外周血液循环,增加患者运动耐力,降低运动时过度的通气,从而减轻心力衰竭患者呼吸困难。此外运动训练能增强心脏泵血能力,最终改善心功能,提高生活质量。

（3）有氧运动:能够给心肌提供充足的氧气,增加细胞氧化酶活性、机体有氧代谢能力,改善心肺功能,从而提高患者运动耐量。在常规药物治疗的基础上加用有氧运动,能够明显改善患者心功能,提高生活质量。

2. 中医特色疗法　中医药学经过几千年的发展,衍生出多种传统特色疗法,如太极拳、五禽戏、八段锦、针灸、穴位敷贴等。这些特色疗法已经被广泛应用于心力衰竭的康复治疗中,通过临床研究表明,中医特色疗法结合常规药物治疗心力衰竭,效果明显优于单纯药物治疗。

（1）养生操:在药物治疗的基础上每日进行 1 次呼吸养生操训练,持续 8 周。呼吸养生操能够改善心功能、生活质量,并且提高活动耐力。

（2）太极拳:在常规药物治疗基础上加上太极拳运动,为期 6 个月。太极拳运动能够改善心功能及生活质量,有利于患者康复。目前有认为太极拳运动能够改善患者活动耐力,减少心血管事件的发生。

（3）八段锦:八段锦练习能够增强心肌收缩力,改善血管的弹性,有效缓解心脏压力,从而改善心功能。经过临床试验发现,八段锦能够松弛身心,缓解压力,降低机体的代谢强度,减少单位时间耗氧量,良性调节心率,有利于身心康复。

（4）穴位注射:采用常规药物治疗加黄芪注射液足三里穴位注射,有提升益气的作用,足三里有健脾化湿、补中益气作用。常规药物治疗联合应用黄芪注射液足三里穴位注射治疗慢性心力衰竭有显著疗效,能够明显改善心功能。

（5）穴位敷贴:在常规药物治疗的基础上加用中药穴位贴敷。中药穴位敷贴治疗具有独特的优势,能够辅助治疗慢性心力衰竭心肾阳虚,且用药安全性高。

（6）药足浴:在常规治疗基础上加用真武四物汤进行足浴,药用附子 15 g,茯苓 15 g,赤芍 15 g,白术 12 g,生姜 12 g,川芎 15 g,酒地黄 15 g,全当归 10 g,丹参 30 g,鸡血藤 30 g,地龙 10 g,红花 10 g,每次足浴 30 min,疗程为 4 周。西医常规治疗联合真武四物汤足浴,能够有效改善心功能,益于心力衰竭患者远期预后。

重视心力衰竭康复治疗的效果,鼓励和积极开展心力衰竭康复治疗,是目前慢性心力衰竭治疗的研究热点之一。

（李亚维）

参考文献

［1］ 王志燕,陈晨,吕强,等.2021 年 ESC 急慢性心力衰竭诊断与治疗指南解读[J].中华心血管病杂志,2021,

49(12)：1252 - 1255.

[2] Wideqvist M，Cui X，Magnusson C，et al. Hospital readmissions of patients with heart failure from real world：Timing and associated risk factors[J]. ESC Heart Fail, 2021, 8(2)：1388 - 1397.

[3] Law YM，Lal AK，Chen S，et al. Diagnosis and management of myocarditis in children：A scientific statement from the American Heart Association[J]. Circulation, 2021, 144(6)：e123 - e135.

[4] Nassif ME，Windsor SL，Borlaug BA，et al. The SGLT2 inhibitor dapagliflozin in heart failure with preserved ejection fraction：A multicenter randomized trial[J]. Nat Med, 2021, 27(11)：1954 - 1960.

[5] McDonagh TA，Metra M，Adamo M，et al. 2021 ESC Guidelines for the diagnosis and treatment of acute and chronic heart failure[J]. Eur Heart J, 2021, 42(36)：3599 - 3726.

[6] Metra M，Teerlink JR，Cotter G，et al. Effects of serelaxin in patients with Acute Heart Failure[J]. N Engl J Med, 2019, 22；381(8)：716 - 726.

[7] 中华医学会老年医学分会心血管组.老年人慢性心力衰竭诊治中国专家共识(2021)[J].中华老年医学杂志，2021,40(5)：550 - 555.

[8] 张苗苗,颜语,李雪,等.心肺联合康复在心力衰竭康复中的作用[J].中国实用内科杂志,2019,39(1)：4.

[9] 陈莎莎,顾健霞.慢性心力衰竭康复治疗研究概况[J].中医药临床杂志,2017,29(2)：282 - 283.

第十六章

心力衰竭患者的护理

心力衰竭是由于心脏和非心脏原因引起心脏结构和功能变化的一种综合征,是多种心血管疾病慢性发展的终末阶段。病程迁延且病情较重者,反复发作,患者多次住院,丧失了劳动能力;急性心力衰竭患者部分或全部丧失生活自理能力,严重者发生呼吸衰竭、休克、生命垂危。在这些患者的治疗和抢救中,护理起着非常重要的作用。做好心力衰竭患者的护理,促使患者脱离危险、及早康复,是医疗护理工作者的共同目标。

第一节　慢性心力衰竭患者的护理

慢性心力衰竭是指发病平缓,发展较慢,病程较长,病情相对稳定的心力衰竭,是大多数心血管疾病的最终归宿。慢性心力衰竭是最常见的心力衰竭,需要长期治疗和护理,故凸显了长期疾病管理和护理的意义。

一、护理评估

(一) 病史

1. 疾病的病因、诱因及表现　详细询问患者有无冠心病、高血压、风湿性心瓣膜病、心肌炎、心肌病等病史;有无呼吸道感染、心律失常、劳累过度等诱发因素。是否有夜间睡眠中憋醒,不能平卧或活动后心悸、气短,甚至休息状态下出现的呼吸困难。若有劳累性呼吸困难,还需了解患者产生呼吸困难的体力活动类型,如快步行走、上楼或洗澡等;有无咳嗽,咳痰或痰中带血;有无疲乏、头晕、失眠等。以上症状常是左心衰竭患者的主诉。对于右心衰竭的患者,应了解患者是否有恶心、呕吐、食欲不振、体重增加及身体低垂部位水肿。

2. 既往病史　了解诊断和治疗情况,下列临床表现提示病情有加重趋势:提示患者病情危重的症状、体征;静息时患者仍有呼吸困难、胸痛等症状,特别是伴大汗淋漓者;有意识障碍或反复晕厥发作者;血压、心率不稳定者,特别是血压<80/50 mmHg,伴四肢末端皮肤湿冷者以及有快速或缓慢心律失常发生者。

3. 用药情况　了解用药种类和用量,患者是否按时遵医嘱服药,有无药物不良反应。

4. 心理状况及社会支持程度　心力衰竭往往是心血管病发展至晚期的表现。长期的疾病折磨和心力衰竭的反复出现,体力活动受到限制,甚至不能从事任何体力活动,生活上需他人照顾,常使患者陷于焦虑不安、内疚、绝望甚至对死亡的恐惧之中。家属和亲友因长期照顾患者往往因忙于琐事而忽视患者的心理感受。

(二)身体评估

1. 一般状态　测量患者的体温、脉搏、呼吸、血压、体重并记录;评估患者的精神状态,查看皮肤的颜色及完整性,有无皮疹,有无过敏史;询问患者的生活习惯,特别是饮水习惯、进食习惯;询问患者的液体出入量;询问患者有无烟、酒嗜好;询问患者日常活动能力;询问患者对心力衰竭知识的理解情况。

2. 心肺　心脏是否扩大,心尖搏动的位置和范围,心率是否加快,有无心尖部舒张期奔马律、病理性杂音等。两肺有无干、湿啰音或哮鸣音。

3. 其他　有无颈静脉征,肝脏大小、质地,水肿的部位及程度,有无胸腔积液征、腹水征,贫血的表现及黄疸的表现。

(三)辅助检查

1. 实验室检查　血尿便常规、肝肾功能、电解质、血脂、血糖、血气分析、甲状腺功能、凝血功能、血沉、C反应蛋白、心肌标志物、心力衰竭标志物。

2. 无创检查　心电图、X线胸片检查、超声心动图、放射性核素心肌显像、动态心电图、动态血压监测等。

3. 有创检查　漂浮导管、冠状动脉造影、心肌活检、中心静脉压监测等。

4. 持续监测项目　持续心电监测、持续有创血压监测、持续无创血氧饱和度监测。

二、常用护理诊断

1. 气体交换受损　与左心衰竭致肺循环淤血有关。

2. 体液过多　与右心衰竭致体循环淤血、水钠潴留、低蛋白血症有关。

3. 活动无耐力　与心排血量下降有关。

4. 潜在并发症　洋地黄中毒。

5. 焦虑　与慢性病程、病情反复发作呈加重趋势、担心疾病的预后有关。

三、护理目标

患者呼吸困难明显改善,发绀消失,肺部啰音消失,血气指标维持在正常范围;水肿、腹水减轻或消失;能够掌握限制最大活动量的指征,遵循活动计划,主诉活动耐力增加;能叙述洋地黄中毒的各种表现,一旦发生中毒,能够及时发现和控制;陈述在心理上和生理上的舒适感有所增加。

四、护理措施和依据

(一) 气体交换受损

1. 给氧　给予氧气吸入,根据缺氧的轻重程度调节氧流量。一般患者可给予低流量 $2\sim4$ L/min 吸氧;急性肺水肿的患者给予高流量 $6\sim8$ L/min,并加以湿化,以避免呼吸道干燥。同时保证吸氧管道和呼吸道的通畅。肺源性心脏病患者则要严格控制氧流量不超过 2 L/min,防止吸入高浓度氧气抑制呼吸而加重二氧化碳潴留。

2. 减少机体耗氧、减轻心脏负担　协助患者取舒适体位,限制活动量;保持环境安静、舒适,空气流通,限制探视;避免用力排便等。

3. 监测呼吸状况　吸氧过程中,观察患者神志、缺氧纠正程度和临床症状改善情况,如呼吸困难的程度、发绀情况、肺部啰音的变化、血气分析和血氧饱和度等,以判断药物疗效和病情改变。

(二) 体液过多

1. 水肿的评估　注意观察水肿的消长情况,每日测量体重,准确记录出入量,并将其重要性告知患者及家属,取得配合。

2. 饮食护理

(1) 限制水钠摄入:对于心力衰竭患者应适当限制钠盐的摄入,但口服和静脉应用利尿药者,对钠盐限制不必过于严格。告知患者及家属低盐饮食的重要性,监督患者每日进餐的情况,心功能Ⅰ～Ⅱ级患者,摄入食盐应<5 g/日;心功能Ⅲ级患者,摄入食盐应<$2.5\sim3$ g/日;心功能Ⅳ级患者,摄入食盐应<2 g/日。若患者食欲下降应适当调整口味,可少量给醋、葱、蒜、柠檬等,限制含钠量高的食品,如腌制品、海产品、发酵面食、罐头、味精、啤酒、碳酸饮料等。对于已经发生低钠血症的患者,则适当进食咸菜等含盐食品以补钠。水分摄入过多会使心脏负荷增加,故对于心力衰竭患者应加强对水分的限制,嘱患者少饮水及少进含水量较多的食品和水果,一般患者每日摄入水量限制在 1.5 L,重症心力衰竭患者每日摄水量在 500 mL 左右。若存在大汗、呕吐、腹泻、失血等造成低血容量的情况,应适当增加饮水及补液量,并根据病情调整水分的摄入。

(2) 补充营养:给予低盐、低脂、低热量、高蛋白、高维生素、清淡易消化食物,改善患者营养状况。少食多餐,不宜过饱,避免加重心脏负担,诱发心力衰竭。对于夜间有阵发性呼吸困难的患者,可将晚饭提前。对于血浆蛋白低,发病与营养缺乏有关的患者,每日蛋白摄入不低于 $1.0\sim1.5$ g/kg。适当限制热量摄入,以减少心脏负担。病情严重的患者每日摄取 4 184 kJ（1 000 kcal）热量,病情缓解后每日摄入热量可至 5 021～6 276 kJ（1 200～1 500 kcal）。

3. 使用利尿药的护理　长期使用利尿药会引起各种电解质紊乱,如低钾、低氯、低钠等;酸碱失衡,如低钠低氯性碱中毒;内分泌代谢紊乱,如尿酸增高、血糖增高、脂质代谢紊乱等;胃肠道反应,如恶心呕吐、腹痛、腹泻等;诱发和加重肝肾功能不全和其他不适,如耳聋、眩晕、皮疹等。对于使用利尿药的患者护理上要注意以下几点。

（1）合理安排给药时间:以早晨或上午为宜,防止频繁排尿而影响患者夜间休息,向患者解释用药后排尿次数和尿量会增多,帮助患者做好相应的准备。

（2）静脉用呋塞米时要先稀释后再缓慢注入。

（3）称重:准确记录 24 h 出入量,观察体重和水肿变化。每日测体重,判断利尿药效果,每日尿量<500 mL,说明利尿无效;每日尿量>2 000 mL,说明利尿效果好,同时体重也应减轻。尽可能保证每日测量时条件一致,如穿同样厚度的衣服等;测量一次体重可在晨起早饭前,排空大小便后。有腹水者测量腹围。

（4）密切观察有无电解质紊乱和酸碱失衡的症状:低钾时可出现恶心、呕吐、腹胀、肌无力及心律失常,低钠时可出现肌无力、下肢痉挛、口干,低钠低氯性碱中毒可出现神志淡漠、呼吸浅慢等。出现低钾时鼓励患者多摄入含钾丰富的食物,如橘子、香蕉、苹果、鱼、肉和青菜,必要时口服钾盐。应用保钾利尿药的患者应少食含钾丰富的食物。

4. 输液的护理　控制输液的量和速度,并向患者及家属强调此做法的重要性,有条件时可应用输液泵控制滴速,以防其随意调快滴速,诱发急性肺水肿。

5. 皮肤护理　保持患者皮肤清洁干燥,根据病情每 2 h 翻身一次,如因治疗需要不允许过多翻身时,为患者使用海绵垫或充气按摩床垫。因翻身不及时局部皮肤出现压红,可喷涂赛润肤轻柔按摩皮肤,加速皮肤组织中淤血的吸收。如出现压疮,应在专科护士的指导下使用新型敷料,如水胶体、水凝胶、水化纤维、藻酸盐、软硅酮等敷料,以创造最佳的伤口愈合环境。

（三）活动无耐力

1. 评估心功能状态　评估患者的活动情况,确定活动受限的原因。

2. 制订活动目标与计划　根据患者心功能分级决定活动量,告诉患者体力和精神休息可减轻心脏负荷,利于心功能的恢复。心功能Ⅰ级（即代偿期）者,可不限制日常活动,但应避免过重的体力劳动;心功能Ⅱ级者,可不限制日常活动,但应增加休息;心功能Ⅲ级者,可遵循卧床休息-床边活动-室内活动-室外活动-上下楼梯的活动方案,逐渐增加活动量;心功能Ⅳ级者,应绝对卧床休息,可进行简单技能活动,如床上洗脸、刷牙、床上活动肢体等。鼓励患者不要延长卧床时间,当病情好转后,应尽早做适量的活动,因为长期卧床易导致肺栓塞、便秘、虚弱、直立性低血压的发生及形成静脉血栓。

3. 活动过程中监测　若活动中有呼吸困难、胸痛、心悸、疲劳等不适时应停止活动,并以此作为限制最大活动量的指征。

（四）潜在并发症——洋地黄中毒

1. 用药注意事项

（1）洋地黄用量个体差异很大，老年人、心肌缺血缺氧如冠心病、重度心力衰竭、低钾、低镁血症、肾功能减退等情况者对洋地黄较敏感。给药前要仔细了解患者的基本临床资料，如年龄、症状、体征、血电解质、肝肾功能、心电图表现、体重、脉搏、心率和心律。

（2）注意不与奎尼丁、普罗帕酮（心律平）、维拉帕米（异搏定）、钙剂、胺碘酮等药物合用，以免增加药物毒性。

（3）每次给药前测量心率和心律，如果成人心率<60次/min，儿童<100次/min，或出现心律失常，高度警惕洋地黄中毒；用药后，每日观察心力衰竭症状和体征改善情况，记录出入量，注意脉搏和心电图的变化；观察是否出现洋地黄中毒的临床表现，必要时监测血清地高辛浓度，结合临床有助于洋地黄中毒的诊断。

（4）教会患者服用地高辛时应自测脉搏，当脉搏<60次/min或节律不规则时，应禁止服药并报告医生。严格遵医嘱按时间、按剂量给药，告诉患者由于洋地黄制剂的中毒量与治疗量接近，故在用药期间出现不适应及时报告医护人员，最好在每日同一时间服药，避免漏服药，若上一次药漏服，则下次服药时无需补服，以免剂量增加而致中毒。使用去乙酰毛花苷注射液时务必稀释后缓慢静脉注射，并同时监测心率、心律及心电图变化。

2. 密切观察洋地黄毒性反应　　洋地黄中毒最重要的反应是各类心律失常，最常见者为室性早搏，多呈二联律或三联律，其他如房性早搏、交界性心动过速、心房颤动、房室阻滞等。用维持量法给药时，胃肠道反应如食欲不振、恶心、呕吐，神经系统症状如头痛、倦怠，视力模糊、黄视、绿视等十分少见。

3. 洋地黄中毒的处理

（1）立即停用洋地黄制剂，某些心律失常可于停药后自行消失。

（2）快速异位性心律失常伴低钾血症时可补充钾盐，口服或静脉补充氯化钾，并停用排钾利尿药。

（3）纠正心律失常，电复律一般禁用，易导致心室颤动。快速性心律失常首选苯妥英钠或利多卡因，有传导阻滞及缓慢性心律失常者可用阿托品静注。

（4）如无血流动力学障碍，一般无需安置临时起搏器。

（五）焦虑

耐心向患者解释病情，讲解心理因素与疾病的关系，指导患者自我心理调节。鼓励家属探视，提供亲情支持，使患者能够以积极乐观的精神状态面对疾病，积极配合治疗并得到充分休息，增强战胜疾病的信心。

提供安全舒适的就医环境，促进患者对治疗护理的信赖，耐心倾听并为患者提供表达情感的机会,消除不良刺激,避免与其他有焦虑情绪的患者或家属接触。

协助患者分析出现焦虑的原因,学会运用放松疗法,指导患者睡前进行缓慢的深呼吸放松运动,每次 20～30 min。

选择患者感兴趣的事情,创造轻松和谐的气氛,保持良好心情。必要时遵医嘱使用抗焦虑药物并观察服药后的反应。

五、护理评价

患者缺氧症状得到改善,血气指标恢复至正常水平;水肿、腹水消失,能够正确摄入钠盐,知晓服用利尿药的注意事项;活动时无不适感,自诉活动耐力增强;掌握自身脉率变化,未发生洋地黄中毒反应;患者焦虑感减轻或消失。

六、其他护理诊断

有皮肤完整性受损的危险与卧床时间长、水肿严重、营养不良有关;便秘与活动量减少有关;睡眠形态的改变与疾病引起的不适有关;潜在并发症心律失常。

七、健康指导

指导患者积极治疗原发病,注意避免心力衰竭的诱发因素,如感染(尤其是呼吸道感染)、过度劳累、情绪激动、钠盐摄入过多、输液过快、过多、用力排便等。使患者对自己的疾病有正确的认知,掌握相关的医学知识,加强自我保健,增强遵医行为。

保持居住环境阳光充足,温湿度适宜,通风良好。注意天气变化,及时增减衣服,预防感冒。

做好饮食指导,饮食宜清淡、易消化、富营养,每餐不宜过饱,限制含盐量及含水量较高的食物,有条件的患者每日坚持测量体重;教会患者如何计算自己每日出入量,可以为患者提供食物的营养成分含量表,也可以请临床营养咨询师为患者制定营养食谱。

合理安排活动与休息,对于轻度心力衰竭患者,可以限制其体力活动,并保证充分的午休时间或较正常人多一些的夜间睡眠时间。较重的心力衰竭患者均应卧床休息。当心力衰竭症状明显好转时,鼓励患者逐渐恢复体力活动,如肢体操、散步、爬楼梯等。如心功能已完全恢复正常或接近正常,则先步行活动,逐渐过渡到较大活动量的运动,如骑自行车、打太极拳、练集体操等。告知患者适当运动有利于提高心脏储备力,提高活动耐力,改善心理状态和生活质量。

指导患者掌握自己所服药物的方法、剂量、药物的不良反应。教会患者自测脉搏、心率。强调严格遵医嘱服药,不得随意增减或撤换药物的重要性。服洋地黄药物者若脉率增快、节律改变并出现厌食、色视,应警惕洋地黄毒性反应,立即停药及时就医;用血管扩张药者,改变体位时动作不宜过快,以防止发生直立性低血压。

教育家属给予患者积极的支持,帮助患者树立战胜疾病的信心,保持乐观的生活态度,随遇而安,避免情绪大起大落。

育龄妇女要根据心功能情况在医生指导下控制妊娠与分娩,病情较重不能妊娠与分娩者,做好患者及其配偶的思想工作。

出院患者嘱其坚持定期门诊随访,及时发现病情变化,调整治疗方案,防止病情发展。

第二节　急性心力衰竭患者的护理

急性心力衰竭是心内科常见的急危重症之一,临床常有 4 种不同表现:晕厥、休克、急性左心衰竭、心搏骤停。最常见的是急性左心衰竭所引起的急性肺水肿。严重者可导致心源性休克或心搏骤停。其特点是发病突然、进展迅速,抢救必须争分夺秒,否则可危及生命。抢救过程中,护士快速、敏捷的反应能力和熟练的操作技能是患者能否抢救成功的关键。

一、护理措施

(一) 体位

协助患者取坐位或半卧位,双腿下垂,以减少静脉回流,减轻心脏前负荷。根据需要提供倚靠物如枕头等,以节省患者体力同时加设床档防止患者坠床。也可用止血带四肢轮扎,减少回心血量而减轻肺水肿。

(二) 给氧

给予高流量鼻导管吸氧,6～8 L/min,湿化瓶内加入 20%～30%乙醇,降低肺泡内泡沫表面张力,改善通气功能。吸氧时间不宜过长,以免引起酒精中毒。对病情特别严重者应给予面罩用麻醉机加压给氧,使肺泡内压在吸气时增加,利于气体交换,同时对抗组织液向肺泡内渗透。必要时行气管内插管呼吸机辅助呼吸,通过氧疗将血氧饱和度维持在95%～98%。

(三) 保证静脉通路顺畅

遵医嘱正确使用各种抢救药物并观察用药后的反应。

1. 吗啡　是治疗急性肺水肿极为有效的药物,5～10 mg 皮下注射或静注可使患者镇静,减轻患者躁动所带来的额外心脏负担,同时可减弱中枢交感冲动,扩张外周静脉和小动脉而减轻心脏负荷,必要时间隔 15 min 重复使用,共 2～3 次。但肺水肿伴颅内出血、神志障碍、慢性肺部疾病时禁用,年老体弱者应减量或改为肌注。用药时应注意观察患者有无呼吸抑制、心动过缓症状,随时备好吗啡拮抗药纳洛酮。

2. 快速利尿药　如呋塞米 20～40 mg 静注,2 min 内推完,4 h 后可重复 1 次,可减少血容量,扩张静脉,缓解肺水肿。用药后注意观察并记录患者尿量。

3. 血管扩张药　可选用硝普钠、硝酸甘油、酚妥拉明等药物静滴,需现用现配,条件允许可用微量输液泵泵入,根据血压的变化随时调整药物剂量,保证病情快速缓解。使用血管扩张药的护理:在开始使用血管扩张药时,要密切观察病情和用药前后血压、心率的变化,慎防血管扩张过度,心脏充盈不足,血压下降,心率加快等不良反应。应用血管扩张药注意要从小剂量开始,用药前后对比心率、血压的变化情况或床边监测血流动力学。根据具体情况,每 5～10 min 测量 1 次血压,若用药后血压较用药前降低 10～20 mmHg,应谨慎调整药物浓度或停止使用。如果心率低于 50 次/min 时,应立即报告医生及时处理。

(1) 硝酸酯类:包括硝酸甘油、硝酸异山梨醇酯、单硝酸异山梨醇酯等,不良反应有头胀、头痛、恶心、心率加快、低血压等。注意监测血压和不良反应。

(2) 硝普钠:其扩血管作用快速但持续时间短,患者对此药的敏感性差异很大,因此滴速的调节要个性化,条件允许可以使用输液泵严格控制滴速。每次滴注的药液配制时间不宜超过 12 h,严格避光使用。静脉输注时应单独使用一条静脉通路,并注意观察穿刺部位有无静脉炎的发生。在应用的过程中要严密观察血压的变化,避免血压过低。持续应用 1 周以上时,要注意有无氰化物中毒反应,表现为恶心、呕吐、出汗、不安和头痛等。症状缓解后需停药时应逐渐减慢滴速,避免出现反跳现象。

4. 洋地黄制剂　适用于快速心房颤动或已知有心脏增大伴左心室收缩功能不全者,可用去乙酰毛花苷静注,使用时要注意稀释,速度缓慢,并注意观察心电图的变化,认真交接班,防止洋地黄中毒现象的发生。

(四) 病情监测

对患者进行心电、呼吸、血压等监护,详细记录,测量脉率时注意脉律,同时测心率和心律,判断呼吸困难程度,观察患者皮肤颜色及温度,肺部啰音的变化,有无缺氧所致的意识障碍、思维紊乱,观察患者的咳嗽情况,定时翻身、叩背,及时清理痰液,观察痰液的性质和量,必要时及时送检。监测血气分析结果,对安置漂浮导管者应监测血流动力学指标的变化,以判断药物疗效和病情进展。

(五) 心理护理

精神应激在心力衰竭的发病中起重要作用,有时甚至诱发肺水肿。心力衰竭时的呼吸困难常使患者感到紧张和恐惧,护理人员要给予患者足够的关注和心理安慰,帮助其克服紧张和恐惧心理。各项检查、治疗前,向患者说明目的、意义,让患者明白医护人员正在积极采取治疗手段。抢救时医护人员必须保持镇静、操作熟练、忙而不乱,做好抢救记录,使患者产生信任感、安全感,控制情绪,积极配合治疗,建立病情会尽快好转的信念。避免在患者面前讨论治疗措施,引发患者恐惧心理而加重病情。

二、健康指导

掌握急性心力衰竭的诱因,继续针对基本病因和诱因进行对症治疗;在静脉输液前应主动向医护人员说明病情,便于在输液时控制输液量及速度;合理安排休息与活动,正确服药,切忌突然撤换药物;合理饮食,进低盐、低脂、低热量、清淡易消化的食物,少食多餐;监测血压及脉搏并认真记录,若足踝部出现水肿、突然气急加重、夜尿增多、有畏食及饱胀感,则提示心力衰竭复发,应及时到医院就诊。

第三节 心力衰竭患者特殊治疗的护理

随着对心力衰竭认识的深入,心力衰竭的药物治疗取得了长足进步,明显地降低了心力衰竭的病死率。但是心力衰竭病因多样、机制复杂,有一部分患者治疗效果不佳,需要非药物治疗方法干预。这些非药物的治疗方法不同于药物治疗,在术前、术中和术后均有其特殊性,护理也各不相同,所以也成了心力衰竭护理所面临的新挑战。

一、心脏再同步化(CRT)治疗的护理

(一) 术前护理

1. 心理护理 由于心力衰竭病程较长,患者心理压力较大,对于体内即将放置一个金属物品,大多存在种种顾虑,又因CRT价格昂贵所带来的经济负担,担心手术风险及其疗效,表现为紧张、焦虑和恐惧。护理人员应耐心向患者及家属做好解释工作,全面评估患者心理状态,根据患者的社会背景、职业、文化程度及对疾病的认知程度等,给予个性化的心理疏导和心理支持,增加患者及家属对手术成功的信心,消除其顾虑,使患者以良好的心态接受手术。

2. 术前准备

(1) 查阅病历,了解患者的病情,详细询问病史,查看心电图及超声心动图报告单、体温记录单和化验单,掌握患者的基础心率、心律、心功能、体温等基本情况及化验指标是否在正常范围。长期服用抗凝药的患者是否停药1周。

(2) 术前告知:告知患者及家属手术的目的、方法、过程、注意事项、可能发生的并发症及处理方法,并签署知情同意书。术前1餐最好禁食或少量进食。

(3) 术区备皮:备皮范围上至颈部,下至肋下缘,中至胸骨剑突下,两侧至双侧腋中线,双侧上臂前外侧,包括两侧腋窝。备皮后协助清洁皮肤,注意保护患者隐私。

(4) 详细询问过敏史,进行造影剂及抗生素的过敏试验。

(5) 协助患者练习床上排便、排尿,以免术后由于体位改变导致排便不畅为患者带来

痛苦。

（6）术前一晚为患者创造良好的睡眠环境，充分休息，必要时遵医嘱应用镇静药。

（7）CRT术前于患者右上肢建立静脉通道。

（8）遵医嘱术前30～60 min给予抗生素静滴，预防感染。

（二）术后护理

1. 基础护理

（1）保持病室内空气流通，安静整洁，温湿度适宜，为患者营造一个温馨舒适的休养环境。

（2）严密观察体温、脉搏、呼吸、血压等生命体征的变化。持续给予心电监测，密切观察心电图的动态变化，尤其注意观察起搏信号是否与QRS一致。询问患者原有症状是否消失，对CRT是否适应等。

（3）埋置起搏器部位弹力绷带加压包扎，沙袋压迫6 h，术后7日拆线。严密观察伤口有无渗血，皮下有无瘀斑、波动感、肿胀，局部皮肤的颜色、温度，有无疼痛。如有异常及时通知医生处理。

（4）术后48～72 h内绝对卧床休息，沙袋压迫时应尽可能保持平卧，解除压迫止血沙袋后可采取半卧位，可向心脏同侧翻身，禁止对侧翻身，活动时应由护理人员协助完成，不可主动用力。起搏器植入侧上肢避免剧烈活动、高举、外展及提拉重物等，禁止在手术侧肢体测量血压。告知患者不要用力按压或移动CRT，避免用力咳嗽、打喷嚏，同时不得拍打患者的背部，防止电极移位现象的发生。指导患者正确活动术肢肘关节、腕关节及对侧上肢，如握拳、屈肘。适当活动双下肢，以防深静脉血栓形成，观察患者有无腰背部疼痛、尿潴留等不适症状的发生。

（5）卧床期间应予清淡易消化、高蛋白、高维生素、高纤维素的饮食，以促进伤口愈合，防止便秘。避免食用高脂肪、易产气的食物，以减少因卧床胃肠蠕动减慢引起胃胀、腹部不适。同时避免排便不畅、过度用力使膈肌下移致腹压增加，导致电极移位。嘱患者少量多次饮水，利于造影剂的排出。

（6）术后遵医嘱应用抗生素3～5日，CRT植入手术切口处应定期更换无菌敷料，严格执行无菌技术操作原则，防止感染。密切观察切口周围皮肤温度及颜色的变化，如皮肤出现发红、发热、异样疼痛等症状，应及时通知医生予以处理。

2. 并发症的观察及护理

（1）起搏阈值增高：起搏阈值早期升高是由于电极对局部心肌刺激发生炎性水肿所致，对纤维组织包裹固定电极有用，3个月后起搏阈值逐渐下降，属于生理性现象。若出现起搏阈值突然或持续升高，伴有不同程度的感知障碍，可能是因电极脱位所致，需通知医生及时处理。

（2）心律失常：多数为导线机械刺激或电刺激引起的一过性、短暂、快速室性心律失常。通过调节起搏频率、感知灵敏度一般可以克服竞争心律,无效时需暂时停用起搏器或更换起搏器。

(3) 局部皮肤坏死或感染:慢性感染、囊袋过浅、囊袋张力过高、皮肤过敏或过度消瘦及皮肤过薄,均可导致皮肤压迫性坏死,应尽量避免这些因素。全身和局部应用抗生素,感染无法控制时应取出起搏器重新调换部位。

(4) 心肌穿孔:心肌穿孔后患者出现胸闷、胸痛、气短、心包摩擦音,同时出现起搏失灵或间断起搏。应立即在 X 线导引下将导管后撤至心腔,并严密观察有无心脏压塞症状,如出现心脏压塞立即切开心包,缝合穿孔创口。

(5) 膈肌刺激:若导管电极张力过大,电极靠近膈面心室壁,可刺激膈肌与心脏同步收缩。表现为患者术后呃逆、不能入睡、烦躁、情绪紧张、CHF 加重,查体可见左季肋区明显搏动。调整导线位置或者降低输出电压、优化起搏程序,若无效,则需切开伤口回撤电极少许,严重者需要重新安放电极。

(6) 电极移位及导线断裂:通常是由于起搏导线选择不当、定位不满意、术后患者过早下床活动或剧烈咳嗽等原因造成的,多发生在术中、出院前和术后半年内。表现为患者自觉症状加重,可有心悸、膈肌跳动或其他不适,部分起搏甚至完全不能起搏,心电图显示脉冲波与 QRS 波群无关。可变换体位,如无改善则需要重新调整电极位置或更换电极。导管裂损易发生在经常弯曲处,应及时更换导管电极。

(三) 健康指导

(1) 保持乐观心态,养成良好的生活习惯,进清淡易消化高纤维素饮食,保持二便通畅。

(2) 患者及家属学会测量脉搏,每日测量 2 次,并及时准确记录。若脉率小于起搏器设定次数或不齐,有头晕、胸闷、黑朦症状应就近就医,描记心电图,联系手术医生检测起搏器。

(3) 选用柔软宽松的全棉衣服以减少局部摩擦产生静电。随时观察安装起搏器处皮肤有无红肿破损,如有异常立即就医。

(4) 3 个月内应避免起搏器一侧的上肢剧烈活动,避免高举手臂,以肩关节外展不超过 90°为宜,避免提取重物。3 个月后,在体力允许的情况下可逐渐增加活动量,可游泳、跑步、打太极拳等。

(5) 日常生活中的大部分电器均不会影响起搏器的正常功能,接听移动电话、无绳电话时,应使用远离起搏器一侧耳朵,并距离起搏器 20 cm 以上,避免靠近高压电场及强磁场。

(6) 接受检查和治疗前应告知医生自己已安装起搏器,避免有影响起搏器功能的检查和治疗,如磁共振成像、电手术刀、电除颤、电针灸、放射治疗等。

(7) 术后 3～6 个月领取"起搏器植入卡",患者必须随身携带,它包含了起搏器的各种重要信息。乘飞机或通过安检时须出示此卡,遇突发事件时便于医护人员给予恰当的治疗。

(四) 随访

1. 设立随访门诊 由心内科医生和受过正规培训的护士及技术人员组成,根据随访的需要配备心电机、动态心电图、心脏超声、临时起搏器、起搏器程控仪、除颤器、抢救车等仪器设备。

2. 建立 CRT 患者档案 根据患者的原发病、心功能状态及起搏器的类型制定随访日程。半年内应每月检查 1 次,半年后病情平稳者可每 3 个月或半年随访 1 次,预计起搏器电池寿命即将耗竭时,应加强随访,每月 1 次。

(1) 随访内容:询问术后病史并查体、床头心电图及动态心电图、心脏超声、胸部 X 线检查、术后起搏参数优化等。

(2) 随访目的:检查起搏器功能,诊断及处理起搏器故障和并发症;测试起搏及感知阈值和其他参数;评价电池消耗情况,预计起搏器使用寿命;调整治疗用药,使 CRT 安全有效,最大限度地发挥疗效。

二、主动脉内球囊反搏(IABP)治疗的护理

(一) 术前护理

(1) 评估患者心理状况,向患者和家属做好解释工作,讲解 IABP 的必要性和重要性,介绍手术的大致经过,治疗的目的、配合方法,使患者安心接受 IABP 治疗。沟通后患者或家属签署知情同意书。

(2) 评估患者双下肢皮肤颜色、温度、基础感觉、运动能力,了解双侧股动脉及足背动脉搏动状态,听诊股动脉区有无血管杂音。

(3) 清洁穿刺部位周围皮肤,腹股沟股动脉处备皮,并为患者遮挡保护隐私。

(4) 术前常规遵医嘱应用抗血小板聚集药及应用镇静药、止痛药、局麻药。

(5) 根据年龄和体重挑选适合的球囊导管备用,检查反搏泵使用功能,气体是否充足,连接好电源。准备静脉用肝素盐水(生理盐水 50 mL＋肝素 50 mg)、冲洗导管的肝素盐水(生理盐水 500 mL＋肝素 50 mg)、手术扩创包(无菌巾)、1％利多卡因以及除颤器。

(二) 术中护理

(1) 密切监测生命体征:连接心电监护仪,全程监测插管过程。协助医生进行右侧腹股沟处消毒,局部麻醉后穿刺置入动脉鞘管,再将球囊导管引入,到达位置后,固定好外固定器。外固定器与主 A 鞘管相接,球囊反搏导管与主机连接,选择合适导联触发反搏,使之与心动周期同步。测量并记录患者的血压、心率、心律,关注患者主诉,如有无胸痛、胸

闷、呼吸困难等症状,及时发现缺血、心律失常及栓塞表现,若发生上述症状,通知医生停止操作,对症处理,待症状消失后继续进行。

(2) 固定导管及三通外连接管:建议用宽 5 cm,长 20~30 cm 的低过敏胶布将导管沿大腿部纵向固定,妥善固定三通外连接管,术侧下肢保持伸直,弯曲不超过 30°,勿坐位,以防导管脱位、打折或扭曲,保持气囊管道通畅。

(3) 密切观察治疗并发症:在置管过程中可能会发生因操作不当引发如血栓形成、髂动脉内膜剥脱、循环梗阻、主动脉穿孔等并发症。发现异常应立即停止治疗并报告医生处理。

(三) 术后护理

(1) 心理护理:由于患者入住 CCU,进行多功能心电监护,限制探视和陪护。对周围环境陌生,无家属陪护,复杂的仪器、各种管道的连接,加之医疗限制,如术侧肢体制动,担心预后等,患者常常感到孤独而表现恐惧、焦虑和紧张。因此,护士的操作要轻、快、稳、准,以娴熟的护理技术取得患者的信任,同时用亲切的语言安慰和鼓励患者,及时与家属沟通,获得患者相关生活规律的信息。

(2) 基础护理:保持病室内安静,温湿度适宜,患者绝对卧床制动。保持床单整洁舒适,及时更换衣物,将呼叫器及常用物品放置于患者伸手可及的地方。协助患者进食、床上大小便,不能刷牙漱口的患者可给予口腔护理。协助患者翻身,按摩受压部位,预防压疮,防止坠积性肺炎的发生,被动肢体活动以减少血栓的形成。同时加强营养支持,给予低盐、低脂、高蛋白、易消化的食物,进食新鲜水果,少量多餐,保持大便通畅。

(3) 导管护理:术后患者绝对卧床,床头抬高<30°,插管一侧肢体保持伸直位,严格制动,严禁屈曲。导管妥善固定,翻身及整理床单元时防止导管打折、移位、脱落、受压。为确保管道通畅及压力稳定,护士交接班前后将连接 IABP 导管的压力转换装置重新校零、调节压力并记录。传感器位置需与患者的腋中线呈水平位。随时观察导管连接处有无血液反流,应用肝素盐水(生理盐水 500 mL+肝素钠 5 000 U)冲管,1 次/h,确保管内无回血,以免形成血栓。每日消毒导管穿刺部位周围皮肤并更换敷料,检查穿刺处有无红、肿、渗血情况,保持局部清洁干燥。护士操作中注意保持球囊导管中心腔的通畅,持续使用肝素稀释液抗凝治疗。

(4) 病情监测:监测生命体征及血流动力学变化,严密观察动脉收缩压、舒张压、平均压、反搏压与波形,根据各项压力的动态变化,结合心率、尿量等数值,调整反搏压大小及反搏频率。长期采用 IABP 治疗的患者应防止感染的发生,要密切监测患者体温和白细胞的变化,在更换敷料时,严格无菌操作,检查穿刺点有无渗血、渗液及红肿,保持皮肤清洁、干燥,避免穿刺部位发生感染。每 4~6 h 监测激活全血凝固时间(ACT)1 次,使 ACT 值保持在 150~180 s,根据 ACT 值调整肝素的剂量。监测血小板计数,注意观察有无出血及血栓形成的征象。

（5）末梢循环监测：观察双侧足背动脉及胫后动脉搏动情况，并在皮肤上做一个标志。每小时记录动脉强弱、双下肢皮肤温度、色泽、感觉及血管充盈情况，必要时可用多普勒探测血流量。尤其应观察有无因大血管受压、缺血等原因造成的骨筋膜室综合征，如出现下肢肿胀，应定时定位测量腿围，范围是小腿从髌骨下缘 15 cm，大腿从髌骨上缘 20 cm 处。一旦发现下肢缺血及时报告医生处理。

（6）维持理想反搏效果：观察 IABP 反搏时相及反搏效果，配合医生逐渐调整 IABP 的各种参数，以获得最佳辅助效果。

（四）并发症的预防和护理

（1）局部出血及血肿：应用 IABP 必须抗凝治疗防止血栓形成；气囊的反复充气与放气，对血液中的血细胞和血小板有一定的破坏；在置管过程中与置管后常采用肝素稀释液抗凝治疗；反搏过程中需持续应用肝素抗凝等，所以出血是最常见的并发症。每 2～4 h 监测全血凝血酶原激活时间（ACT）1 次。避免反复穿刺，采动脉血可从球囊导管中抽取，严禁在穿刺侧肢体反复测量血压。密切观察患者有无出血倾向，如血管穿刺点、皮肤、牙龈及口腔黏膜出血、瘀斑、血尿等。

（2）下肢缺血及动脉栓塞：此症为 IABP 术后主要的并发症。缺血发生的原因有动脉硬化、血管痉挛、导管粗细不适宜、股动脉细小、血栓形成或粥样硬化斑块阻塞股动脉、低血压等。下肢动脉栓塞的原因主要与术后抗凝不力、置管时间过长、下肢活动受限、下肢护理欠缺等有关。术后每 1～2 h 评估足背动脉搏动，观察并比较双侧足背动脉搏动强弱、皮肤温度、颜色、体表痛觉及血管充盈情况，被动按摩肢体和增加局部保暖。如出现波形下降、皮肤颜色青紫、足背动脉搏动减弱，应考虑肢体缺血，应及时报告医生。

（3）感染：表现为穿刺点局部红、肿、热、痛，也可以表现为发热及全身感染。患者术后安置在 CCU 病房，定期监测室内菌落数的情况。严格遵守各项无菌操作规程，每日动脉穿刺部位更换无菌敷料。遵医嘱按时应用抗生素。

（4）球囊破裂：球囊破裂是较少见的并发症。随时观察球囊导管外鞘管内有无血液流出，及时发现球囊破裂征象。一旦发生球囊破裂，应立即告知医生，拔出 IABP 导管，如必须使用 IABP 则应重新置管。

（五）撤管的护理

（1）逐步降低辅助条件，并在每一次变动后对血流动力学结果进行评估。当患者各项血流动力学指标稳定，病情平稳，即可拔管撤机。撤除 IABP 导管时应先逐步递减正性肌力药物剂量，减少 IABP 反搏频率，为 1∶1、1∶2、1∶3。

（2）撤管前气囊停止充气，使气体安全排放。气体排尽后，手指按压穿刺处上方，将气囊尽可能撤入鞘管，将气囊与鞘管一同撤出，并让少量动脉血从穿刺口处喷出，将可能附着在管壁上的血栓轻轻带出,局部人工按压止血 30 min,局部用弹力绷带加压包扎 24 h,沙袋压迫 6~8 h,同时观察动脉及肢端皮肤的颜色,以保证下肢血供。并注意保护皮肤,防止张力性水泡发生。

(3)观察无异常,24 h拆除绷带,听诊有无血管搏动。

第四节 心力衰竭患者临床检查的护理

心力衰竭的患者由于病情重,并发症多,有很多因素可以诱发或加重病情。所以在做临床检查时要有一个良好舒适的环境和条件,由有经验的医生来完成,获取高质量的检查结果,保护好患者的身体和心功能不受到影响。故护理在检查中要配合好医生和技术人员的工作,顺利完成操作程序和过程,尤其是介入检查更显其重要性。

一、心电图

(一)概述

心脏在每次收缩之前都要产生一次生物电的变化,形成动作电流。心电图就是利用心电图机这种精密的电流计将心脏生物电的变化在体表记录下来而得到的曲线图,是反映心脏电活动的一种无创性检查。

(二)护理要点

(1)受检者检查前不宜做剧烈活动,保持情绪稳定,取仰卧位,肢体勿接触铁床,取下金属饰品和电子表,以防心电图受干扰。小儿应在安静时进行,必要时可先给患儿使用镇静药物,防止因其他肌肉活动而引起干扰。

(2)室内温度要适宜,注意保暖,防止寒冷引起肌肉震颤干扰心电。

(3)描记过程中屏风遮挡患者,嘱其全身放松,平静呼吸。

(4)描记过程中出现基线不稳或干扰时,应立即检查患者有无肢体移动、呼吸运动幅度改变、电极与皮肤接触是否良好、交流电是否稳定等。

(5)用特殊定准电压和纸速描记的导联应该在心电图图形下注明。

二、超声心动图

(一)概述

超声心动图是一组检查方法,共同特点是利用超声波检查心脏并记录回波信息。可诊断心包、心肌或心瓣膜病,瓣膜狭窄和关闭不全程度;定量或定性房室内径、心脏几何形状、室壁厚度、室壁运动等,是心力衰竭诊断中最有价值的单项检查。

(二) 护理要点

(1) 检查时体位符合要求。

(2) 暴露患者时间不要过长、面积不要过多,保护隐私,避免感冒。

(3) 女士在夏天不要穿连衣裙,因为心脏超声检查时探头需要在胸前扫查,患者需要穿着宽大、舒适且容易穿脱的衣服。

(4) 常规经胸心脏超声检查患者不必空腹,但同时进行其他需空腹检查除外,经食管超声需要空腹。

(5) 小儿哭闹或不配合时,需镇静。如1～3岁患者,多数情况需药物镇静,如水合氯醛灌肠等。

(6) 嘱患者就诊时携带既往的心脏超声检查单,便于进行对比。

三、动态心电图

(一) 概述

动态心电图是通过贴在患者前胸的 7 个电极,将受检者 24 h 静息、活动以及立、卧、坐位等不同时间、不同状态的心电波形,连续不断地记录于记录仪中,再将记录仪储存的资料输入电脑,经过综合分析得出结论。主要价值是用以发现并记录在通常短暂心电图检查时不易发现的及日常活动时发生的心电图改变,为临床诊断和治疗提供重要依据。

(二) 护理要点

(1) 检查前 1 日嘱患者洗澡并着全棉内衣,擦净胸前区,有胸毛者剃去;心律失常者遵医嘱决定是否用药。

(2) 女性勿穿连衣裙,必要时为患者提供屏风遮挡。

(3) 患者在检查期间可正常进行日常活动,避免剧烈运动;避免接近有磁场或高电压场所,不使用电热毯;不能同时进行与电极放置有冲突的检查(如心脏超声等)以及 X 线透视等。保持局部皮肤清洁与干燥,防止电极片与皮肤接触处脱落,如有脱落及时贴回原处。

(4) 检查期间做好记录盒的保护,嘱患者不得自行打开记录盒,不得进行洗澡、游泳等活动。

(5) 监测过程需要患者记录日志,一份完整详细的生活日志对于正确分析心电图具有重要的参考价值。

四、运动平板检查

(一) 概述

通过运动增加心脏负荷,增加心肌耗氧量,诱发心肌缺血,从而使患者出现缺血性心电图改变的试验方法,称心电图运动试验。目前常用的是活动平板试验和踏车运动试验。其优点是运动中便可观察心电图和血压的变化,运动量可按预计目标逐步增加。

(二) 护理要点

(1) 做好检查前的沟通,介绍检查方法,告知患者运动负荷试验的适应证和禁忌证。

(2) 餐后有心绞痛发作史者,检查应在餐前进行,如检查结果为阴性,可在餐后重复做 1 次。

(3) 感冒和急性感染期不宜做此项检查。

(4) 运动中患者如出现心绞痛、明显气促、面色异常、严重心律失常或体力不支时,应立即停止试验,并描记心电图。

(5) 备齐各种急救设备及药品,发生意外情况应立即组织抢救。

(6) 患者在检查结束应休息 20 min,观察无不适感方可离开。

五、冠状动脉 CT 造影(CTA)

(一) 概述

冠状动脉 CTA 是一种安全、无创的冠状动脉检查,是将造影剂通过上臂外周静脉以 3~5 mL/s 的速度加压注射到人体内,利用电子计算机断层 X 线扫描,对冠状动脉及其分支、心脏室壁运动等进行清晰显示,并可对冠状动脉粥样硬化进行钙化积分扫描,使之成为一种简单有效而无创的冠状动脉早期疾病诊断和预测的方法之一,对冠心病支架植入术后和冠状动脉旁路移植术后的随访有一定的优势。

(二) 护理要点

(1) 嘱患者检查前 4 h 禁食固体食物,检查后鼓励多饮水。

(2) 做碘试验前详细询问过敏史,有药物过敏者或严重肾功能不全的患者应提前告知,准备好抢救物品,以防意外发生。

(3) 嘱患者检查前解除身体佩戴的任何金属物件,并妥善保存。

(4) 检查前不做任何运动,提前 30 min 到检查室静坐以稳定心率。心律失常者不宜进行此项检查,建议选择其他检查方式。

(5) 核对好检查所需物品交给陪检人员,并为患者留置静脉留置针,选择血管弹性好不受活动限制的部位。检查结束观察穿刺部位有无造影剂外渗,如有渗液,24 h 内采用利多卡因溶液冷敷,24 h 后可热敷。

第五节　心力衰竭患者的家庭护理

俗话说"有病治病,无病防病"。在日常生活保健中,心力衰竭患者自己是最好的医生,运动和快乐是最好的药物,健康的饮食是最好的妙方。合理安排心力衰竭患者的生活,做好各项家庭护理,可以在很大程度上控制心力衰竭恶化,缓解不适,有效提高患者的生活质量。

一、心力衰竭患者的生活护理

(一) 生活起居

(1) 清洁住宅:应每日清扫地面,用消毒液或洗涤剂清洁或消毒患者物品及环境,日常生活用品放于患者易取放位置。

(2) 温湿度调节:一般的舒适温度标准冬季 18～22℃,夏季 22～25℃,室内温度与室外温度相差不应超过 5～7℃。室温过高,患者可能会大量出汗,影响水电解质平衡,同时也易引起烦躁、情绪不稳、心率加速、血压升高;温度过低,则可能使患者受凉感冒。可采用各种可行的方法进行调整,以达室内温度适宜为目的。室内湿度以 40%～60% 为宜。湿度过高,患者感到身上不爽,体内水分不能适度蒸发;湿度过低,室内空气干燥,患者口干舌燥,体内水分蒸发过多、过快。总之,温、湿度不适,均可能降低患者抵抗力,加重心血管负荷,不利健康的恢复。

(3) 通风:每日早晨打开门窗,使空气流通,夜晚一般不要开窗睡觉,即使是夏夜,也要尽量避免穿堂风。在严寒的季节,80 m² 的房间开窗 9 min 即可置换室内空气 1 次。

(4) 光线:患者的床位尽可能靠近采光好的窗前,装上淡色窗帘布,白天要有 2 h 的日照时间。夜晚灯光也不要过于昏暗,给予足够亮但又不耀眼的灯光照明,尤其夜间去洗手间时应给予稍强的光度刺激。

(5) 床单元与卧位:选择吸水性及透气性好、皮肤触觉良好、耐洗的床上用品,定期清洗更换,床两侧设保护设施,保持床单元安全舒适。患者宜采取半卧位,可以用木架或棉被等物品将后背垫高,使臀部以上身体与床面成 45°～60°角。脚下抵之以软硬适当的垫子,以免患者身体下滑。对形体消瘦者,床褥要垫得软厚一些。长期卧床者要注意在身体持重部位如臀部、肩背部、足跟、踝部垫上棉垫或橡皮圈,避免压疮的发生。

(6) 安全提示:在患者床头、卫生间、浴室、客厅等房间的醒目位置悬挂安全警示标识,如预防压疮、小心坠床、小心滑倒、及时服药、家属电话等,患者外出要随身携带联系卡,避免意外情况的发生。

(二) 个人卫生

(1) 洗漱:轻症患者可以自理,重症患者则需要家人协助。应用盐水棉球清洁口腔,注意不要过深,避免刺激咽部引起患者恶心、呕吐,同时避免棉球滑入咽喉,堵塞气管和食管而发生意外。口腔有溃疡时,可用口腔溃疡散涂抹患处。有假牙者则需取出,用牙刷清洗,每日至少3次。口唇干燥者可涂些甘油或食用油。

(2) 洗澡:轻症患者可以自理,冬季一般每周1次,夏季如出汗较多可每日擦洗1次,不出汗时,以3~4日擦洗1次为宜。洗净皮肤可促进皮肤的排泄、呼吸,更重要的是通过擦洗,对皮肤有按摩效果,能起到促进血液循环的治疗作用。重症患者应由家人完成,冬季宜在室温20℃左右时擦浴。长期卧床患者,尤应注意擦洗贴床部位,同时注意按摩受压处,以免发生褥疮。擦洗干净后,立即用毛巾擦干,包好浴巾或用被子盖好,避免受凉感冒。

(3) 排泄:养成良好的排便习惯,晨起饮1杯淡盐水,平时多食蔬菜、水果,不宜食辛辣和板栗、蚕豆等含淀粉类较高的食物。最好是早餐后上洗手间,每次如厕训练20 min,久之就会养成定时排便的习惯。正常人大便1~2次/日,少数人1次/2日亦属正常。小便白天4~6次,晚上0~1次。小便量1 000~2 000 mL/24 h,低于500 mL或高于2 500 mL为异常。同时应注意排泄物的性质,如大便为柏油便、呕吐物为咖啡色或紫红色,表示有消化道出血的可能。如小便为浓茶色、血色或乳白色均属不正常现象,应立即就诊。

(三) 生活有规律

(1) 饮食:低盐、低脂、低胆固醇、低钠,少量多餐,避免暴饮暴食,是心力衰竭患者的基本饮食原则。不宜食过黏、过刺激的食物,如黏豆包、打糕、冰激凌、乳酪、月饼、狗肉、煎炸类食物等,亦不应饮高浓度白酒、浓茶和咖啡。

(2) 运动:运动锻炼可以减少神经激素系统的激活和减慢心室重塑的进程,对减缓心力衰竭患者的自然病程有利,是一种改善患者临床状态的辅助治疗手段。稳定的慢性心力衰竭患者可根据自身情况进行运动锻炼,以有氧运动为主,如打太极拳、跳舞(慢节奏)、慢走、练瑜伽、骑自行车等。当自觉身体不适,如心悸气短,平静时脉搏>100次/min或<60次/min,或快慢不均、强弱不等时应及时停止活动。心力衰竭患者应随身携带一个联系卡,上面应写明自己的姓名、疾病史和重要联系人。

(3) 调整情绪:要性格开朗、心胸宽广,什么事都能看得开;其次,要有自信心,始终有战胜疾病的信念。适当参加集体活动,与人交流,充分表达内心想法,不要封闭自己,必要时可适当遵医嘱服用镇静类药物,以免加重心力衰竭。

（四）口服药指导

（1）药品的保管：① 所有药品都需放在阴凉、干燥处，以免遇光、热、潮气使药品发生变质、失效，甚至产生毒性。② 瓶装药品要拧紧瓶盖，以防潮解，袋装药品要标明药品名称、剂量、服用时间。常用药和非常用药要分开放置，以免出现错乱，发生意外。③ 镇静、安眠药要妥善保管，糖衣片和糖浆类药要放置在儿童不易拿到的位置，以免误食、误饮。④ 外用药物有醒目的颜色标识，以免内服后中毒。

（2）服药方法与注意事项：① 药物一般用温开水冲服，勿使用茶水、饮料冲服，服药期间不要饮酒。② 剂量要准确，以滴数为服用单位的药，须用滴管量给药，以毫升数给予的药物，必须按瓶子的刻度或用量杯量出后服用。③ 服铁剂时勿与牙齿接触，可用吸管吸入药液后漱口。④ 服用磺胺类药应多饮水，防止泌尿道结晶造成肾脏损害。⑤ 不要同时服用两种作用相反的药物。⑥ 利尿药最好白天服用，避免夜间频繁排尿影响睡眠；降压药晚上宜减量或提前服用，因为夜间血压降得过低，可以导致脑血栓形成。⑦ 服用洋地黄类强心药物必须先测脉率、心律，脉率低于 60 次/min 或突然节律不齐时需停止服用。⑧ 对胃肠刺激较大的药物，如果味钾一般在饭后服用；巴比妥类或铁剂在酸性环境中易溶解、吸收，能够增强疗效，一般在饭前服用或饭后服用，指的是在吃饭前、后半小时内服用。

二、心力衰竭患者的基础护理

家庭的护理不同于正规医疗单位，应主要侧重于对必要、实用和简单的生命体征的监测，内容包括体温、脉搏、血压、呼吸和 24 h 出入量的测定与记录。

（一）体温

（1）体温标准及调节机制：体温是反映人体代谢和血液循环状况的一个重要指标。体温过高，反映了人体代谢亢进和血液循环加速；相反，体温过低则反映了人体代谢低下或循环衰竭。因此，心力衰竭患者每日至少应测量 1 次体温，时间以下午 4 点左右为宜。

（2）体温测量方法：体温计为一中空的玻璃管，腔内装有水银，水银为有毒的液体金属，进入人体后，对身体有害。使用体温计前要检查管腔有无破裂，如无破损，擦干腋下汗液，将水银甩至 35℃ 以下夹至腋下，3 min 后取出读数。测体温前半小时勿剧烈活动，勿进食热、冷食物，勿洗澡、坐浴、情绪激动等，以免测出的体温与实际不符。

（二）脉搏

脉搏的速率一般反映心搏的快慢，与体温同时测量。测量部位多为中等动脉走行的表浅处，如腕部的桡动脉、耳前的颞浅动脉。特殊情况下可测颈总动脉和足背动脉。正常成人安静时脉率为 60～80 次/min，儿童较成人略快，80～100 次/min。运动、情绪激动、紧张和发热均可使脉率增加。体温每增加 1℃,脉搏增加约 20 次/min。正常的脉搏节律整齐规则,但正常成人亦偶可出现不规则情况,多为室性早搏或房性早搏所致。

(三) 呼吸

呼吸应与体温、脉搏同时测量。因为三者是有联系的,在多数情况下,三者的快慢频率一致。观察患者胸部或腹部的起伏,一起一伏为一次呼吸。正常人静息状态下呼吸频率为 16~20 次/min,睡眠时可减少 2~4 次/min。运动、情绪激动时略有增加。

(四) 血压

血压是指血管壁所承受的压力,是维持生命器官血流灌注的一个重要条件,血压过低收缩压<90 mmHg 时,生命器官灌注不足,可出现功能低下甚至衰竭的各种表现。长期血压升高,可直接造成器官的不可逆性损害。血压测量方法如下。

(1) 测量前,嘱患者卧床休息 15 min 左右,根据情况可取坐位或仰卧位。

(2) 露出上臂(左右臂均可),使血压计处于“0”位,即上臂、心脏与血压计处于同一水平线上。

(3) 打开球囊颈部排气阀门,排空袖带内余气,以便使袖带平整地固定于上臂中部,松紧以能伸入 2 指为宜,袖带下缘距肘窝 2~3 cm。用汞柱式血压计时,注意开启水银槽开关。

(4) 用手摸到肱动脉搏动最强处,把听诊器胸件压在该处固定,再向袖带气囊内充气,至动脉搏动音消失,再加压使压力升高 20~30 mmHg,然后微开气阀,使汞柱或表的指针缓慢回落,同时注意声音的变化及刻度。

(5) 从无音听到第一响声时的刻度为收缩压读数,声音消失时的刻度为舒张压。如声音突然变弱与完全消失间相差很大,在记录舒张压时,应标明这两个读数。

(6) 测量完毕,放尽袖带气囊内气体,关闭水银槽开关。

(五) 记录出入量

记录内容包括进入人体内的所有成分,如饮水量、进食量、输入液量等;排出体外的成分,如大、小便、呕吐物数量,出汗情况。同时注意出入量的平衡。

三、心力衰竭患者急性发作的家庭处理

心力衰竭急性发作时会突发严重的呼吸困难,呼吸频率常达 30~40 次/min,强迫体位、面色灰白、发绀、大汗、烦躁,同时频繁咳嗽,咳粉红色泡沫样痰,极重者可因脑缺氧而导致神志模糊。家属应掌握相关的急救知识,维护患者的生命安全。

(1) 立即协助患者取端坐位,身体前倾,双腿下垂,四肢轮流扎止血带,以减少静脉回流,减轻心脏负担,缓解呼吸困难。

（2）开窗通风,解开过紧的衣领及腰带,清理痰液,保持呼吸道通畅。有条件者立即使用家庭吸氧装置给予高浓度吸氧或氧气袋加压给氧。

（3）给予呋塞米、硝酸甘油、硝酸异山梨酯等药物口服,暂时缓解心力衰竭症状。

（4）家属要冷静地安排抢救,守护安慰患者。运用肢体语言表达对患者的关心,如轻抚后背、擦拭额头汗液等,消除紧张心理,避免因情绪激动导致病情加重。

（5）拨打120急救电话,快速清晰地说明患者的家庭地址或发病地点,家属应有足够时间出门指引,保证救护车快速到达。紧急处置后迅速送往附近医院救治。

（瞿静　李辉辉　段秀丽　黄迎春　苏倩）

参考文献

［1］　中华医学会心血管分会心力衰竭学组,中国医师协会心力衰竭专业委员会.心力衰竭诊断和治疗指南2018［J］.中华心血管病杂志,2018,46：759－790.

［2］　霍勇.心力衰竭合理用药指南［J］.中国医学前沿杂志,2019,11(7)：15－55.

［3］　陈灏珠.实用心脏病学［M］.5版.上海：上海科学技术出版社,2016：690－708.

［4］　周丽娟,梁英.心血管病专科护士培训教程［M］.北京：人民军医出版社,2010：147－269.

［5］　张健,陈兰英.心力衰竭［M］.北京：人民卫生出版社,2011：457－467.

［6］　钟华苏.居家老人安全护理技巧［M］.2版.北京：人民军医出版社,2012：15－25.

［7］　张开滋.临床心力衰竭学［M］.长沙：湖南科学技术出版社,2014：90－143.

第十七章

终末期心力衰竭的处理和临终关怀

终末期心力衰竭定义为出现严重和持续心力衰竭的淤血和低灌注症状。这些患者有休息或轻微活动呼吸困难、疲乏、腹部症状和最终出现心源性恶液质等临床表现,焦虑和抑郁也常见,过程中常常并发肾脏和肝功能障碍。心律失常和不能耐受标准的心脏治疗常常预示着疾病进展或恶化。美国心脏协会/美国心脏病学会定义的进展性心力衰竭有一组 11 个临床变量,包括再住院、ICD 频繁放电、运动明显受限、低血压、体重减轻、利尿剂需求升级、肾素血管紧张素抑制剂/β 受体阻滞剂用量减少、低钠血症、肾功能恶化等。欧洲心脏病学会的定义还包括了新功能检测的实际指标,左心室射血分数$<30\%$,肺动脉压$>90\ mmHg$,肺动脉楔压$>120\ mmHg$,脑钠肽上调,6 min 步行试验距离$\leqslant300\ m$,峰值 $VO_2<12\sim14\ mL/(kg\cdot min)$。

终末期心力衰竭的处理主要有控制症状、矫正起因、避免触发条件,必要时可做心脏移植。还要遵从古希腊哲学家 Hippocrates 宣言,对不可治的疾病的关怀已经逐渐成为医疗不可分割的一部分。有关于临终关怀的议题,国内外很多学者都做了大量的阐述和实际工作,已经出现了临终关怀的亚学科。

2005 年美国心脏协会/美国心脏病学会心力衰竭指南就将心力衰竭的临终关怀作为一类适应证加以推荐。心血管病医生必须将姑息性治疗有机地纳入整个治疗之中,以便于根据具体患者合理地预估及观察疾病演变,有机地将姑息性治疗与患者的评估、治疗决策、长期治疗规划以及医疗系统结合,达到好的疗效。

第一节　终末期心力衰竭与姑息治疗

一、流行病学

全球心力衰竭患者数$>3\ 770$ 万,每年新增病例数约 200 万人。我国 2003 年一项心力衰竭流行病学调查资料显示,在 $35\sim74$ 岁人群中,心力衰竭患病率为 0.9%。按此比率推算,我国 35～74 岁人群中约有心力衰竭患者 585 万人。心力衰竭的病死率与临床严重程度相关,就中、重度心力衰竭而言,5 年病死率可达 30%～50%。

没有明确的终末期心力衰竭患病率的流行病学资料,但是估计占总心力衰竭的 5%,为 D 期心力衰竭。根据全世界至少有心力衰竭患者的总数 3 770 万,可以推测出终末期心力衰竭患者约 200 万。这组患者年病死率高达 75%,而且多需要住院,对患者、家庭和社会有不可低估的负担。在终末期心力衰竭人群中,有一部分属于生命的临终状态,由于这部分患者的特殊性,其治疗也有别于一般的心力衰竭,更应强调姑息性疗法。

二、姑息性治疗

生老病死,是人类的自然规律。处于心力衰竭晚期濒临死亡的患者承受着巨大的生理、心理、社会压力和痛苦,应该优先被纳入姑息医疗和护理的适用范围。在有限时间减轻他们精神和肉体的痛苦,使他们能够正确认识死亡和生命的存在,安度余生,安然、有尊严地离去,这是医学界乃至全社会面临的新课题。姑息治疗和临终关怀,成为保护生命的重大举措。心力衰竭的患者有多种临床症状需要缓解,需要非介入技术干预方案很方便地完成医疗和护理,需要最复杂的且有良好识别能力的判别和干预。此时的姑息性治疗为了保证高质量,应注重患者的身体症状,精神或心理表现,社会需求和各种关系、经济和医疗议题,现实心灵需求,也包含家庭的支持。

临终关怀不同于安乐死,它既不促进也不延迟患者死亡。其主要任务包括对症治疗、家庭护理、缓解症状、控制疼痛、减轻或消除患者的心理负担和消极情绪。所以临终关怀常需要医师、护士、社会工作者、家属、志愿者以及营养学和心理学工作者等多方面人员共同参与完成。

第二节　评估、目标和医疗计划

终末期心力衰竭要想有较佳的治疗效果,必须进行疾病情况的正确评估,通过有效而适用的医疗计划,达到预期治疗目标。

一、整体-个体评估

1. 临床评估

(1) 心力衰竭患者初诊即对身体和精神症状评估:① 采集完整的病史和进行全面体格检查,以评价导致心力衰竭发生和发展的心源性和非心源性疾病或诱因。② 仔细询问饮酒史、违禁药物或化学药物应用史。③ 评估心力衰竭患者耐受日常生活和运动的能力。④ 所有患者检测血和尿常规、肝肾功能、血清电解质、空腹血糖、血脂、甲状腺功能、12 导联心电图及 X 线胸片。⑤ 所有患者进行二维和多普勒超声心动图检查,评价心脏大小、室壁厚度、LVEF 和瓣膜解剖形态与功能状态。⑥ 有心绞痛和心肌缺血的患者行冠脉造影检查。

（2）随访时的临床评价：① 日常生活和运动能力。② 容量负荷状况，并测量体重。③ 饮酒、违禁药物及化学药物应用情况。

2. 心功能评估

（1）NYHA 心功能分级：终末期心力衰竭分为 4 级（参考第四章）。

（2）6 min 步行试验：6 min 内，如果步行距离＜150 m，表明心力衰竭程度严重；步行距离 150～450 m，为中度心力衰竭；步行距离＞450 m，为轻度心力衰竭。该试验不但能评定患者的运动耐力，而且可预测患者预后。

（3）心肺运动试验：能客观反映患者的运动耐量，同时也能显示患者心脏的储备功能，对于心脏移植或其他外科治疗的候选者尤为重要。

3. 心力衰竭预后评估

多变量分析表明，以下临床参数有助于判断心力衰竭的预后和存活：LVEF 下降、NYHA 分级恶化、低钠血症的程度、运动峰耗氧量减少＜10～14 mL/(kg·s)、血细胞压积降低、心电图 12 导联 QRS 增宽、长期低血压、静息心动过速、肾功能不全（血肌酐增高、eGFR 降低）、不能耐受常规治疗，以及难治性容量超负荷，均是公认的关键性预后参数。最近美国公布了西雅图心力衰竭预测模型，并在其他五个大规模临床试验中得到验证，显示准确率较高。

4. 心理需求评估

心理需求问卷很有必要，要区别痛苦的来源和多大程度干扰患者的生活，在社会需求方面，应核对经济需求、重要亲属的状况、看护需求和可利用的医疗资源；在现实需求方面，需要评估患者的痛苦、精神和现实的感受，问卷对这些有帮助。

二、沟通

沟通在衡量一种干预（比如介入）时仍然有争议，几个研究发现与心力衰竭患者或家人沟通有时并非最佳选择，因为心力衰竭的治疗策略不像肿瘤那样难以决定，持续关注改善血流动力学异常和症状，对于以后的方案选择远远比沟通重要。然而沟通不好又是显著的"负能量"，尤其是复杂情况更是如此，应提供给患者或家属疾病的复杂状态，让他们接受现实和正确的思考方式。主要有下列内容：① 做好精神和身体准备。② 准备好安静的房间面对面交谈，提供椅子、纸巾、纸和笔，甚至饮料。③ 开始要询问患者或家属对病情是否知情，了解程度。④ 询问他们是否愿意知道更多的信息。⑤ 根据需求提供新的相关信息。⑥ 允许情绪反应。⑦ 做出下一步医疗计划。

三、预后

尽管近 20 年来，心脏学科的发展取得了长足的进步，心力衰竭各种治疗手段，包括拮抗神经内分泌激活、肾素-血管紧张素系统抑制药和 β 受体阻滞剂等药物的使用，使心力衰竭的治疗颠覆了以往传统心力衰竭的治疗模式,临床实践中心力衰竭的病死率下降到每年<10%。但是流行病学研究显示,心力衰竭仍然是一种常见的、致死的、致残的和花费巨大的疾病。心力衰竭是各种心脏病的严重阶段或终末阶段,其5年生存率与恶性肿瘤相仿(参考第一章)。我国上海市一项专题调查显示,上海市民患心力衰竭的人数呈上升趋势,心力衰竭发病率已达1.9%,2年病死率为37%,6年病死率高达82%,而患病年龄却在逐步下降。心力衰竭患者不仅生活质量低,而且随时面临死亡威胁,同时还会给家人与社会带来极大的负担。

心力衰竭预后的流行病学资料要提供给患者或家属,这对患者的评估、制定、履行姑息性治疗和护理计划有益。患者和家属不仅仅只是完成这些,而且在终末阶段有助于达到患者寻求的精神、社会和现实愿望。在患者预期寿命<6个月时,临床医生应该与患者共享预后信息、准确评估、制订计划、履行计划和不断调整计划,以达到预期目标。

四、连续目标评估

有很多目标需要评估,从治愈目标到延迟心力衰竭的进展。为达到目标可采取下面7个步骤:① 确保信息完整合理,并被各方了解和接纳。② 探查患者及其家属的要求。③ 与患者和家属共享观点,描画出一些现实的目标。④ 当患者或家属对现实目标期望下降时,做出必要反应。⑤ 制订计划,强调实现目标需要做什么。⑥ 追踪和监督整个计划。⑦ 定期复习和改写计划,尤其是达到预期目标有困难时,需要与患者和家属共同复习和讨论计划。

五、预制将来医疗计划

(1) 概念:预先制订将来的医疗计划,适用于不能做出医疗决定的患者,在紧急医疗状况和疾病终末阶段启动。

(2) 制订计划:① 提出主题——将来的计划。② 精心组织方案和优先选择讨论。③ 审查与患者或家属讨论的计划。④ 计划成文,并存档。⑤ 定期更新计划。⑥ 实施预订计划。

(3) 文件类型:生存意愿、教育方针、代理人表格等。

第三节　终末期心力衰竭的干预

心力衰竭的终末阶段,病情复杂、变化快,且对药物等的治疗反应较差。所以其治疗也具有特殊性,包含身体(生理性)治疗、精神(心理性)治疗。

一、身体和精神症状及其处理

慢性心力衰竭的主要症状是呼吸困难、喘息、胃纳差、尿少、水肿等,但有时候会表现为其他症状,如乏力、忧郁、失眠、咳嗽等。

(一) 身体和精神症状

1. **呼吸困难**　最突出的症状就是程度不同的呼吸困难,患者最初可表现为活动后气短、胸闷、夜间频繁干咳。此后随着病情的加重,对活动的耐受力也越差,出现夜间阵发性呼吸困难和端坐呼吸。

2. **疲劳**　是心力衰竭的常见症状,患者难以进行体力活动。与久坐的心力衰竭患者相比,参与适度锻炼计划的患者,通过锻炼不仅能改善血液循环,增加心输出血量,还可防止心脏扩大,有助于慢性心力衰竭患者的康复。

3. **尿少、浮肿**　心力衰竭患者由于心脏排血量减少,体循环淤血,导致有效循环血量减少,肾血流量不足,因而出现尿少。心力衰竭患者还可因体循环的静脉压力升高而出现水肿,多从人体的下垂部位,如足踝、小腿等处发现。

4. **腹痛、恶心、呕吐等消化道症状**　由于右心回流受阻,使体循环静脉压升高,导致胃肠道、肝、胆等内脏淤血,出现食欲不振、腹胀、恶心、呕吐等症状,病情严重者还可因胃肠平滑肌缺血性痉挛而出现腹痛、腹泻等。

5. **情绪或精神异常**　有些老年心力衰竭患者精神症状表现突出,如头晕、失眠、烦躁不安、幻觉、谵妄、意识不清甚至昏迷等。日常生活表现为:

(1) 自卑:往往沉默寡言、性格孤僻、胆小怕事、不爱交际,缺乏生活热情,更无创造力可言;生活简单随便,常有等死念头。

(2) 多疑:固执刻板、因循守旧、疑虑缠身,常以许多莫须有的清规戒律来自我约束。有的则突出表现为恐惧,怕有飞来横祸及身,对自己疾病所忧更甚,常将普通疾病疑为肿瘤等。

(3) 敏感:心胸狭隘,嫉妒心重。他们常因小事与人争吵不休,或因自己看不惯的人和事而耿耿于怀,唯我独尊是其特性。病因为不同的脑动脉硬化及脑供血不足,或由于心排血量下降,脑缺血症状进一步加重。

(二) 心力衰竭处理

1. **一般治疗**　对于已确诊为心力衰竭的患者,除应坚持药物的终身治疗外,教育患者自我管理的规范:指导患者的行为和生活方式,如饮食要低盐(2~3 g 的低钠饮食)、控制水分的摄入(<2 L/日),每日称体重,控制体重,监测并记录血压、水肿等情况,记录步行的距离和心率。进食不可过饱,多食富含维生素、矿物质的食品,多吃蔬菜以及适当运动。应鼓励心力衰竭患者主动运动,根据病情不同,从床边小坐开始逐步增加限制性有氧运动,如散步等。NYHA 心功能分级在Ⅱ～Ⅲ级患者,可在专业人员指导下进行运动康复训练,能改善症状,提高生活质量。保证充足的睡眠,避免精神刺激,保持心情愉悦。心力衰竭患者一定要戒烟,避免过量饮酒(每日仅能喝 1 次,<100 g),如果诊断为酒精性心肌

病,应戒酒,以减轻心脏不必要的负担,避免症状恶化。按时服药,定期复诊。

2. 病因治疗

(1) 基本病因的治疗:对所有有可能导致心脏功能受损的常见疾病如高血压、冠心病、糖尿病、代谢综合征等,在尚未造成心脏器质性改变前即应早期进行有效的治疗。如控制高血压、糖尿病等,目前已不困难;药物、介入及手术治疗改善冠心病心肌缺血;慢性心瓣膜病以及先天畸形可行介入或换瓣、纠治手术等,均应在出现临床心力衰竭症状前进行。对于少数病因未明的疾病如原发性扩张型心肌病等亦应早期干预,从病理生理层面延缓心室重构过程,一旦明确存在左室重塑,推荐使用 ACEI 和 β 受体阻滞剂,延缓心力衰竭的进展,降低心力衰竭病死率和住院的联合终点。不能耐受 ACEI 者,可选用 ARB。病因治疗的最大障碍是发现和治疗过晚,很多患者常满足于短期治疗缓解症状,拖延时日终至发展为严重的心力衰竭,不能耐受手术,而失去了治疗的时机(参考第十一章)。

(2) 消除诱因:常见的诱因为感染(特别是呼吸道感染)、心律失常(特别是心房颤动),应积极治疗。潜在的甲状腺功能亢进(减退)、贫血等也可能是心力衰竭加重的原因,应注意检查并予以纠正。

3. 药物治疗

(1) 利尿药:利尿药对减轻水肿有十分显著的效果。对慢性心力衰竭患者原则上利尿药应长期维持,水肿消失后,应以最小剂量无限期使用。电解质紊乱是长期使用利尿药最容易出现的副作用,特别注意监测血钾、血钠的变化。

(2) 肾素-血管紧张素-醛固酮系统抑制药:① 血管紧张素转换酶抑制剂(ACEI),除了发挥扩管作用、改善心力衰竭时的血流动力学、减轻淤血症状外,更重要的是降低心力衰竭患者代偿性神经-体液的不利影响,推迟充血性心力衰竭的进展,降低远期病死率。近年来国外已有不少大规模临床试验均证明,即使是重度心力衰竭应用 ACEI 抑制药,亦可以明显改善远期预后,降低病死率。② 血管紧张素受体阻滞剂(ARB),当心力衰竭患者因 ACEI 引起的干咳不能耐受,可改用血管紧张素受体阻滞剂,用药的注意事项与血管紧张素转换酶抑制剂类同。③ 醛固酮受体拮抗剂(ARBs),螺内酯等抗醛固酮制剂作为保钾利尿药,在心力衰竭治疗中的应用已有较长的历史。晚近的研究已经证实醛固酮拮抗剂可以降低心力衰竭患者的病死率。对中重度心力衰竭患者可加用小剂量醛固酮受体拮抗剂,但必须注意血钾的监测。

(3) β 受体阻滞剂:目前认为应用本类药物的主要目的并不在于短时间内缓解症状,而是长期应用达到延缓病变进展、减少复发和降低病死率的目的。由于 β 受体阻滞剂具有负性肌力作用,临床应用时患者达干体重后小剂量开始,逐渐加量。

(4) 正性肌力药:① 洋地黄类药物,在利尿药、ACEI(或 ARBs)和 β 受体阻滞剂治疗过程中仍然持续有心力衰竭症状的患者,可考虑加用地高辛。对于心腔扩大和舒张期容积明显增加的慢性充血性心力衰竭效果较好,这类患者如同时伴有心房颤动则更是应用洋地黄的最好指征。② 非洋地黄类正性肌力药,只能短期静脉应用,在慢性心力衰竭加重时,起到帮助患者渡过难关的作用。作为姑息治疗手段,不主张常规间歇滴注正性肌力药。心力衰竭患者的心肌处于血液或能量供应不足的状态,过度或长期应用正性肌力药物心肌损害更为加重,而导致病死率反而增高,在心力衰竭治疗中不应以正性肌力药取代其他治疗用药。

(5) 血管扩张药:在临床症状恶化期可选用血管扩张药(硝普钠、硝酸甘油和奈西立肽),对于那些依赖升高的左室充盈压来维持心排血量的阻塞性心瓣膜病,不宜应用强效血管扩张药。

4. 非药物治疗 优化的内科药物治疗无效,应考虑非药物治疗,包括心脏再同步化治疗、ICD、主动脉内球囊反搏术、心脏移植、左室辅助装置、超滤等。对夜间呼吸困难和陈-施式呼吸者可以正压面罩通气。其中的心脏再同步化治疗和ICD为内科植入器械,已经证实能降低病死率。多项研究证实外科实施的心脏移植和左室辅助装置,取得了较佳的临床疗效,是一个合理的治疗选择。

5. 临终关怀 顽固性心力衰竭经合理的药物治疗仍然无法控制疾病的进展,患者频繁住院,需要间断或持续静脉给予正性肌力药,又无法接受心脏移植或其他机械治疗时,应在患者仍清醒的状态下,与患者及家属讨论生活质量及临终治疗有关事项。向家属和患者交代病情和预后,讨论心脏移植和安置左室辅助装置的可能性,已安装ICD的患者,应告知除颤可能无效,就是否停止除颤和ICD与家属达成共识。主张尽力缓解患者痛苦,以减轻症状为目的,包括使用麻醉药、频繁使用利尿药、持续静滴正性肌力药等,避免不必要的检查和干预,与患者和家属协商终末期的支持治疗、在生命弥留之际是否进行心肺复苏。当进行积极的操作(气管插管、应用ICD)也无法改变最终的结局时,不推荐这些操作(详见本章最后部分)。

二、社会需求及其处理

1. 经济负担 终末期心力衰竭会动用患者或家庭的资产,产生经济压力。在美国,20%的终末期疾病的患者会动用家庭收入10%以上的资金,补充医疗保险的不足。10%~30%家庭使用资产、结余和按揭来支付医疗费用。大约40%终末期的患者报告由于疾病造成中到重度的经济负担。

我们国家呢? 随着高血压,冠心病发病率不断升高以及人口老龄化时代的到来,我国慢性心力衰竭发病率、致死率逐年升高,已经成为巨大的公共卫生负担。慢性心力衰竭患者需要反复多次住院,给患者本人及家庭带来沉重的心理负担及经济负担。经济负担表现为直接用于医疗开支,患者丧失劳动能力和家庭成员为照顾患者辞掉工作收入减低,雇佣护理人员、家政人员等的开销。开销的增加可造成患者和家庭的精神负担。未来政府、社会慈善救助体系的建立,以及个人志愿者可能发挥重要作用。

2. 亲情关系 对心力衰竭患者死亡前期的探视和照料很重要,尽亲情、友情之道,给患者精神安慰,如家人、近亲和挚友不限定时间留宿陪伴住院患者,甚至睡在患者床旁。留住永久记忆的方式或行动很有必要,比如手工做剪贴簿和记忆盒,或者引导完成意愿,提供良好建议,留下照片和音像资料等。去世前几日的精神或心理治疗对患者和家属均不可或缺。

3. 家庭照护者　心力衰竭家庭负担很重,包括交通、打理家务和其他服务。雇佣护士和家政人员只占 1/4,多数情况需要家庭成员看护,指导家属合理安排体力、精力照顾患者。绝大部分家属难以承受精神和经济上的负担,再加上为了工作和生活疏于对患者的照顾。此时医护人员要加以换位思考,应以特别的爱心及时与患者及家属进行有效的交流、沟通,给予关怀,提供适当的帮助,指导其如何保持自身健康和保存体力,尽可能减少无谓的体力和精力的消耗。人性化的照护方式,充分体现了对生命的尊重。

三、现实需求及其处理

终末期心力衰竭患者更热衷于回忆或撰写生平、安排后事和制订法律文献等工作,这也属于精神层面有意义的事情。

健康医疗提供者常犹豫是否参与精神和现实主义等事物,他们认为这些属私人事物,与个人的生活方式相关。然而,医生和相关的工作人员却不能忽略之,应探查或发现精神需求。问卷筛查这一问题很重要,因为精神的负荷会加重身体的症状,或者臆想的症状。

第四节　终末期心力衰竭的特殊处理

一、保留或撤销生命支持治疗

几个世纪以来一直认为保留或撤销支持生命干预是道德或伦理议题,如果患者为终末期心力衰竭而又无能力判别,可由近亲决定是否给予生命支持,但这并不适用于所有国家,或同一国家不同地区。

1. 值得关注且又互相矛盾的议题　① 维护生命。② 预防自杀。③ 保护第三者,如儿童。④ 维持医疗工作的完整性。

2. 常见问题应适当处理

(1) 在心肺复苏和其他延续生命的治疗中医生的职责:在 SUPPORT 计划中,25% 的心力衰竭患者与医生讨论过复苏事宜,如果一位患者符合不复苏规则,患者需要与医生讨论综合医疗、护理目标和达到此目标的详细计划,可能时还应涉及将来的医疗方案。使用预订的表格,比如医生建议的复苏,代替简单的不复苏,医生重新全面评估和详细的计划,量身制订医疗新方案。

(2) ICD：植入数量毫无疑问连续上升。这也带来了伦理学的困境，不仅仅是 ICD 植入指征和医疗经济的影响，也涉及器械的不运行(失效)问题。因此，需要与患者或家属沟通和讨论决策。

(3) 机械通气：两种选择方法是医生面临的巨大挑战。一种是终末拔管，即将气管内导管直接拔出；另一个是终末期断奶，逐渐减低 FIO_2 或通气比率。因不出现呼吸道阻塞，减轻了由于分泌物增加和哮喘引起的痛苦，一些医生提倡终末期断奶方式，但是这种方式有延长垂死过程的弊端。为了减少拔管引起的不适，对清醒或半清醒的患者可以拔管前推注氯羟安定 1~2 mg，随后用 5~10 mg 吗啡，再以半量/h 静脉输入，如果用抗焦虑药和类阿片药物者可以增加剂量。此外，应告知患者家属 10% 的患者撤掉机械通气会存活1 日或更长。

(4) 无价值的医疗：从 20 世纪 80 年代开始，无效治疗经患者家属要求可以停止。但是无效治疗并没有客观的严格定义或无效的标准，此术语隐藏着治疗无效须经主观的判断。在实践中对无效的关注在增加，是一个沟通不足和悬而未决的议题，需要借助团队和家庭会议解决，有时需要伦理委员会解决。

二、最后时刻的医护

前瞻性评估心力衰竭患者的生理、心理等状况，进行有效的救护，但所有的救护以尽可能改善患者症状和缓解患者痛苦，尊重患者和家属的意愿为原则，维护患者尊严，尊重患者的知情同意权及选择权，使者安详、有尊严地度过生命最后历程。在美国，所有ICU 卫生保健从业者必须遵从道德义务、尊重患者的自主性，包括患者或其他代理人的限制治疗及减少痛苦的要求。我国也强调支持患者选择医疗方式。

第五节　姑息性医疗服务

一、如何实施和服务的地点

通常情况下，晚期心力衰竭患者表现出病情间歇性加重，与恶性肿瘤患者临终前几个月或几周明显衰竭的情况不同，死亡的确切时间是不可预测的，因为间断从失代偿状态中部分恢复过来常常令患者和家属困惑，这显然对制订明确的预案造成困难，此时临床医生也不知该何时进行姑息性治疗的谈话。在这方面，心力衰竭患者的国际标准框架(global standards framework)已提出参考标准来指导临床实践。总体上，这些指南主张对下列心力衰竭患者谈及姑息性支持治疗：有晚期难治性心力衰竭症状并且反复住院，没有可以逆转这种病态发展轨迹的治疗靶点。对晚期心力衰竭患者，注意力必须集中在改善症状(呼吸困难、疲劳、抑郁、疼痛)这个明确的目标，但同时治疗性措施通常不会放弃。因此，实施有效的姑息性治疗策略必须被纳入一个更加传统的晚期心力衰竭护理模式,并且必须包括一个整体化基础护理。

1. 有效的沟通是姑息性治疗模式成功的关键 在这方面,几个核心原则必须遵循:使用简单的统计结果和诚实的语言,承认患者未来的不确定性,纠正任何误解,用一种以上的方式解释数据,从而描述死亡的概率以及生存的机会。

2. 姑息性治疗主要改善的目标症状 包括呼吸困难、疼痛、疲乏和心理神经损害(焦虑和抑郁)。通过注意纠正可逆性原因和对症治疗,这些可以被有效解决。

(1)呼吸困难:镇静和呼吸管理,使用手持风扇,缺氧时吸氧,应用阿片类药物(首选羟考酮 1～2 mg 或吗啡 2.5～5 mg,每日最多 4 次)。

(2)疲乏:明确可逆的病因(低血钾、贫血、过度利尿),获得完整的呼吸睡眠监测结果,排除抑郁所致疲劳感,进行四肢肌肉力量锻炼。

(3)神经心理损害:明确是否存在焦虑、抑郁和痴呆。选择性 5-羟色胺再摄取抑制药(SSRI)、苯二氮䓬类和氟哌啶醇可以安全使用。就死亡、濒临死亡和避免社会隔绝感等问题进行心理咨询。

(4)疼痛综合征:明确病因(心绞痛、跛行、痛风、关节炎、肝淤血、神经病变、腿痛性痉挛),避免使用非甾体抗炎药和三环类抗抑郁药。轻度疼痛使用对乙酰氨基酚,中度疼痛加用弱阿片类(可待因 30 mg,2 片,4 次/日),严重疼痛者使用吗啡或同类药物。阿片类药物必须与止吐剂和缓泻剂联合使用。神经源性疼痛使用加巴喷丁或同类药物。

(5)特殊情况的处理:避免使用抗胆碱药治疗恶心,可对症予食欲增进剂(乙酸甲地孕酮、屈大麻酚)、润滑剂皮肤护理、皮肤瘙痒者予选择性 5-羟色胺再摄取抑制药等。

二、结果的评估

对晚期心力衰竭进行姑息性治疗主要应该从 3 个方面综合评价,才能最后确定较为合理的治疗方案。即去除主要病因、诱因给患者带来的益处,目前对患者存在的威胁,以及所采取的治疗措施对机体的影响等。评价恰当、措施合理,对患者有利;而评价不当、措施不合理,则极有可能对患者造成不利的影响,甚至会加速死亡。

第六节 临 终 关 怀

一、临终关怀的概念

临终关怀(hospice care)是社会文明发展到一定阶段的必然产物,通常指由医生、护士、心理师、社会工作者和义工等多方人员组成的团队对无救治希望、存活期限不超过

3～6个月的临终患者提供特殊的医疗服务,并辅以适当的医院或家庭的医疗及护理,以减轻其疾病的症状、延缓疾病发展,也包括对临终者家属提供身心慰藉和支持。无力回天的病患不必仰赖医疗技术和大量财力被动地延续生命,而可以凭借基础治疗缓解身体不适作为保证,按照自我意愿度完剩余时光。

临终关怀打破了以医生为主导的治疗模式,将患者的意愿放到第一位。临终关怀挑战了两大习惯认知,一是西医理念,以延续生命为最高目标而忽略生命质量;二是传统孝道,将放弃创伤性治疗等同于放弃亲人生命。临终关怀回归到死亡本有的自然属性,强调生命是身心统一的整体,患者的精神层面受到重视,扭转了西医学以笛卡尔身心二元论为基础的生命认知,将临终者从无望的机械性救治中解放出来,赋予其支配生命的自由。

二、临终关怀历史演变

临终关怀始于英国的圣克里斯多费医院。20世纪50年代,英国护士桑德斯,在她长期从事的晚期肿瘤医院中,目睹垂危患者的痛苦,决心改变这一状况。1967年她创办了世界著名的临终关怀机构(ST. Christophers' Hospice),使垂危患者在人生旅途的最后一段过程得到需要的满足和舒适的照顾,"点燃了临终关怀运动的灯塔"。后来,世界上许多国家和地区开展了临终关怀服务实践和理论研究,20世纪70年代后期,临终关怀传入美国,20世纪80年代后期被引入中国。

三、临终关怀的意义

临终关怀是一项符合人类利益的崇高事业,对人类社会的进步具有重要的意义。

1. 临终关怀符合人类追求高生命质量的客观要求　随着人类社会文明的进步,人们对生命的生存质量和死亡质量提出了更高的要求,像迎接新生命、翻开人生历程的第一页一样,送走、合上人生历程的最后一页,划上一个完美的句号。让患者在死亡时获得安宁、平静、舒适,让家属在患者死亡后没有留下任何遗憾和阴影。

2. 临终关怀是社会文明的标志　每个人都希望生得顺利,死得安详。临终关怀正是为了让患者有尊严地、舒适地到达人生彼岸而开展的一项社会公共事业,它是社会文明的标志。

3. 临终关怀体现了医护职业道德的崇高　医护职业道德的核心内容就是尊重患者的价值,包括生命价值和人格尊严。临终关怀是通过对患者实施整体护理,用科学的心理关怀方法、高超精湛的临床护理手段,以及姑息、支持疗法最大限度地帮助患者减轻躯体和精神上的痛苦,提高生命质量,平静地走完生命的最后阶段。医护人员作为具体实施者,充分体现了以提高生命价值和生命质量为服务宗旨的高尚医护职业道德。

4. 临终关怀的社会价值

(1) 临终关怀有益于国家:据卫生部的资料,一个人一生健康投入的80%用于生命的最后1个月,意即临终救护占据我国医疗支出的最大份额。而在美国,用于临终关怀的每 1 美元可节省 1.52 美元的医疗保险费用,节约来源是患者的治疗费、药费、住院费与护理费;在生命的最后 1 年,国外实行临终关怀者比没有施用者少用 2 737 美元,在最后 1 个月少花费 3 192 美元。可以推知,我国如果推广临终关怀,必能节省巨额医疗开支、减少医疗浪费。此外,临终关怀具有公益性,能够吸纳社会慈善资金,构成社会医疗经费的有效补充。

(2) 临终关怀有益于医疗事业:临终关怀的开展有助于有限的医疗资源充分发挥效用,缓解医疗资源缺乏和社会需求增加之间的矛盾。

(3) 临终关怀有益于医护人员:有望减少大量的无望救治案例,有利于树立和维护医生的职业信心,减少医患矛盾等。

(4) 临终关怀有益于患者:拥有死亡权才是拥有完整的生命权,临终患者可以自主安排最后时日,避免破坏性或有痛苦的延续寿命救治。

(5) 临终关怀有益于家属:临终关怀团队的介入,不仅弥补了现代家庭护理人员短缺且不专业的问题,而且提供足够的人力保障。临终关怀通常无需费用高昂的仪器设备,有效地缓解患者家庭的经济压力,避免"死人将活人拖垮"的局面。丧亲者经由全程的专业帮助,可有效降低悲伤反应,尽快恢复正常的工作与生活,大大减少对社会的隐性损失。

四、临终关怀的实施

1. 医生识别心力衰竭患者的临终状态　心力衰竭患者临终前的征兆包括以下三个方面:① 出现端坐呼吸,甚至肺水肿。患者静卧时也容易出现憋喘症状。② 全身弥漫性浮肿,双下肢、腹部、胸腔大量积液,合并有小便少。③ 出现低血压,严重的出现休克,从而出现器官组织的灌注不良,导致缺血、缺氧的发生。通过以上三点来评估,确定患者临终状态,这种患者病死率极高,预后极差。

2. 临终关怀的理念　对于临终状态的心力衰竭患者,医护人员要做好理念的转变。摒弃以前的治疗理念,凸显临终关怀的理念:① 以治愈为主的治疗转变为以对症为主的照料。② 以延长患者的生存时间转变为提高患者的生命质量。③ 尊重临终患者的尊严和权利。④ 注重临终患者家属的心理支持。

3. 患者家属该做的事　在亲人临终之际,家属可给予的临终关怀有几个方面:① 身体和环境上的安排与照护。② 倾听心声并协助完成心愿。③ 协助并给予心理灵性的支持与关怀。唯有真诚地关怀临终的家人,才能让我们毫无遗憾地继续我们的人生。

4. 制订临终关怀的计划　应在患者仍清醒的状态下,与患者及家属讨论生活质量及临终治疗有关事项。向家属和患者交代病情和预后,讨论关怀的计划,制订实施临终关怀的方针,逐步完成临终关怀的主线内容。

五、临终关怀的内容

1. 身体关怀　通过医护人员及家属的照顾、护理和姑息疗法,减轻心力衰竭患者的不适、疼痛和痛苦等症状,再配合健康饮食,提供身体代谢所需能量。

2. 心理关怀　通过理念的建立,减轻恐惧、不安、焦虑、埋怨、牵挂等心理,令患者安心、宽心。

3. 灵性关怀　回顾人生,寻求生命意义,建立生命价值观,圆满临终关怀。

采取积极的临终关怀和照护行动,可以让心力衰竭患者在宁静、舒服、温馨的环境中,获得最无私、最真诚,也最慈悲的关怀和祝福,以便安详、平静、从容地做好死亡准备,坦然面对即将到来的死亡。

(童颖　王改非　孙宝贵)

参考文献

［1］ van der Meer P, Gaggin HK, Dec GW. ACC/AHA versus ESC guidelines on heart failure: JACC guideline comparison[J]. J Am Coll Cardiol, 2019, 73: 2756 - 2768.

［2］ Habal MV, Garan AR. Long-term management of end-stage heart failure[J]. Best Pract Res Clin Anaesthesiol, 2017, 31: 153 - 166.

［3］ Kida K, Doi S, Suzuki N. Palliative care in patients with advanced heart failure[J]. Heart Fail Clin, 2020, 16: 243 - 254.

［4］ Lowey SE. Palliative care in the management of patients with advanced heart failure[J]. Adv Exp Med Biol, 2018, 1067: 295 - 311.

［5］ Melillo E, Masarone D, Oh JK, et al. Echocardiography in advanced heart failure for diagnosis, management, and prognosis[J]. Heart Fail Clin, 2021, 17: 547 - 556.

［6］ Janssen DJ, Ament SM, Boyne J, et al. Characteristics for a tool for timely identification of palliative needs in heart failure: The views of Dutch patients, their families and healthcare professionals[J]. Eur J Cardiovasc Nurs, 2020, 19: 711 - 720.

［7］ Higginbotham K, Jones I, Johnson M. A grounded theory study: Exploring health care professionals decision making when managing end stage heart failure care[J]. J Adv Nurs, 2021, 77: 3142 - 3155.

［8］ Sumler M, Vadlamudi R. Preanesthetic evaluation of the patient with end-stage heart failure[J]. Best Pract Res Clin Anaesthesiol, 2017, 31: 179 - 188.

［9］ Wong FK, Ng AY, Lee PH, et al. Effects of a transitional palliative care model on patients with end-stage heart failure: A randomised controlled trial[J]. Heart, 2016, 102: 1100 - 1108.

［10］ Chester R, Richardson H, Doyle C, et al. Heart failure-the experience of living with end-stage heart failure and accessing care across settings[J]. Ann Palliat Med, 2021, 10: 7416 - 7427.

［11］ Grant JS, Graven LJ. Problems experienced by informal caregivers of individuals with heart failure: An integrative review[J]. Int J Nurs Stud, 2018, 80: 41 - 66.

［12］ Cutshall BT, Duhart BT Jr, Saikumar J, et al. Assessing guideline-directed medication therapy for heart failure in end-stage renal disease[J]. Am J Med Sci, 2018, 355: 247 - 251.

［13］ Martens P, Vercammen J, Ceyssens W, et al. Effects of intravenous home dobutamine in palliative end-stage heart failure on quality of life, heart failure hospitalization, and cost expenditure[J]. ESC Heart Fail, 2018, 5: 562 - 569.

［14］ Grubb CS, Truby LK, Topkara VK, et al. Advanced heart failure patients supported with ambulatory inotropic therapy: What defines success of therapy[J]. Am Heart J, 2021, 239: 11 - 18.

［15］ Mullan CW, Sen S, Ahmad T. Left ventricular assist devices versus heart transplantation for end stage heart failure is a misleading equivalency[J]. JACC Heart Fail, 2021, 9: 290 - 292.

［16］ Sobanski PZ, Alt-Epping B, Currow DC, et al. Palliative care for people living with heart failure: European association for palliative care task force expert position statement[J]. Cardiovasc Res, 2020, 116: 12-27.

[17] Mechler K, Liantonio J. Palliative care approach to chronic diseases: End stages of heart failure, chronic obstructive pulmonary disease, liver failure, and renal failure[J]. Prim Care, 2019, 46: 415-432.

[18] Anscombe R, Middlemiss T. Palliative care in end-stage heart failure: experience of a collaborative approach in a secondary care setting[J]. Intern Med J, 2019, 49: 404-407.

[19] Tatum PE, Mills SS. Hospice and palliative care: An overview[J]. Med Clin North Am, 2020, 104: 359-373.

[20] Hyden K, Gelfman L, Dionne-Odom JN, et al. Update in hospice and palliative care[J]. J Palliat Med, 2020, 23: 165-170.

[21] Burnside L, Whyte S, Cooper SG. Advanced heart failure treatment modalities and hospice care: The need for high level care coordination[J]. Am J Hosp Palliat Care, 2019, 36: 812-814.

[22] Diamant MJ, Keshmiri H, Toma M. End-of-life care in patients with advanced heart failure[J]. Curr Opin Cardiol, 2020, 35: 156-161.

[23] Ayach B, Malik A, Seifer C, et al. End of life decisions in heart failure: To turn off the intracardiac device or not[J]. Curr Opin Cardiol, 2017, 32: 224-228.

[24] Cheung WY, Schaefer K, May CW, et al. Enrollment and events of hospice patients with heart failure vs. cancer[J]. J Pain Symptom Manage, 2013, 45: 552-560.

第十八章

心力衰竭患者的院外管理

心力衰竭患者的管理应遵循心力衰竭指南及相关疾病指南,需要多学科合作,以患者为中心,涉及住院前、住院中、出院后的多个环节,包括急性期的救治、慢性心力衰竭治疗的启动和优化、合并症的诊治、有计划和针对性的长期随访、运动康复、生活方式的干预、健康教育、患者自我管理、精神心理支持、社会支持等,对于改善患者的生活质量、延缓疾病的恶化、降低再住院率具有重要意义。做好心力衰竭患者的管理工作是心力衰竭诊治体系中必不可少的部分。本章着重介绍心力衰竭患者的院外管理。

第一节　心力衰竭患者的院外管理体系

一、心力衰竭管理团队

国内慢性心力衰竭患者的院外管理起步较晚,我国传统医学模式对慢性心力衰竭的干预以大医院为中心,以重症晚期患者为主要对象。但慢性心力衰竭的住院治疗费用昂贵,患者及家属不愿住院,故因住院时间受限,难以对患者进行个体化调整用药,而且多数三级医院没有心力衰竭门诊统一管理心力衰竭患者,导致患者最终难以得到系统、有效的治疗。

然而心力衰竭是一种复杂的临床综合征,给予患者适合的诊治和长期管理需要多学科组成的心力衰竭管理团队来完成,研究显示团队协作护理能降低心力衰竭患者病死率,减少住院次数,改善生活质量。再入院风险高的心力衰竭患者推荐多学科参与的管理方案或项目。管理团队需要长期稳定的配合和良好的沟通,应定期对成员进行培训,以确保管理方案持续改进和实施标准化。

二、优化心力衰竭管理流程

心力衰竭管理方案应覆盖诊治全程,通过优化流程实现从医院到社区的无缝衔接,包括：住院期间心力衰竭管理团队即应与患者进行接触和宣教,鼓励患者和家属参与随访;根据病情和危险分层制订出院计划和随访方案;出院后通过随访和患者教育,提高患者依从性和自我护理能力,进行药物调整、心理支持,如果心力衰竭症状加重应及时处理。

建立心力衰竭随访制度,为患者建立医疗健康档案。随访方式包括门诊随访、社区访视、电话随访、家庭监测、植入式或可穿戴式设备远程监控等,根据具体的医疗条件和患者意愿及自我管理能力采取适合的随访方式。采用新的信息技术能有效促进心力衰竭多学科管理方案的构建和实施,也有助于患者的参与和自我管理。

三、随访频率和内容

根据患者情况制订随访频率和内容,心力衰竭住院患者出院后2～3个月内病死率和再住院率高达15%和30%,因此将出院后早期心血管事件高发这一时期称为心力衰竭的易损期。优化慢性心力衰竭的治疗是降低易损期心血管事件发生率的关键,因患者病情不稳定,需进行药物调整和监测,应适当增加随访频率,2周1次,病情稳定后改为1～2个月1次。

随访内容包括：① 监测症状、体征、NYHA 心功能分级、血压、心率、心律、体重、肾功能和电解质。② 神经内分泌拮抗剂是否达到最大耐受或目标剂量。③ 调整利尿剂的种类和剂量。④ 经过3～6个月优化药物治疗后,是否有 ICD 和 CRT 指征。⑤ 针对病因的治疗。⑥ 合并症的治疗。⑦ 评估治疗依从性和不良反应。⑧ 必要时行 BNP/NT-proBNP、胸片、超声心动图、动态心电图等检查,通常在规范化治疗后3个月、临床状况发生变化以及每6个月1次的病情评估时进行。⑨ 关注有无焦虑和抑郁。⑩ 心脏专科医生应每年与患者进行1次病情讨论,审查当前的治疗方案,评估预后,制订后续治疗方案或植入心脏辅助装置或进行心脏移植。病情和治疗方案稳定的慢性心力衰竭患者可在社区或基层医院进行随访。

四、患者教育

缺乏自我管理的知识和技巧是心力衰竭患者反复住院的重要原因之一。通过教育能提高患者的自我管理能力和药物依从性,有助于其改善生活方式。主要内容需涵盖心力衰竭的基础知识、症状的监控、药物治疗及依从性、饮食指导和生活方式干预等。

第二节　心力衰竭患者的院外康复管理

一、心力衰竭患者的运动训练

不应进行费力的、竞争性的锻炼项目,以及易疲劳的活动。运动方式可选择走路、踏车、游泳、骑自行车、爬楼梯、打太极拳。运动时注意时间和频次,运动时间为 30～60 min,包括热身运动、真正运动的时间及整理运动时间,推荐每周运动 3～5 次。值得注意的是,一旦出现心绞痛、不同寻常的气短、非常疲劳、眩晕、心慌、不均匀的心跳等症状时,应该及时停止运动。

二、心力衰竭患者的饮食指导

1. 限制钠盐的摄入　心力衰竭患者应适当控制每日盐的摄入量,比一般食盐量偏少,这样对控制 NYHA 心功能Ⅲ～Ⅳ级心力衰竭患者的充血症和体征有帮助。一般轻度心力衰竭患者,摄入钠盐限制在 5 g/日;中度心力衰竭患者,摄入钠盐限制在 2.5g/日;重度心力衰竭患者,每日摄入钠盐 1 g/日。注意心力衰竭患者服用利尿剂时不需要严格限盐,服用利尿剂时,排尿多,所以盐也要适当增加。服用利尿剂的患者一定要注意补钾。

食物种类和烹饪方法改变也影响盐的摄入,要引起注意:① 减少含钠调味品,用番茄酱、酱油、沙拉酱等替代盐调味。② 减少含盐饮料。③ 减少含小苏打的面食和糕点等。④ 减少咸味浓的快餐,如汉堡包、油炸土豆等。⑤ 减少腌制、熏制的食品,如酱菜、咸肉、香肠。

2. 限制液体　心力衰竭会导致身体内的水钠潴留,即过多的水分存留在心脏、各组织和器官。反过来,水钠潴留又会促进心力衰竭症状的出现。在限盐的基础上,将水的摄入量控制在 1 500～2 000 mL/日。腿肿、心力衰竭加重患者应保证每日的入量比出量略少或平衡,患者和家人应学会记录每日出入量。限水的方法:① 找出喝水的杯子,做好记号。② 不口渴时,不要饮水;如果嘴干,可以尝试含一块冰、糖等。③ 需要关注每日所吃的药物、水果中的含水量。

3. 少食多餐　患者应当少食多餐,每餐不宜吃得过饱,以清淡、易消化饮食为主,适当地控制蛋白质和热量的摄入,补充适量的维生素和钾、镁等无机盐也是很有必要的。

三、心力衰竭患者的血压管控

1. 血压控制目标　高血压是导致心力衰竭的常见病因之一,高血压导致的心力衰竭占所有心力衰竭病因的 36%。所以高血压患者的血压管控非常重要。然而在心力衰竭患者的规范化治疗中 ACEI 或 ARB、利尿剂、β受体阻滞剂又都有一定的降压作用,血压的数值直接关系到心力衰竭药物的调整,意义重大,需要我们好好监测血压:① 血压控制的总体目标为 140/90 mmHg 以下。② 65 岁以上收缩压控制在 150 mmHg 以下。③ 伴有糖尿病、慢性肾脏病更为严格,控制在 130/80 mmHg 以下。

2. 动态血压的波动　血压是波动的,一般血压在清晨和傍晚分别有 2 个高峰,高峰之间会出现低谷。睡眠不佳时血压也会升高,夏季血压相对降低,一般冬季血压升高。环境温度每降低 1℃,在安静状态下血压升高 1.3/0.6 mmHg。运动、情绪波动、紧张、恐惧、兴奋、吸烟、饮酒、摄盐过多也会使血压升高。

3. 监测血压的方法 做到定时间、定部位、定体位、定血压计。每回测压 3 次,间隔 5 min,取其平均值为本次血压值。每日测 1～2 次即可。

四、心力衰竭患者的心率管控

1. 心率控制的意义 心率异常是心血管死亡的危险因素之一,优化心率有潜在获益。对于心力衰竭患者而言,心率每加快 1 次/min,心血管事件的发生风险增加 3%;心率每加快 5 次/min,心血管事件的发生风险增加 16%。

心力衰竭患者的心率控制,既可作为临床治疗的一项监测指标,也是改善预后的指标,其最终目的是通过控制较快的心率,改善患者的临床症状,提高生活质量、降低住院率及病死率,改善长期预后。

2. 心率管理的目标 对于窦性心律患者的心率控制,总体目标为静息心率维持在 55～60 次/min。心房颤动患者需药物或射频消融等介入手术治疗,恢复并维持窦性心律是最佳方案。

3. 非窦性心律心率控制 高龄、心房结构已发生严重改变(如左心房前后径＞55 mm)、合并其他严重合并症等无法行复律治疗或很难维持窦性心律的,把预防血栓和脑卒中发生放在首位,并将心率控制如下:① 建议静息心率控制在＜90 次/min。② 6 min 步行心率＜110 次/min。

4. 管控心率的药物 常用药物有 β 受体阻滞剂、伊伐布雷定、洋地黄类药物。

5. 自测心率的方法 正常人的脉搏次数＝心跳次数(有心律失常的患者例外)。第一步,准备计时工具(手表、手机、秒表等);第二步,以右手的二、三、四指端,按在左侧桡动脉上,计数 1 min。也可以选用一些工具来帮助完成测量。需要注意,测量前 1 h 须停止运动、禁饮咖啡、酒类和吸烟,测量前至少须休息 5 min。测量时平卧或坐位均可,同时放松双腿,停止交谈。

五、心力衰竭患者的血糖管控

糖尿病在心力衰竭中常见,心力衰竭中约 1/3 的患者有糖尿病,并且预后差,尤其是老年糖尿病患者更为明显。冠心病心力衰竭的影响更大,其并发心力衰竭的危险因素有很多,包括年龄、病程、血糖值、糖尿病并发症等。

1. 血糖正常值 空腹血糖 3.9～6.1 mmol/L,餐后 2 h 血糖＜7.8 mmol/L。

2. 如何控制血糖 ① 保持开朗的心态,良好的心理状态对于控制血糖有重要作用。② 告别不良习惯,如暴饮暴食、抽烟、酗酒、熬夜等,这也正是导致血糖不稳定的因素。③ "从严治嘴",所谓病从口入,血糖不稳定也是吃出来的。多吃一些粗粮和蔬菜,如苦瓜、番石榴、雪莲果等。总量控制,弹性分配,少量多餐。④ 适度锻炼,增强体质,以提高免疫力。为自己制订一个详细的计划,每日几点起床、做些什么等,并严格遵循。进行练气功、打太极等多项体育锻炼。⑤ 勤于监测,心中时时有"血糖",要时常测量血糖,当血糖偏离正常值,要及时调整,如果病情严重的要及时就医。⑥ 按时服用降糖药物或注射胰岛素,不可擅自停药。

六、心力衰竭患者的体重管控

心力衰竭是各种心脏病的严重阶段,限制钠、水的摄入量是重要的治疗措施。了解心力衰竭患者钠、水摄入情况可以及时指导治疗方案调整,并预防心力衰竭恶化。测量体重是简单易行的检查体内液体潴留状况的重要方法。每日体重的增长达到 1 kg 以上者,几乎可以肯定有液体潴留存在。体重持续、快速的增长(3 日超过 2 kg)是心力衰竭恶化的表现。

自测体重对体重管控至关重要,所以鼓励患者积极测量体重,以便管理好液体的平衡,对心力衰竭的治疗必不可少。检测体重每日最好是固定时间(早晨起床排尿后或早餐前),尽可能裸称或在衣物数量、重量相同的情况下测量,使用同一体重秤进行测量并记录。

七、心力衰竭患者的心理指导

1. 心力衰竭患者的心理状态　心力衰竭患者多会合并烦躁、抑郁、焦虑、恐惧、绝望等心理问题,研究表明我国心力衰竭患者抑郁与焦虑的发病率为 40.1%,且心功能级别与抑郁的发生呈正向关系。

2. 精神障碍是心血管疾病的独立危险因素　精神障碍增加了心力衰竭患者的病死率和再住院率,会使心力衰竭患者心功能明显受损,对心力衰竭患者预后有负性作用,并且不仅局限于住院患者。

3. 情绪管理建议　① 把感受说出来,谈论疾病有关的不适或内容,也许有些难,但医生或家人、朋友是患者能够信赖的人,他们的关心都需要患者的回应。② 充足的睡眠可以使患者更有活力,更有信心减轻身心压力;学会调节生活,保证睡眠,必要时可以应用安眠药。③ 定期的运动,如散步、慢跑、游泳等,可以舒缓压力、增加活力、改善睡眠和放松心情;太极拳是一项动静结合的运动,很推荐。④ 学会放松,有许多方法可以产生深度的肌肉放松,如瑜伽、冥想、气功等;患者可每日给自己一段特定的放松时间,可以从腹式呼吸开始练习;放慢语速,吐字清楚;减慢吃饭的速度,细嚼慢咽。⑤ 寻求专业指导。

第三节　心力衰竭患者的监测

一、心力衰竭患者的自我监测

1. 心力衰竭患者的自我管理　① 每日检查水肿,每日检查足踝是否膨胀或水肿加重。② 记录气短症状,有无气短,气短在剧烈用力后、在稍用力后、在静息时等情况下的程度。③ 监测夜间呼吸情况,是否能平卧、需要两个枕头或更多、端坐呼吸或夜间因气急憋醒等。④ 注意头晕,是否从不头晕、站立后头晕、几乎晕厥。如有以上症状的加重,提示心力衰竭恶化,需及时通知医生。

2. 尿量监测　尿量的变化可以反映心力衰竭患者病情的变化。在心力衰竭患者的治疗中,利尿剂必不可少,准确记录尿量可为医生观察病情和应用利尿药的剂量提供依据。

3. 体重监测　体重可间接反映体内液体的含量,如果体重突然增加,说明有液体增加,提示心力衰竭加重。这种变化比发生在踝部的水肿要早,所以体重的监测对心力衰竭很重要,可以较早发现液体潴留,为诊断和治疗提供依据。一般讲,体重 3 日增加 2 kg,说明液体潴留,需要利尿。

4. 血压监测　高血压是导致心力衰竭的常见病因之一,血压增高会引起后负荷增加,心力衰竭恶化,血压过低会引起头晕和心肌灌注减低。血压的波动和昼夜节律改变,也是心力衰竭不可低估的因素。

5. 心率监测　心率变化是反映心功能变化的敏感指标,其自我监测亦非常重要。监测方法有:① 脉搏监测,无论是数脉搏还是电子监测都要注意有无期前收缩和心房颤动,二者反应的脉搏数明显低于心率。② 心电监测可准确反应心率。

二、心力衰竭患者的远程监测

1. 普通心脏远程监测　在临床上比较常用,可用于医院也可用于家庭或个人。这些监测系统多样,主要以心电监测为主,适用于不同的人群,已经广泛应用。① 信号采集方式有:皮肤贴片、胸带、坎肩、手镯或手表、接触(点)式如手握。② 常用的传输方式有:有线电话传输(TTM)、手机传输、特殊网络(如 HIS 系统传输、NASA)、Internet、跨国(跨大陆)经有线或卫星传输。③ 远程监测的意义:早期发现患者的临床问题,早期进行干预和调整治疗方案,减少至医院的随访次数,减少急诊事件,降低再住院率,减轻患者到医院看病的负担,改善心功能,降低病死率,提高生活质量。

2. 动态远程监测　动态心脏检测系统可以较长时间全程记录心脏信息(如 1 日、1周或 2 周),常用的有动态血压和动态心电图,因大家比较熟悉这些检测系统这里不再赘述。

3. IECD 远程监测　心脏植入电器械(IECD),既可以达到初始治疗目的,如 CRT 和电复律,还可以检测和储存患者的生理参数,为心力衰竭的诊断和治疗提供可靠的依据。所以患者植入了 CRT 器械或 ICD 后,远程监测就显得尤为重要。首先是监测患者心脏电活动的异常,随时了解器械的干预情况;其次是探查器械的各种参数和功能状态;远程获取各种生理指标,如血压、血氧、心阻抗、血流动力学、患者的活动和心室率变异等,为心力衰竭的诊断、干预和随访提供了不可多得的新方法,便于了解心功能变化,及时指导患者的治疗和生活。监测内容与普通的远程监测不同,IECD 可以长期连续监测,且 IECD远程监测的内容也有别于常规远程监测。

（1）监测系统的工作模式：ICED 监测系统，可以储存大量器械相关和心脏相关信息，以储存-发送（stored and forward）的方式和事件促发的实时触发进行监测，在几分钟内完成传输。远程 IECD 的监测通常以两种方式来完成，其一为无线远程监测，其二是有线远程监测。① 无线监测，要求植入的器械内装有微天线，能将器械自身和患者的资料自动地发送到患者装置上。患者的装置也称接收器或发射器，既可以接收植入器械的相关信息，又能将接收的信息转发给监测中心。监测中心以无线的方式接收患者的资料，进行分析和贮存，紧急时直接发送给医生。医生可以读取监测中心储存的信息或直接接受紧急情况下的资料，对器械功能和患者疾患做出快速诊断，必要时做出适当的干预。② 有线监测，采用有线监测的植入器械不要求必备内装微天线，患者装置具备读取植入器械储存信息的功能，先查询器械和患者的相关资料，再通过普通电话线或网线将信息传递给监测中心。监测中心将患者的资料分送给患者的负责医生，医生利用互联网获取资料和发送治疗意见。

（2）目前用于 IECD 的远程监测系统：几个大的 IECD 制造厂家都研发了自己版本的远程监测系统，各自的功能和装置的结构不同。① Home Monitoring（HM）系统（Biotronik，Berlin，Germany）是百多力公司生产的 IECD 远程监测系统，由内置的信息发射装置、移动数据发射器、卫星网络数据传输、全球信息处理中心和网络终端等组成。器械每日以固定的时间间隔无线发送数据至监测中心，而且在临床相关事件发生的即刻也会实时发送数据。② CardioMessenger，由于携带方便和可以随时充电，可以在车船上或旅游时完成监测。HM 通过移动通信网络（GSM）完成数据的传输，因全球范围内的大多数 GSM 网络系统兼容，所以在国与国之间，大陆与大陆之间均可有效实施监测。HM 是 IECD 监测的先驱，先后在全球 60 多个国家投入使用，我国的应用也很普遍（SFDA 已经批准临床应用）。③ Carelink 监测系统（Medtronic，Inc.，MN，USA），该系统的独特之处是整合了 OptiVol® 功能，OptiVol® 是一种肺部液体蓄积量感受器（根据阻抗的原理），用于植入 CRT、ICD 或 CRT－D 患者心力衰竭恶化的早期监测，慢性心力衰竭时肺阻抗的下降要早于患者症状出现（平均 15 日）。

（3）IECD 监测在心力衰竭中的应用价值：慢性心力衰竭是心脏病的终末阶段，无论在西方还是在中国的发病率和致残率均居高不下。近年来随着对其认识的深化和器械治疗适应证的扩展，植入 IECD 的患者不断增进，故慢性心力衰竭远程监测也成了一个热门话题。通过对慢性心力衰竭患者心律失常、液体负荷、活动情况和心脏功能等的监测，远程指导患者的生活方式和调整治疗方案，从而改善了患者的生活质量、降低了 HYHA 心功能分级、减少了住院次数和日数，并且降低了死亡的风险，是远程监测中循证医学证据最多者。

REMADHE 研究入选了 350 患者，113 例常规随访，237 例远程监测 6 个月。结果监测组住院日数减少近 9 日（11.2 比 19.9，$P<0.05$）；生活质量也明显改善（1.32 比 0.79，$P<0.05$），EVOLVO 研究也有相似的结果。从而证实远程监测可以在心力衰竭患者中

大规模实施,以提高患者的长期生存率、改善生活质量。CONNECT 研究选择 1 997 例 ICD 和 CRT 患者,常规随访 983 例,远程监测(CareLink® 系统)1 014 例,随访 15 个月。远程监测组事件-决策时间显著缩短(22 日比 4.6 日),门诊随访次数从 6.27 次减少到 3.92 次,平均住院时间缩短(4.0 比 3.3,$P=0.002$)。MOBITEL 研究结果也发现远程组相对危险度减低 50%～54%,心功能改善 1 个 NYHA 分级,因心力衰竭恶化住院也显著缩短(6.5 日比 10.0 日)。CHAMPION 研究也发现远程监测能降低肺动脉压力,改善生活质量和降少住院率,尤其是降低 6 个月心力衰竭住院率 30% 和 15 个月心力衰竭住院率 37%。

Klersy C 对随机和病例对照研究进行了荟萃分析,也证明了远程监测在心力衰竭中的应用价值。20 个随机研究(6 258 例)显示,6 个月全因病死率明显降低(RR:0.83, $P=0.006$),心力衰竭致再住院率显著降低(RR:0.71,$P<0.001$)。12 个病例对照研究(2 354 例)显示,12 个月病死率明显降低(RR:0.53,$P=0.001$),心力衰竭住院率显著降低(RR:0.52,$P=0.001$)。

4. **肺动脉压力监测**　肺动脉压力(PAP)变化在心力衰竭的发生和发展中发挥着不可或缺的作用,肺动脉压力的增高是右心力衰竭的主要病因之一,而左心力衰竭也引起肺动脉压力升高,所以肺动脉压力监测对心力衰竭病情程度的判别、指导治疗、疾病管理和预后估计均有重要作用。但采用超声等非创伤方法测量结果不准确,而右心导管检查具有创伤性,不便于反复应用。最近出现的将压力传感器直接植入肺动脉的方法,展示了良好的前景。

(1) 监测装置:现在用的装置称 CardioMEMS™ HF System,由压力传感器、接收装置和因特网网站组成。

(2) 安装方法:股静脉穿刺,经右心导管将压力传感器植入左下肺动脉分支远端,安装过程平均 7 min。

(3) 安全性和有效性:① 安装过程的并发症发生率为 1%,小于右心导管的平均并发症。② 压力传感器在肺动脉长期完好,功能正常,肺动脉管腔通畅。③ 获取的压力与右心导管一致。

第四节　高危人群的识别与管理

一、高危心力衰竭的早期发现

心力衰竭患者的心功能状态常呈多变性,故建议定期评估其风险,寻找出频繁住院的患者,争取更有利的治疗及管理。年龄超过 75 岁,是一个重要的危险因素;并存其他疾病,特别是多个活动性疾病,是另一个主要危险因素。有 3 种疾病能增加风险:慢性阻塞性肺疾病、糖尿病、肾功能不全,血肌酐水平≥221 μmol/L(2.5 mg/dL)或者尿素氮水平升高。抑郁症或焦虑状态、经济拮据、单独居住、有认知障碍或某些功能障碍都会使再住院的风险增加。

二、老年人心力衰竭管理

截至 2015 年底,我国≥60 岁的老年人口已达 2.22 亿,其中≥80 岁者占 13.9%。心力衰竭的发病率和患病率均随年龄增加,≥80 岁的人群心力衰竭患病率可近 12%。老年心力衰竭患者发生心力衰竭恶化和再入院的风险高,高龄是心力衰竭患者预后差的危险因素。

1. 老年心力衰竭患者诊断和评估的特殊性　不典型症状更为多见,更易发生肺水肿、低氧血症及重要器官灌注不足。以 HFpEF 为多见(40%～80%),常合并冠心病,但临床上易误诊和漏诊。尸检病理研究显示,高龄老年 HFpEF 患者中心肌淀粉样变检出率高。

多病因共存、合并症多,研究发现>65 岁的老年人中超过 40%具有 5 个以上合并症,且随年龄增长,非心血管合并症增多。胸片、超声心动图、血 BNP 水平在老年心力衰竭诊断中特异性降低。

2. 老年心力衰竭患者治疗的特殊性　循证医学证据较为缺乏,尤其是非药物治疗;易发生水电解质及酸碱平衡紊乱;合并用药多,易发生药物相互作用和不良反应。老年心力衰竭患者的最佳剂量多低于年轻人的最大耐受剂量,治疗既强调以指南为导向,也要注意个体化。衰弱在老年心力衰竭患者中很普遍,应寻找和处理其原因,相关的心力衰竭指南推荐的药物对于衰弱老年人获益尚不确定。≥80 岁的心力衰竭患者中约 1/3 合并痴呆,不能及时识别心力衰竭症状,治疗依从性差。抑郁导致老年患者自我管理和获取社会帮助的能力下降,也与预后不良相关。对老年患者进行综合评估和多学科管理有助于识别上述情况并尽可能避免其不利影响。高龄老年人面临预期寿命缩短、手术风险增加等问题,选择非药物治疗需严格掌握适应证,仔细评估风险收益比。老年患者面临更多的经济、社会问题,就医和随访难度大,医生需结合其生活状态选择恰当的方式,适当运用电话随访和远程监护,鼓励患者家庭监测和社区随访。

三、妊娠心力衰竭管理

依据现有指南对妊娠的心力衰竭患者进行治疗。需注意部分药物妊娠期禁用,如存在胚胎毒性的 ACEI、ARB、ARNI、醛固酮受体拮抗剂、阿替洛尔,β 受体阻滞剂、地高辛、利尿剂、硝酸酯类和肼苯哒嗪可酌情使用。妊娠前已应用 β 受体阻滞剂的 HFrEF 患者推荐继续应用,妊娠期间出现用药适应证的 HFrEF 患者也推荐在密切监测下应用 β 受体阻滞剂(I,C),并逐渐增加至最大耐受剂量。利尿剂可能引起胎盘血流量下降,如无肺淤血表现应避免妊娠期应用。过快地减停心力衰竭治疗会导致围生期心肌病复发,治疗需持续至左心室功能完全恢复后至少 6 个月并逐渐减停。在标准心力衰竭治疗基础上加用溴隐亭可改善围生期心肌病患者的左心室功能和预后,围生期心肌病的患者可考虑溴隐亭治疗,以停止泌乳、促进左心室功能恢复,但溴隐亭应与预防性或治疗性抗凝药物联合使用。

有体循环栓塞或心内血栓的患者推荐抗凝治疗,LVEF 明显降低的围生期心肌病患者需考虑预防性抗凝治疗,抗凝药物需依据妊娠阶段和患者情况选择。合并心房颤动的患者亦推荐根据妊娠分期选择低分子肝素或华法林进行抗凝治疗。

急性心力衰竭同样需依据现有指南进行相关评估,鉴别诊断时需注意妊娠相关并发症。应预先建立处理流程和多学科团队,快速诊断和干预对急性心力衰竭的妊娠女性非常重要,应尽早将心源性休克或依赖正性肌力药物的患者转运至能提供循环机械支持的机构,开展循环机械支持的同时需考虑急诊剖宫产终止妊娠。围生期心肌病对 β 受体激动剂非常敏感,需尽量避免应用,选择正性肌力药物时,可考虑左西孟旦。

应该告知 HFrEF 患者生产和围生期存在心力衰竭恶化的风险,围生期心肌病和扩张型心肌病患者不推荐在 LVEF 恢复正常前妊娠,即使左心室功能已经恢复,妊娠(或再次妊娠)前仍推荐进行心力衰竭复发风险评估。无论孕周,经积极治疗仍失代偿或血流动力学不稳定时应终止妊娠,而稳定期心力衰竭患者可尝试顺产。泌乳和哺乳的代谢消耗大,严重心力衰竭患者可考虑停止母乳喂养,这也有利于尽早进行心力衰竭规范化治疗,可考虑使用溴隐亭以停止泌乳。

第五节　心力衰竭患者管理模式的展望

现今,在我国开展心力衰竭疾病的管理存在巨大的挑战,其管理政策不完善,管理体制不健全,科研项目的开发和研究所需资金缺乏,全民医保费用的严重限制等,均使开展心力衰竭疾病的管理雪上加霜,故提出如下建议。

(1)完善疾病管理的相关政策,组建慢性心力衰竭管理的优良团队,积极建立现代治疗、服务模式及科学研究,增加科研经费及提高全民医保额度。

(2)完善慢性心力衰竭疾病管理模式,借鉴成功经验,积极探索和实践,在三甲级医院设立专科门诊,对确诊患者进行相关指导和疑难患者进行会诊,病情较为稳定的患者可于当地社区门诊进行随访,同时建立患者的相关联系方式以及疾病的相关信息,定期进行健康咨询、教育、用药指导等持续性观察。

(3)建议加强社区医护人员专业技能培训,从而提高业务及服务水平,确保医疗水平,为患者提供更优质的就医保障。

综上所述,在人口老龄化社会,心力衰竭的发病率和患病率正逐年增加,治疗这些患者的费用高昂,故建立一个完善的疾病管理模式,不仅为现今乃至未来带来巨大的卫生经济学效益,同时降低心力衰竭患者的发病率和病死率;而且能提高更多心力衰竭患者的生活质量,值得每一位医护人员为之奋斗和努力。

(王改非　张雅君)

参考文献

[1] 中华医学会心血管分会心力衰竭学组,中国医师协会心力衰竭专业委员会.心力衰竭诊断和治疗指南 2018[J]. 中华心血管病杂志,2018,46:760 - 783.

[2] 霍勇.心力衰竭合理用药指南[J].中国医学前沿杂志,2019,11(7):25 - 55.

[3] 张开滋,田野,肖传实,等.临床心力衰竭学[M].长沙:湖南科学技术出版社,2014:1529 - 1535.

[4] 黄峻.心力衰竭诊治新进展[M].北京:中国协和医科大学出版社,2011:141 - 156.

[5] 刘春霞,陈明.舒张性心力衰竭的发病机制和治疗进展[J].心血管病学进展,2013,34(2):254 - 257.

[6] 王华,方芳,柴坷,等.80 岁及以上老年冠心病患者临床病理特点分析[J].中华心血管病杂志,2015,43(11):948 - 953.

[7] Givertz MM, Stevenson LW, Costanzo MR, et al. CHAMPION trial investigators[J]. J Am Coll Cardiol, 2017, 70:1875 - 1886.

[8] Yancy CW, Jessp M, Bozkrt B, et al. 2017 ACC/AHA/HFSA focused update of the 2013 ACCF/AHA guideline for the management of heart failure: A report of the American College of Cardioloy/American Heart Association Task Force on clinical practice guidelines and the heart failure society of America [J]. Circulation, 2017, 136: e137 - e161.

[9] Nishimura RA, Otto CM, Bonow RO, et al. 2017 AHA/ACC focused update of the 2014 AHA/ACC guideline for the management of patients with valvular heart disease: A report of the American College of Cardiology/American Heart Association Task Force on clinical practice guidelines[J]. Circulation, 2017, 135 (25): e1159 - 1195.

[10] 张健,张宇辉.多中心、前瞻性中国心力衰竭注册登记研究——病因、临床特点和治疗情况初步分析[J].中国循环杂志,2015,30(5):413 - 416.